HOMÖOPATHISCHE SYMBOLAPOTHEKE

»Als Musiker kann ich nicht anders, als an die Homöopathie zu glauben, da der Geigenspieler weiß, wie sein gesamter Ausdruck von der winzigsten, subtilsten, unendlich kleinen und feinen Tonveränderung abhängt.«

Yehudi Menuhin (1916–1999)

»Alles, was geschieht, ist Symbol.«

Johann Wolfgang von Goethe (1749–1832)

Hinweis für die Leser:
Die Autorinnen haben bei der Erstellung dieses Buches Informationen und Ratschläge mit Sorgfalt recherchiert und geprüft, dennoch erfolgen alle Angaben ohne Gewähr. Verlag und Autorinnen können keinerlei Haftung für etwaige Schäden oder Nachteile übernehmen, die sich aus der praktischen Umsetzung der in diesem Buch vorgestellten Anwendungen ergeben. Bitte respektieren Sie die Grenzen der Selbstbehandlung, und suchen Sie bei Erkrankungen einen erfahrenen Arzt oder Heilpraktiker auf. Die vorgestellten Therapievorschläge sollen den Besuch beim entsprechenden Facharzt nicht ersetzen, sondern ergänzen.

Christina Baumann & Roswitha Stark

Homöopathische Symbol Apotheke

101 Schwingungsmittel für den Soforteinsatz

Haben Sie Fragen an den Mankau Verlag?
Anregungen zum Buch?
Erfahrungen, die Sie mit anderen teilen möchten?

Besuchen Sie unsere sozialen Netzwerke:
www.mankau-verlag.de

mankau

Inhalt

Vorwort

Sowohl die klassische Homöopathie als Schwingungsmedizin als auch eine Vielzahl anderer »Resonanztherapien« ist seit vielen Jahren aus dem Bereich der alternativen Gesundheit nicht mehr wegzudenken. Immer mehr Menschen sind von den Möglichkeiten der Schulmedizin enttäuscht und probieren mit viel Erfolg alternative Angebote aus. Immer öfter bilden sich aber auch Ärzte, Mediziner, Zahnärzte und andere klassische Therapeuten in alternativen Heilmethoden weiter und erproben die Resonanztherapien als sinnvolle Ergänzung zum herkömmlichen Angebot. Denn die Patienten suchen ganzheitliche Wege und wollen mehr Möglichkeiten haben als nur Symptomunterdrückung durch Medikamente oder die Angebote großer Kliniken, etwas »wegzuschneiden«.

Während Samuel Hahnemanns (1755–1843) klassische Homöopathie »schon« über 200 Jahre alt ist, greifen die neuen alternativen Techniken zum Teil sogar auf jahrtausendealtes Wissen zurück. Man nehme nur die Akupunktur des Alten China oder die traditionelle Medizin des Ayurveda, aber auch die abendländische Medizin des Paracelsus mit seiner fundierten Kenntnis der »Signatur« der Pflanzen, die über die äußere Gestalt Aufschluss gibt über das innere Wesen ihrer Heilkräfte. Der Rest war Ausprobieren wie bei Hahnemann, der unzählige Substanzen zum Teil mit heftigen Nebenwirkungen in Selbstversuchen anwandte, bis er fand, dass durch Potenzierung = Schwingungserhöhung die Wirksamkeit der Mittel sowohl stieg als auch die Giftigkeit verschwand.

In neuerer Zeit liefern die Quantenphysik und spannende neue Wege im Bereich des geistigen Heilens erfolgreiche Ergebnisse, wie man völlig ohne den Einsatz irgendwelcher stofflicher Substanzen Erfolge im Gesundheitsbereich erzielen kann. Das Spektrum der Schwingungsheilmittel ist groß geworden, wobei das Ähnlichkeitsprinzip Hahnemanns immer noch häufig greift:

Welcher Heilimpuls ist individuell der beste? Was tritt mit der betroffenen Person beziehungsweise mit dem aktuellen Symptom am besten in Resonanz? Die klassischen Globuli, die Frequenzen von Farben oder Tönen, die Heilkraft von Symbolen, Essenzen oder Steine? Oder mehreres davon?

Viele Menschen, die alternative Wege der Gesundheit suchen, haben schon viele dieser Angebote ausprobiert. Wenn man genauer hinsieht, könnte man erkennen, dass alle diese »Formen« eines eint: Die Frequenz muss stimmen,

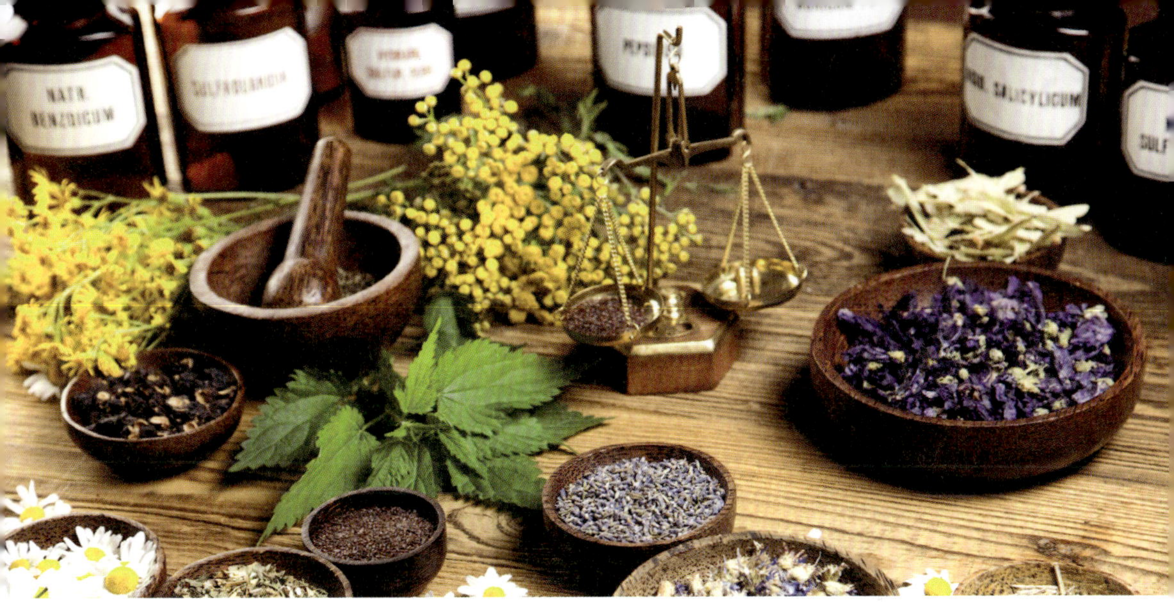

Homöopathie – aus vielen Grundsubstanzen wird Schwingungsarznei.

um den Organismus umzustimmen! So kann man all die stofflichen Angebote eigentlich in reine Frequenzen übersetzen, wie dies ja die bekannten Resonanztherapiegeräte tun.

Da wir beide uns seit vielen Jahren auf die Heilkraft von Symbolen spezialisiert, aber auch vieles andere an Angeboten im Bereich der Schwingungsmedizin ausprobiert und erforscht haben, wissen wir, dass im Prinzip alles im geistigen Feld schon vorhanden ist und dass eine Form als Frequenz in eine andere Form übersetzt werden kann. Eine Farbe kann die gleiche Frequenz haben wie der entsprechende Ton, eine Pflanze die gleiche Schwingung wie der konzentrierte Gedanke eines Geistheilers, ein homöopathisches Mittel die gleiche Frequenz wie ein passendes Symbol.

Genau so etwas haben wir mit diesem Buch für Sie als Therapeut oder ganz einfach als interessierten Laien realisiert: 101 stoffliche Mittel in Symbolform übersetzt.

Wir wünschen Ihnen viel Freude und guten Erfolg beim Ausprobieren!

Ihre
Christina Baumann und Roswitha Stark

Einleitung

Seit nunmehr über 15 Jahren haben wir die wundervollen Heilwirkungen von Zeichen und Symbolen am eigenen Leib und auch an der eigenen Seele erfahren dürfen. Hunderte von Klienten, Patienten und Seminarteilnehmern brachten uns die erstaunlichsten Berichte über ihre Versuche und wunderbaren Erfolge an Menschen, Tieren und Pflanzen. So hat uns der Forscher Erich Körbler in jüngster Zeit die Heilarbeit mit Zeichen mit seiner »Neuen Homöopathie« wieder nähergebracht. Er hat damit das Rad nicht neu erfunden, aber es ist ihm zu verdanken, dass er unser Augenmerk darauf gerichtet und die Methode des Heilens mit Symbolen wieder stark in unser Bewusstsein gebracht hat. Nicht ohne Grund tauchte zur gleichen Zeit »Ötzi« auf, der jahrtausendealte Gletschermann, der gleiche und ähnliche Strichcode-Tätowierungen auf seinem Körper hatte.

Körbler zeigte uns, dass sogar ein einfacher einzelner Strich große Wirkung haben kann. Der Grund ist, dass Linien Antennen sind, die einen Plus- und Minuspol haben, und zwischen zwei unterschiedlichen Polen fließt das Leben, wodurch Informationen weitergegeben werden können. Leben ist also nur möglich, wenn es Polarität gibt. Die wunderbare Antennenform »Baum« nimmt über den Pluspol seiner Krone die Energie des Himmels auf und gibt sie über den Minuspol »Wurzeln« an die Mutter Erde ab, und auch umgekehrt. Ein einfacher gerader Strich ist in der Lage, durch Aufmalen auf den Körper eine Narbe zu entstören. Energie kann wieder frei fließen – und wo Fließen ist, geschieht Gesundung.

Obwohl viele Interessenten der Neuen Homöopathie wegen ebendieser Bezeichnung naheliegenderweise die Globuli-Homöopathie assoziierten und deswegen durchaus auch verwirrt waren, verwies Körbler mit dem Einsatz der entsprechenden Heilzeichen eher auf das homöopathische Prinzip »Ähnliches mit Ähnlichem heilen«, also darauf, dass ein Symptom eine bestimmte Frequenz ausstrahlt und das passende Heilmittel (in diesem Fall ein Zeichen) eine ähnliche Frequenz haben sollte, um einen Heilimpuls zu geben. So wie es Hahnemann mit seiner klassischen Homöopathie auch verstanden hatte.

Klassische Homöopathen wissen, dass es einen Wirkunterschied beim Einsatz der Globuli gibt, je nachdem wie hoch die Potenz ist, die gewählt wird. Während die D-Potenzen noch im grobstofflichen Bereich sind und eher die körperliche Ebene unterstützen, dafür aber meist öfter eingenommen werden

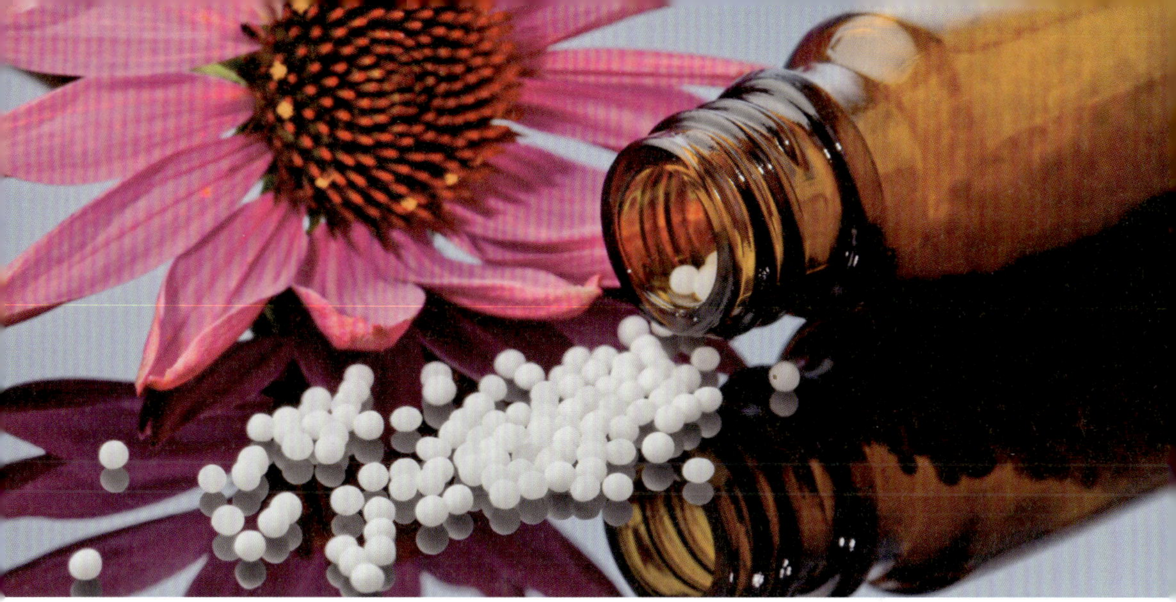

Nicht mehr wegzudenken – die heilsamen Kügelchen der Homöopathie.

sollen, wirken die höheren C-Potenzen und die Q- beziehungsweise LM-Potenzen oft stärker über den seelisch-geistigen Bereich, auf dessen Veränderung dann auch die körperliche Ebene reagiert. Noch kann jenseits der Potenz von D23 mit den heutigen Möglichkeiten keine chemische Substanz mehr festgestellt werden, weshalb man auch in der Hochpotenzhomöopathie weiß, dass hier nur noch reine Schwingungsenergie heilt, dies allerdings oft sehr durchgreifend und nachweisbar.

Auch alle klassischen Homöopathen sind von uns eingeladen, zum Beispiel zusätzlich zu den klassischen Globuli oder vorher oder nachher, die entsprechenden Symbolmittel auszuprobieren. Beobachten und experimentieren Sie einfach, was passiert. Hahnemann machte seine Erfahrungen auch mit vielfältigen Experimenten an sich selbst. Homöopathie oder Arbeit mit anderen Schwingungsfrequenzen wie Farbe oder Symbol, es ist alles eine Erfahrungsheilkunde – mit sehr vielversprechenden Ergebnissen! Das ist das Spannende an unserer heutigen Zeit.

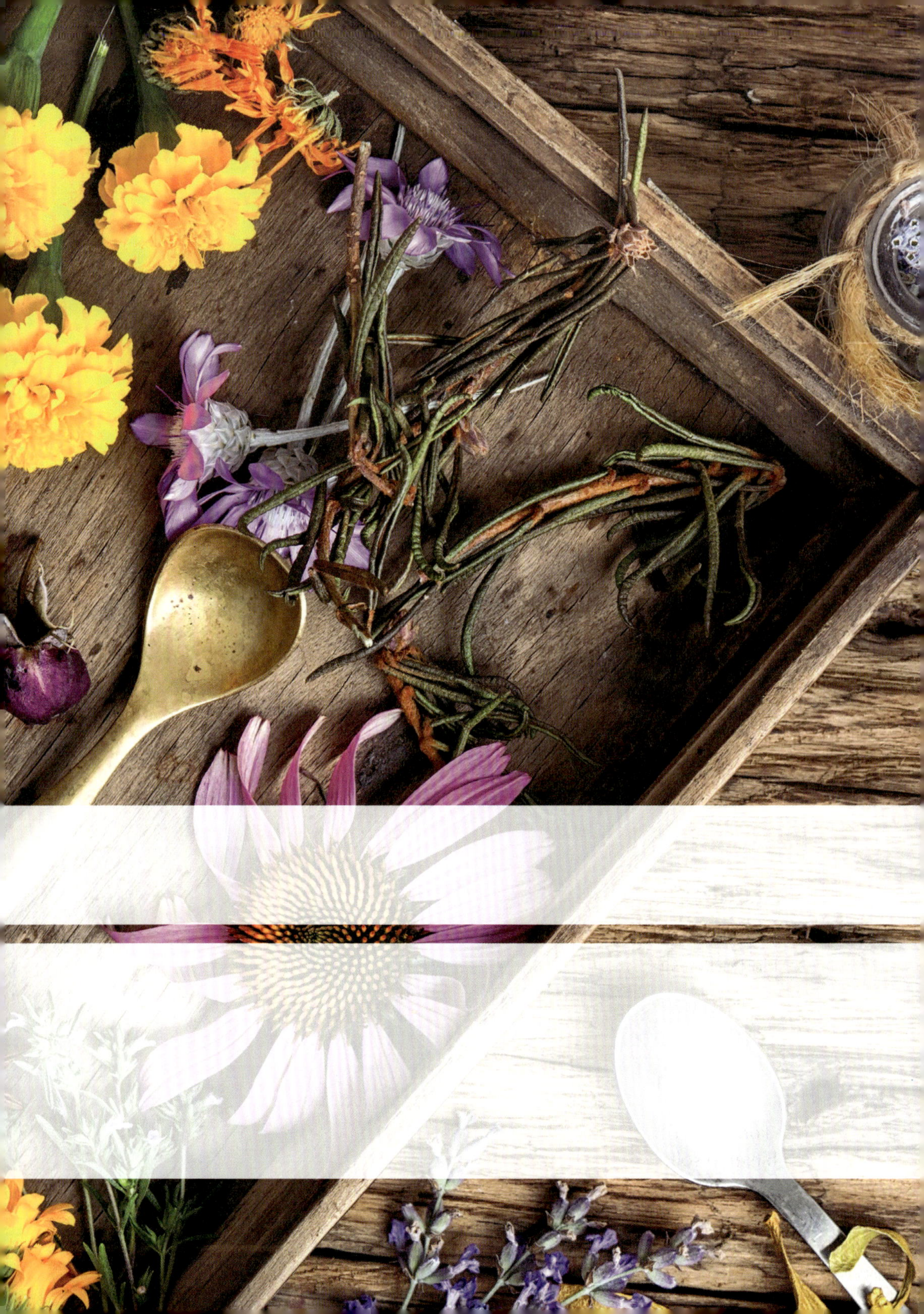

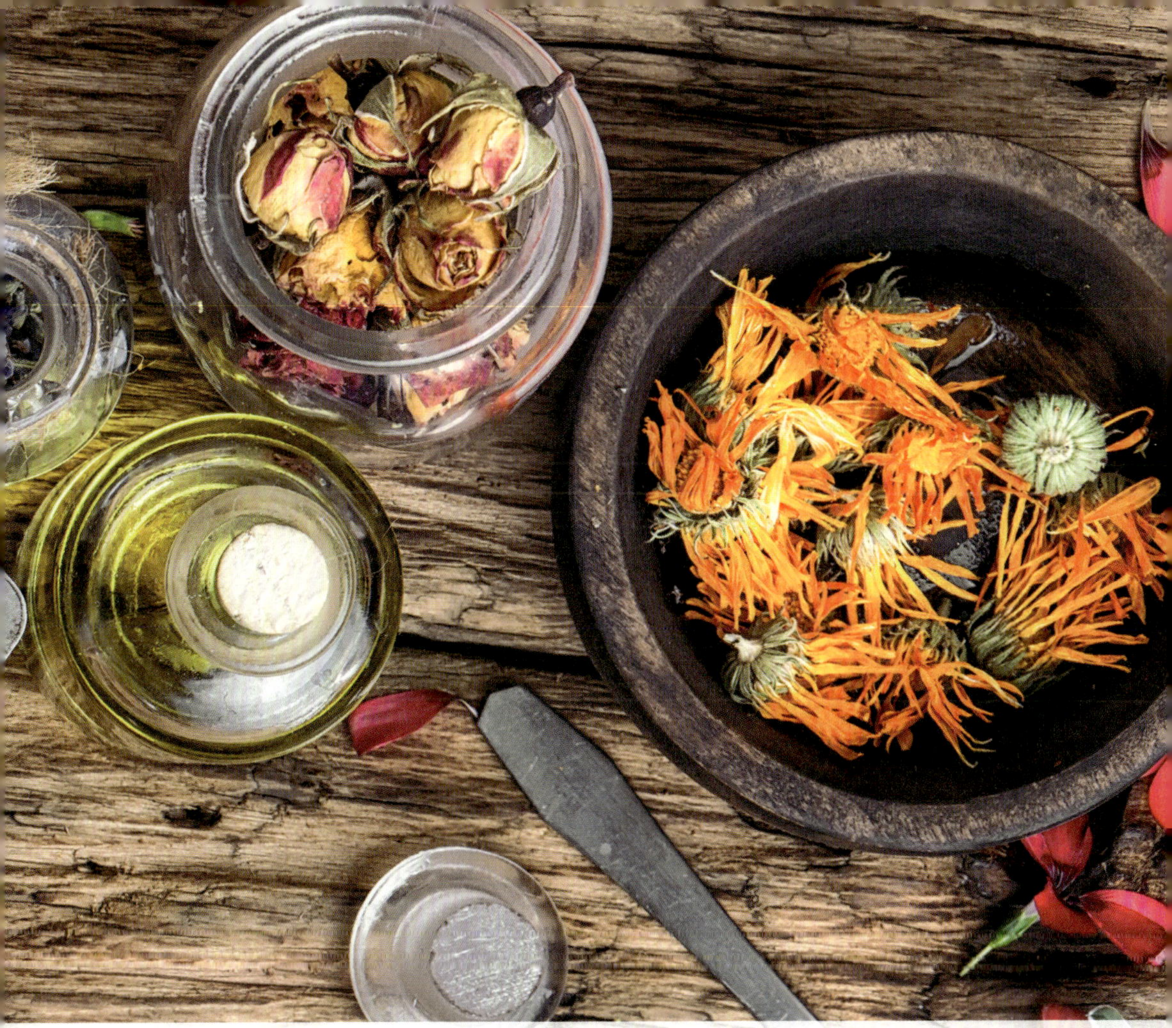

Teil 1: Grundlagen

Die Homöopathie-Symbole sind ein Teilbereich der Schwingungs- und Informationsmedizin. Wie Farbe, Klang oder Worte können sie als Frequenzen in den menschlichen Organismus übertragen werden und dort harmonisierende oder heilsame Wirkungen erzeugen. In diesem Kapitel erfahren Sie, wie Sie die Symbole anwenden und mit der Schwingungsfrequenz von Potenzen kombinieren können. Über das beigefügte Plakat fällt die Auswahl des richtigen Symbols leicht. Hier können Sie auch herausfinden, welche Potenz Sie zum jeweiligen Symbol kombinieren sollten, damit das Mittel optimal wirkt.

Heilmittel der Energiemedizin

Immer mehr Menschen erkennen für sich selbst, dass die Einheit von Geist, Körper, Seele und die Spiritualität einfach zum Leben dazugehören, wenn nicht das Leben schlechthin ausmachen. Sie wählen konsequenterweise Therapieformen, die mit sanften, nichtinvasiven Verfahren möglichst nebenwirkungsfrei die körperliche oder emotionale Harmonie wiederherstellen können.

In Zeiten der Quantenphysik wissen wir, dass selbst reine und nicht an materielle Substanz gebundene Information Medizin sein kann, zum Beispiel elektrische Ströme, Magnetismus, Akupunktur, Licht und Farben, Klänge, Aura- und Chakrabehandlungen oder informiertes Wasser. Auch Gedanken gehören natürlich dazu, was die lange Tradition der geistigen Heilung zeigt. Wir leben in und mit Magnetfeldern. Wie wichtig das Erdmagnetfeld für den Menschen ist, zeigen die Erfahrungen der Weltraumforschung.

Notfallmedizinische Maßnahmen können Leben retten, doch viele Menschen erhalten keine schlüssigen Diagnosen mehr und gelten als »austherapiert« oder werden in die Ecke der psychisch Kranken geschoben, nachdem man diagnostisch schulmedizinisch nichts findet. Vor allem im Bereich der chronischen Erkrankungen wird immer mehr Bedarf sein für auf Energie- und Informationsmedizin basierte Methoden, die oft langfristig bessere Ergebnisse erbringen.

Einerseits ist die Energiemedizin noch jung, andererseits schon uralt. Denken wir nur an die jahrtausendealte Akupunkturlehre der traditionellen chinesischen Medizin oder die Behandlung mit Zeichen, die sich offensichtlich der 5000 Jahre alte Gletschermann Ötzi auf verletzte Stellen auftätowiert hatte. Selbstheilungskräfte für Körper und Seele müssen angeregt werden, um Kraftreserven zu mobilisieren, Stress aufzulösen und eine Erneuerung von der Basis her zu bewirken. Energiemedizin ist immer ganzheitlich orientiert!

Mittlerweile lässt sich sogar in der Aurafotografie beobachten, wie sich das Farbfeld der Aura unter dem Einfluss verschiedener alternativer Heilmittel verändert. Die Energiemedizin konnte nachweisen, dass der Mensch krank wird, wenn sich das unsichtbare Energiefeld seines Körpers nachteilig verändert beziehungsweise »verdichtet«, also seine Schwingungsfrequenz niedrig

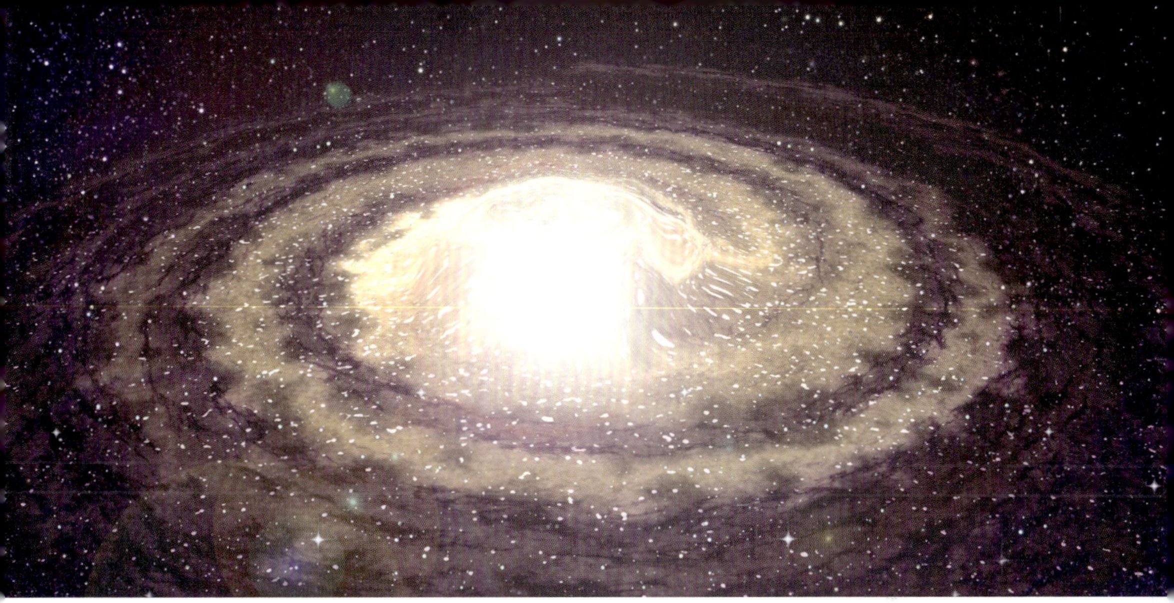

Alles im Universum ist Energie.

wird. Energie muss aber stets fließen, sonst führen die Blockaden zu Schmerz, Stoffwechselstörungen und irgendwann auch zu organischen Erkrankungen.

Krankheitsprozesse werden gestoppt, wenn man die Störungen des Energieflusses behebt, mit welcher Art von Schwingungsmitteln auch immer. Wer kinesiologische Testungen beherrscht oder mit Rute und Pendel umgehen kann, tut sich bei der Auswahl leicht, aber auch der Intuition zu vertrauen kann man bei der Auswahl des passenden Mittels lernen. So wie die Bioresonanztherapie mittels eines Computers eine schmerzlose und nebenwirkungsfreie Behandlung mit Schwingungen darstellt, welche die Selbstheilungskräfte des Körpers anregt, so können dies die Homöopathie und das Heilen mit Zeichen ebenso. Bei sachkundiger Anwendung lassen sich damit erstaunliche Erfolge selbst bei ansonsten schwer zu beeinflussenden Erkrankungen erzielen, zum Beispiel bei allergischen Zuständen, Asthma, Nahrungsmittelunverträglichkeiten, Stress oder anderen seelischen Belastungen. Eine energetische Behandlung bewirkt immer einen Ausgleich von Dysbalancen im Energiezustand des gesamten Organismus, des feinstofflichen und grobstofflichen Körpers.

Die Behandlungsmöglichkeiten mit den hier vorgestellten Symbolen können Sie mit jeder Art von Energiemedizin kombinieren, wenn Sie das möchten. Interessant ist natürlich ein alleiniger Einsatz, denn so spüren Sie, welche Methode im Augenblick weiterhilft. Welche Therapieform für die Behandlung individueller Beschwerden besonders geeignet ist, sollte sich natürlich nach einer Untersuchung und Beratung in der Praxis ergeben.

Homöopathie als Schwingungsmedizin

Die homöopathische Therapie wurde von dem 1755 in Meißen geborenen Arzt Samuel Hahnemann entwickelt. Er leitete die Bezeichnung Homöopathie aus dem Griechischen ab: von *homoios = ähnlich* und *pathos = Leiden.* Seine Grundregel lautete: Similia similibus curentur – Ähnliches mit Ähnlichem heilen.

Die Homöopathie gehört zu den Reiztherapien mit verdünnten und verschüttelten, von Hahnemann »dynamisiert« genannten Stoffen, die erst auf diese Weise die homöopathische Heilwirkung entfalten. Das wichtigste Prinzip ist die Ähnlichkeitsregel, das heißt, eine homöopathische Arznei wird die Krankheitssymptome beseitigen, die der Ausgangsstoff in nicht homöopathisch verarbeiteter Form verursachen kann. Die passende Schwingung beziehungsweise Frequenz erhält das gefundene Mittel aber erst dann, wenn die passende »Potenz« dazukommt, die erst die Dynamisierung ausmacht. Es ist ein großer Unterschied, ob eine eher körperlich orientierte D-Potenz verordnet wird oder eine sehr hohe Potenz wie die LM-Potenz. So kann das Mittel bestmöglich herausgesucht worden sein, ist aber nur halb wirksam, weil die Potenz nicht stimmt. Hahnemanns klassische Homöopathie ist weltweit verbreitet, und sie ist eine sanfte und gleichzeitig tief greifende Heilmethode.

Heutzutage versucht die Wissenschaft der Biophysik, die Wirkungsmechanismen von homöopathischen Mitteln zu erklären, indem sie die von den Mitteln ausgehenden elektromagnetischen Wellen erfasst und beobachtet, wie diese mit biologischen Systemen interagieren. Die Forschungen in diesem Gebiet dauern aber noch an und gestalten sich zum Teil recht schleppend, vermutlich auch deswegen, weil es nicht im Sinne der Pharmabranche ist, den wissenschaftlichen Nachweis über die Wirksamkeit der Homöopathie zu erbringen, sonst würden diese Forschungen mit wesentlich mehr finanziellen Mitteln unterstützt werden.

Vor einigen Jahren wurde eine Studie zur Homöopathie durchgeführt und im Lancet-Magazin (Lancet 2005; 366 [9487]: S. 726–733) veröffentlicht. Hierbei zeigte sich, dass die Wirkungsmechanismen von Homöopathika andere sein müssen, als mit einer bislang üblichen Doppelblindstudie im Rahmen klassischer Pharmaziestudien nachgewiesen werden kann. So ist

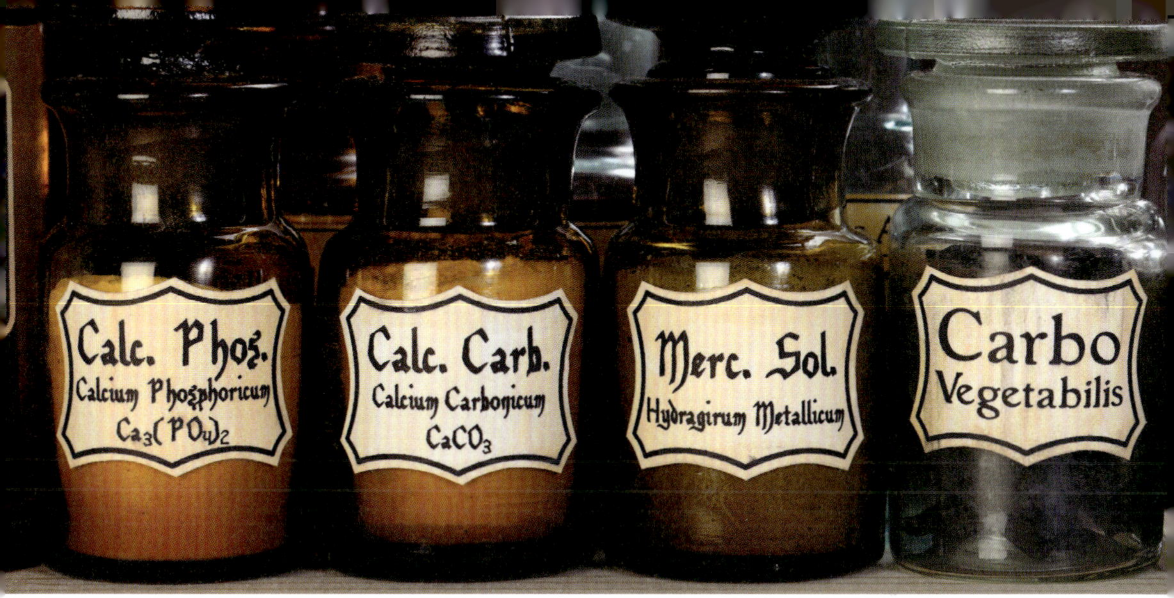

Erfolgreich seit mehr als 250 Jahren – die Homöopathie.

offensichtlich das Prinzip von Dosis und Wirkung auf die Homöopathie nicht anwendbar. Man hatte beobachtet, dass die Wirkungen, die in der Homöopathie »Prüfsymptome« genannt werden, sehr deutlich bei hohen Potenzen, das heißt bei gleichzeitig extrem hoher Verdünnung, auftreten, obwohl in der homöopathischen Zubereitung höher als D23 kein Wirkstoffmolekül mehr vorhanden sein dürfte. Bei Potenzen, die höher als D23 sind, oder bei C-Potenzen bleibt die Wirkung oft über einen längeren Zeitraum bestehen, auch wenn keine Aufnahme des Mittels mehr erfolgt. Für uns ein eindeutiger Hinweis, dass hier Schwingungsfrequenzen am Wirken sind, die nur jenseits von Chemismus und Materie zu erklären sind, ähnlich wie bei anderen Verfahren der Resonanztherapien.

Die klassische Homöopathie ist eine Erfahrungsmedizin, die seit mehr als 250 Jahren in der Alternativmedizin sehr gute Ergebnisse zeigt. Vor allem die Hochpotenzen jenseits der D-Potenzen haben sich dabei als sanft und nachhaltig erwiesen. Sie greifen auf noch unbekannte Art und Weise auch in den seelisch-emotionalen Bereich hinein und harmonisieren über die Psyche auch das körperliche Geschehen. Dazu sind oft keine Mehrfachgaben notwendig, im Gegenteil genügt oft eine oder wenige Gaben, um den Organismus positiv umzustimmen. Was hier wirkt, ist offensichtlich nicht die Materie, sondern die Schwingungsenergie. Sie setzt sich zusammen aus der Grundsubstanz des Mittels, zum Beispiel der verkleinerten und aufgelösten Pflanze, der Verdünnung um mehrere Stufen, der Verschüttelung oder Verreibung mit Milchzucker.

Symbole als energetische Heilmittel

Seit der Mensch vor einigen Hunderttausend Jahren Bewusstsein von sich und seiner Umwelt erlangte, erkannte er, dass die Erscheinungen der Natur sich in Formen und Bildern darstellen. Und seither bestand auch immer das Bedürfnis, die Information, die diese Formen repräsentierten, auf möglichst einfache symbolhafte Weise weiterzugeben.

Ein einfacher Kreis für das komplexe Wesen Sonne, ein Auge für Gott, ein Strich für einen Baum usw. Auch die Körperbemalungen in vielen Kulturkreisen enthalten komplexe Informationen, die nicht einfach nur auf eine Beschreibung der sichtbaren Form reduziert werden können. Viele Schamanen und unsere Vorfahren wissen durch Überlieferungen um die Kraft von Symbolen, weil sie um den mystischen Inhalt wissen und beziehen sie in wichtige Rituale ein. Häufige Gestaltungselemente sind Striche, Kreis, Dreieck und Viereck. Viele wunderschöne, für uns sehr ästhetisch anmutende Mandalas haben eine Struktur, die man in der Natur beobachten kann: Mineralien, Eiskristalle oder die Anordnung von Wassermolekülen. Zellen mit ihrem Zellkern sind so gebaut oder Atome, die von Elektronen und Neutronen umkreist werden. Pflanzen, allen voran Blumen, bilden Mandalas auffallend oft aus.

Heutzutage sind Bilder und Symbole allgegenwärtig. Immer tragen Symbole für den Betrachter eine Bedeutung in sich, sie sollen uns etwas sagen, ob wir das nun »rational« verstehen können oder eher unterbewusst als »Sprache der Seele«. Symbole enthalten Informationen in komprimierter Form. Auch unser Gehirn denkt in Symbolen, wie Forschungen von Neurologen und Sprachwissenschaftlern belegen. Symbole sind die Sprache des Unbewussten und können uns wertvolle Informationen liefern. Und diese Impulse können sogar einen heilenden Einfluss auf uns haben, denn wir wissen heute: Energie und Informationsfelder bestimmen auch unsere Physiologie und unsere Biochemie.

Die Symbolsprache der Seele entschlüsselte wie kein anderer der Psychologe Carl Gustav Jung (1875–1961). Bei der Analyse von Träumen stieß der Psychologe auf Gemeinsamkeiten mit den bildlichen Darstellungen in fremden Kulturen. In seinem Standardwerk »Der Mensch und seine Symbole« beschreibt er bestimmte »Archetypen« als Energiekomplexe, die allen Menschen gemeinsam sind und zum sogenannten »kollektiven Unbewussten« gehören. Diese Urbilder der Seele können auch wachgerufen werden durch Begegnungen mit Menschen oder alltäglichen Symbolen. Nach Jung sprechen sie eine tiefere Schicht der Psyche an.

Neuere Forschungen aus der Neurologie bestätigen, dass Symbole die Sprachgrundlage unseres Gehirns sind. Neurologen vergleichen das Gehirn mit seinen über 100 Milliarden Nervenzellen und über 100 Millionen Synapsen mit einem Computer: Das Gehirn ist der Computer – die Hardware – unser Geist eine Art Programm, sozusagen die Software. Und die Sprache des Geistes sind innere Bilder in Form von Symbolen, sie sind die Basis unserer Denkfähigkeit, unserer inneren Kommunikation. Doch eine Dimension unterscheidet das menschliche Gehirn sehr wohl noch vom Computer: Die Symbole (Informationen) sind immer gekoppelt an Emotionen. Die »Physical-Symbol-Hypothesis« der Computerwissenschaftler Alan Newell und Herbert Simon besagt, dass das menschliche Gehirn angefüllt ist mit elementaren Symbolen, die durch Nervenzellen identifiziert werden.

Wir benutzen Symbole seit vielen Jahren als wertvolle Hilfsmittel zur Aktivierung von energetischen Ressourcen in allen möglichen Lebensbereichen. Genauso wie jedes Wort oder jeder Klang, so hat auch jedes Symbol eine ganz bestimmte Frequenz und einen bestimmten geistigen Inhalt gespeichert, der zur Wirkung gebracht wird, sobald man das Symbol aktiviert.

Die Symbolenergien sind energetische Harmonisierungsmöglichkeiten von Dissonanzen im feinstofflichen Feld lebender Organismen, so wie Blütenessenzen, homöopathische Mittel oder Heilsteine. Sie können wie andere Frequenzen jederzeit und vor allem nahezu kostenlos angezapft werden. Symbole können auf die unterschiedlichen Ebenen Körper (stoffliche Welt), Seele (Gefühle) und Geist (Denken) spürbar ausgleichend einwirken. Die Wirkung kann als ein »In-Bewegung-Bringen« des zu statisch gewordenen Organismus spürbar sein, was mit der Erstreaktion nach der Einnahme eines homöopathischen Mittels vergleichbar ist. Verborgene Gefühlskonflikte oder Traumata können ans Licht kommen oder die Selbstheilungskräfte durch körperliche Reaktionen aktiviert werden. So ist jede Reaktion genau richtig. Eine »Überdosierung« ist eigentlich nicht möglich, der Körper oder das Emotionalfeld des Menschen, des Tieres, der Pflanze oder eines Raumes nimmt nur die Dosis an, die es braucht und auch bewältigen kann. Trotzdem ersetzt die praktische Arbeit mit den Symbolen keine Medikamente oder ärztliche Behandlung.

Die homöopathische Symbolapotheke

Die 101 »homöopathischen« Schwingungsmittel, die wir Ihnen mit diesem Buch an die Hand geben, sind aus der Idee heraus entstanden, dass jede Ausdrucksform einer Frequenz durch eine andere Ausdrucksform ersetzt werden kann. Die Frequenz ist die Häufigkeit der Schwingungen pro Zeiteinheit:

1 Hz (Hertz) = 1 x pro Sekunde

Wir kennen das bereits aus der Welt der Klänge und Farben, wo die gleichen Frequenzen durch Farbe und Ton darstellbar sind. Die Empfindung von Farbe beruht auf Licht, auf elektromagnetischen Wellen. Musik und Töne entstehen hingegen aus mechanischen Schwingungen. Beide Phänomene haben mit Wellen zu tun. Farben und Töne sind Schwingungen:

Tonspektrum = circa 20 bis 20.000 Hertz
Farbspektrum = circa 380 bis 760 Billionen Hertz

Im Bereich dessen, was der Mensch mit seinen Sinnen wahrnehmen kann, gibt es vielfältige Analogien, die wir nicht immer mit physikalischen Mitteln messen können. Wir hören den Ton, wir sehen die Farbe oder das Symbol, wir riechen den Duft, wir spüren die Berührung, und immer nehmen wir dabei auch das Unsichtbare wahr, das jenseits des Spektrums unserer Sinne, wohl aber im Bereich der Fähigkeiten der Hellsinne liegt. Womit wir in Resonanz gehen, hängt von unserer inneren Resonanz, unserer »inneren Ähnlichkeit« ab.

Das, was uns nichts angeht, was nicht auf Resonanz (re-sonare = mit-tönen) trifft, wird einfach durch uns hindurchfließen, wie Gedanken, die jemand über uns hegt, durchaus nicht alle in unserem System »hängen bleiben«, um uns etwa negativ zu beeinflussen. Nur dann, wenn uns zum Beispiel jemand schuldig spricht und wir uns innerlich auch schuldig fühlen, wird diese Energie beziehungsweise diese Frequenz in uns haften bleiben und Auswirkungen emotionaler oder körperlicher Art zeigen können.

Die homöopathische Symbolreihe in diesem Buch ist auf intuitivem Wege entstanden. Den Ausdruck »channeln« mögen wir zwar als esoterisch verbräm-

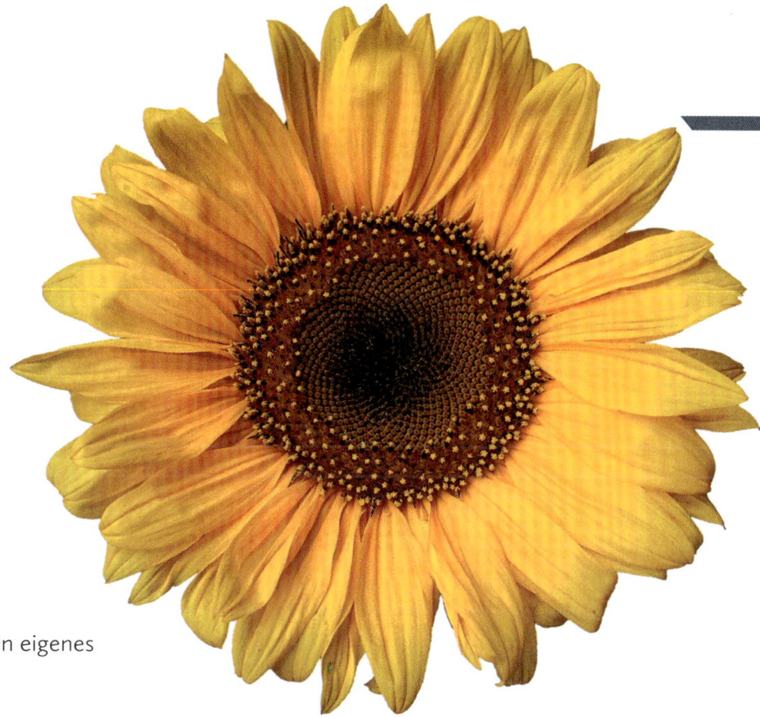

Auch jede Pflanze hat ein eigenes Frequenzspektrum.

ten Begriff nicht so sehr, aber letztendlich waren es geführte Eingebungen aus dem Bereich der Ganzheit, man könnte auch sagen aus der Anbindung zum großen morphogenetischen Informationsfeld, die uns diese Formen als Ausdrucksweise für die klassischen homöopathischen Mittel intuitiv geliefert haben.

Aus tiefer Verbindung, Achtsamkeit, Wertschätzung für die zugrunde liegenden Substanzen wurden uns die entsprechenden Symbole geschenkt, damit wir sie Ihnen für die praktische Nutzung zur Verfügung stellen können, anstelle der klassischen Globuli oder auch zum alleinigen Einsatz als Schwingungsmedizin. Wie das »echte« homöopathische Mittel tritt das »Symbolmittel« in Resonanz zu Ihrem körperlichen, emotionalen oder geistigen Anliegen und wird die dem Organismus innewohnende Lebenskraft anregen, die Selbstheilungskräfte zu stärken und zu aktivieren.

Die 70 klassischen Mittel

Die Auswahl von 70 klassischen homöopathischen Mitteln wird den meisten Lesern, die sich schon mit Homöopathie beschäftigt haben, bekannt vorkommen, bis auf die wenigen »kleineren« Mittel (zum Beispiel Rauwolfia oder Glycyrrhiza), die wir hier mit berücksichtigt haben. Diese Symbole sind im engeren Sinne bildhafte Übersetzungen der gängigsten homöopathischen Mittel.

Statt sich die Globuli kaufen zu müssen, können Sie diese Symbole nun zur Informationsübertragung benutzen oder sich einfach unarzneiliche (»leere«) Globuli anschaffen, auf die Sie mit Gedankenkraft die entsprechenden Symbole aufspeichern können. Machen Sie ruhig auch Experimente damit, wie die Symbole allein wirken oder der »echte« Globulus plus das Symbol. Wie Hahnemann auch sind wir hier auf die Erfahrungen der Anwender angewiesen, da das Heilen mit Symbolen zwar einerseits schon eine jahrtausendealte Heilmethode zu sein scheint (siehe »Ötzi«), andererseits aber erst in den letzten 20 Jahren als Möglichkeit der Resonanztherapie wieder neu aufgetaucht ist. Das allerdings mit sehr zahlreichen, vielversprechenden Ergebnissen, wie uns viele Therapeuten reflektiert haben.

Hier müssen wir Sie jedoch schon aus rechtlichen Gründen darauf hinweisen, dass Sie bei sogenannten »ernsten« Erkrankungen einen erfahrenen Arzt oder Heilpraktiker aufsuchen und im Zweifel nicht lange herumexperimentieren sollten. Wir bewegen uns hier im Bereich der sogenannten »Grenzwissenschaften«, und Sie wissen ja bestimmt, dass diese keinesfalls »wissenschaftlich« anerkannt sind. Dafür sind Sie aber sicherlich vor Nebenwirkungen sicher, nicht aber vor Wirkungen! Wirkung bedeutet, dass sich etwas verändert, also in Bewegung setzt und Heilung geschieht nur dort, wo Veränderung stattfindet und eine Situation der Starre gelöst wird. Und dazu sind Symbole sehr wohl in der Lage.

Die 31 neuen Mittel

Zusätzlich zu den in Symbolform codierten 70 klassisch-homöopathischen Mitteln bieten wir Ihnen mit diesem Symbolefundus noch etwas ganz Besonderes und bisher Einmaliges an: 31 bisher nicht als Homöopathie verfügbare Substanzen wurden von uns als »homöopathische Schwingungsmittel« codiert und können ebenso wie die klassischen Mittel geistig potenziert werden. Es sind Substanzen, die von immenser grundlegender Bedeutung für das Leben schlechthin sind. Sie haben vielfältige körperliche und energetische Funktionen für uns Menschen und für viele andere lebendige Organismen der Erde, und vielfach werden sie einseitig negativ bewertet, wie zum Beispiel die Viren. Nichts ist aber nur positiv oder negativ, es sind immer zwei Seiten der gleichen Medaille. In diesem Sinne möchten wir diese Substanzen beziehungsweise Lebewesen an dieser Stelle würdigen und ihr oft noch verkanntes Wirken für uns alle in Dankbarkeit wertschätzen. Hier stellen wir Ihnen diese »neuen« Mittel vor.

Pilze

Pilze sind Mischwesen zwischen Pflanze und Tier und bilden unter den Lebewesen ein eigenständiges Reich. Sie atmen wie Tiere und Menschen Sauerstoff und ernähren sich von organischem Material wie Holz oder Insekten. Pilze haben Zellwände wie die Pflanzen, doch bestehen diese nicht aus Cellulose, sondern aus Chitin wie die Panzer von Insekten. Es sind weltweit rund 100.000 Pilzarten bekannt, Schätzungen zufolge könnte es aber mehr als fünf Millionen geben. Viele Heilpilze haben mittlerweile in der Therapie einen festen Platz. Es sind viele körpereigene Pilze vorhanden (= Endobiont, Lebewesen, das in einem anderen Lebewesen lebt). Sie entwickeln sich bei Vergiftungen und Schwermetallbelastung und gehen wieder in ein winziges Stadium zurück, wenn die Belastung vorüber ist.

Viren

Viren zählen nicht zu den Lebewesen, denn sie haben keinen eigenen Stoffwechsel und ihnen fehlen Ribosomen und Mitochondrien. Sie können allein keine Proteine herstellen, keine Energie umwandeln und sich auch nicht selbst replizieren. Es gibt immer mehr resistente Viren, und viele Menschen leiden unter chronischen Krankheiten wie Pfeiffersches Drüsenfieber (Epstein-Barr-Virus) oder wiederkehrenden Herpesinfektionen, denen schulmedizinisch oft schwer beizukommen ist.

Von der Nosodentherapie (Nosoden werden aus ebenjenen Stoffen hergestellt, die eine Störung oder Krankheit im Organismus hervorrufen) kennen wir aufbereitete Viren oder Bakterienpräparate, allerdings handelt es sich hier um Isopathie (Gleiches mit Gleichem heilen) und nicht um Homöopathie (Ähnliches mit Ähnlichem heilen).

Enzyme

Enzyme sind Proteine, die in biochemischen Reaktionen unseres Körpers als Katalysatoren wirken. Sie treiben viele biochemische Reaktionen voran. So setzen sie Stoffe zu anderen Stoffen um und spalten große Moleküle auf. Sie erschließen Grundbausteine, die für unseren Körper nötig sind, aus der Nahrung und sind am Stoffwechsel beteiligt. Neben Verdauung, Wachstum und Atmung werden sie für die Weiterleitung von Reizen und vielen weiteren Abläufen in unserem Körper benötigt. Die wohl grundlegendste Aufgabe übernehmen die Verdauungsenzyme.

Bakterien

Bakterien können krank machen, wenn sie überhandnehmen, das wissen wir. Durch den sorglosen Einsatz von Antibiotika haben wir uns hier ein großes Resistenzproblem sozusagen hausgemacht. Bakterien können jedoch auch überlebensnotwendig sein, zum Beispiel die Darmbakterien. Die kleinen Helfer können krank machende Keime im Verdauungstrakt verdrängen oder die Immunabwehr gegen Eindringlinge stärken. Deshalb gibt es mittlerweile sogar die »Bakteriotherapie«.

Parasiten

Neben den bekannten schädigenden Parasiten gibt es auch viele nützliche, wie Blutegel oder kleine Fischchen, die Hautfetzen fressen können, oder man setzt Würmer bei offenen Beinen an, damit die Wunde heilen kann. Pferde und andere Tiere können gänzlich nicht ohne Parasiten leben. In der Krebstherapie können eingesetzte Parasiten Gifte auffressen und auch in der sogenannten »Milieutherapie« arbeitet man bewusst mit Parasiten zusammen.

Mikroorganismen

Mikroorganismen sind einfach überall: in der Natur, im Boden, im Wasser, in der Luft und im und auf dem Körper. Bezüglich ihres Stoffwechsels sind sie durch außerordentlich vielfältige physiologische Leistungen gekennzeichnet. Die einen leben von abgestorbenen organischen Materialien, andere ernähren sich durch CO_2-Assimilation, wobei die Energie entweder aus der Fotosynthese oder aus der Oxidation anorganischer Verbindungen stammt. Zu ihnen gehören Bakterien, ein großer Teil der Pilze einschließlich der Hefen, viele Algen und die Protozoen (Einzeller).

Algen

In unserem Alltag sind wir von vielen Toxinen umgeben, zum Beispiel Aluminium, Fluor, Quecksilber, Arsen, Kadmium oder Blei. Schon kleinste Mengen von Schwermetallen können im Körper negative Auswirkungen haben. Deshalb ist es wichtig, den Körper mit natürlichen Methoden von diesen Giften zu befreien. Mikroalgen leben seit Urzeiten auf unserem Planeten und wissen, wie es geht. Sie können Gifte im Körper binden und schonend ausscheiden, ohne dass der Organismus zu stark belastet wird.

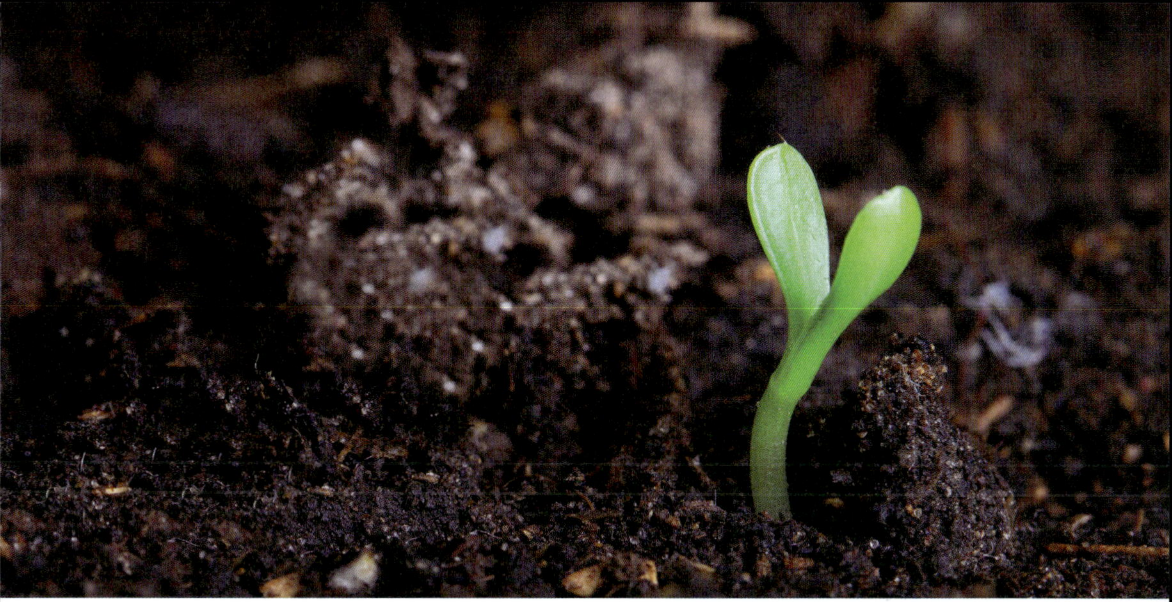

Auch wenn wir sie meist nicht sehen können – Kleinstlebewesen sind lebensnotwendig.

Negativ-Ionen

Negative Ionen sind erst in den letzten Jahren in ihrer großen Bedeutung für unsere Gesundheit erkannt worden. Sie sind eine herausragende Energiequelle für unseren Körper und spielen eine wichtige Rolle für die Zellfunktionen. Fließen negative Ionen in den Körper, öffnen sich Kanäle in Zellwänden, Gifte werden ausgeschieden, Nährstoffe besser aufgenommen und neue gesunde Zellen entstehen. Ein Wasserfall bietet bis zu 70.000 Anionen pro Kubikmeter, ein Meeresstrand 4000 pro Kubikmeter, ein Nadelwald 3000 pro Kubikmeter.

Sonnenlicht

Ohne die Sonne gäbe es die Erde nicht. Wir wissen um ihr Riesenpotenzial, aber auch um die Gefahren, wenn die Harmonie von Einstrahlung und Schutz vor zu viel Strahlung nicht mehr gegeben ist. Die Sonne besteht zu 75% aus Wasserstoff und zu 25% aus Helium. Sie liefert uns permanent riesige Energiemengen in Form winziger, für das menschliche Auge nicht sichtbarer Teilchen, den Lichtquanten oder Photonen. Sonnenlicht existiert als Homöopathikum unter dem Namen »Sol« und entsteht, indem man Milchzucker konzentrierten Sonnenstrahlen aussetzt. Es gehört jedoch zur Gruppe der Imponderabilien, was bedeutet, dass ihre Wirkung nicht im klassischen Sinne geprüft wurde.

Licht ist Teilchen und Strahlung zugleich, eine Besonderheit, wie die Physik uns zeigt. Alle unsere Zellen kommunizieren mit diesem Licht.

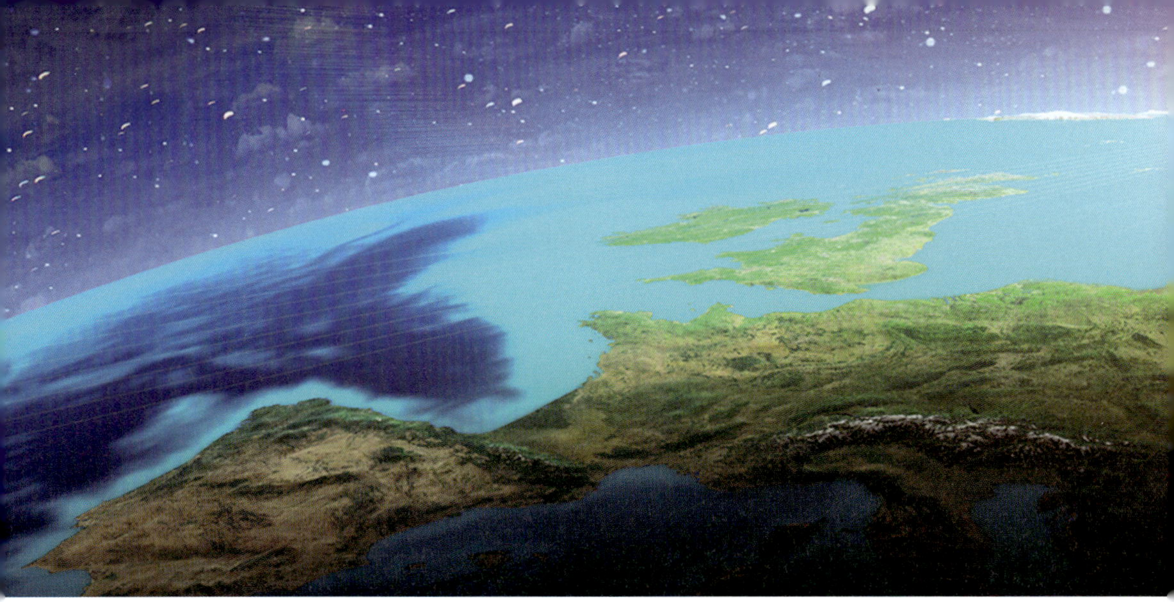

Lebensgrundlage und Nahrungsquelle – die Erde.

Erde

Wir sehen die Erde als Heimatplanet, Erdboden, Lebenssubstanz wie Heilerde und große Energie, die alles an Leben hervorbringt und nach dem körperlichen Tod wieder in sich aufnehmen wird. Sie ist ein Lebewesen mit riesiger vitaler pulsierender Kraft, was schon der Vulkankern in ihrem Inneren zeigt. Es war besonders schön, welche Gestalt sie uns mit dem Symbol in diesem Buch gezeigt hat, und wir sind sehr gespannt, welche Heilkraft sie uns in potenzierter Form bringen wird.

Vitamine

Die Meinungen, ob Vitamine vom Organismus in ausreichendem Maß selbst produziert werden können, gehen in neuerer Zeit sehr auseinander. Vitamin D3 kann der Körper selbst herstellen, sofern ausreichend Sonnenexposition besteht, und auch Niacin, das aus der Aminosäure Tryptophan hergestellt werden kann. Ansonsten müssen Vitamine angeblich mit der Nahrung aufgenommen werden. Vermutlich ist der Darm wohl weit leistungsfähiger (soweit er gesund ist), als wir bislang vermuten, und kann sicherlich mehr lebensnotwendige Stoffe zur Verfügung stellen, als wir ahnen. Ansonsten müssten wohl diejenigen, die sich zum Teil bereits seit mehreren Jahren von Energie ernähren (»Lichtnahrung«), schon längst an Vitaminmangel verstorben sein. Obwohl es in Mode gekommen und anscheinend sehr komfortabel ist, ist es sinnvoller, ökologisch produziertes Obst und Gemüse als Vitaminlieferant zu sich zu nehmen.

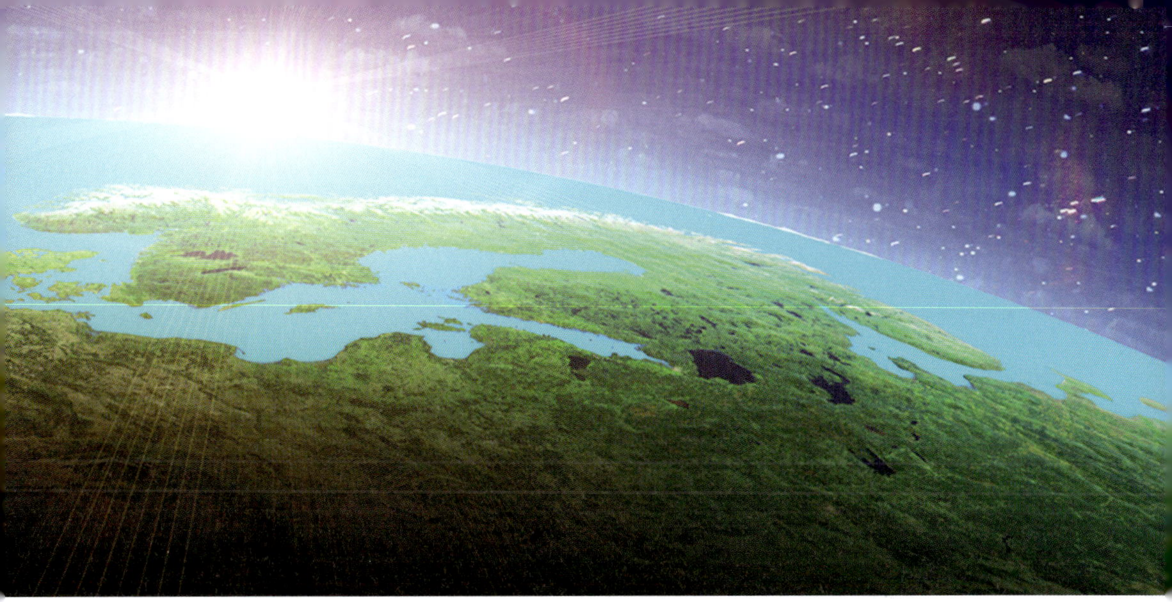

Die Erde liefert die Grundbausteine unseres Organismus.

Aminosäuren

Aminosäuren sind die Grundbausteine des Körpers. Sie sind, wie Fett und Kohlenhydrate, zwar auch Energieträger, zeichnen sich aber strukturell dadurch aus, dass sie Stickstoff (N) enthalten. Fett und Kohlenhydrate enthalten keinen Stickstoff. Als solches sind nur Aminosäuren dazu in der Lage, Gewebe und Organe, Muskeln, Haut und Haare zu bilden. Aminosäuren regulieren fast alle Stoffwechselprozesse im menschlichen Körper und sind wahre Alleskönner: Die meisten Hormone bestehen aus Aminosäuren, sie befördern Nährstoffe und Sauerstoff durch den Körper. Auch Antikörper bestehen hauptsächlich aus Aminosäuren, sodass der Mangel an Aminosäuren sich schnell in einem schlecht funktionierendem Immunsystem zeigen kann. Wir haben für dieses Buch die 20 vielleicht wichtigsten sogenannten »kanonischen« Aminosäuren in Symbole verwandelt. Es sind diejenigen, für die sich Codons in unserem genetischen Code finden.

Die 20 Aminosäuren auf einen Blick

Alanin	Glutamin	Leucin	Serin
Arginin	Glutaminsäure	Lysin	Threonin
Asparagin	Glycin	Methionin	Tryptophan
Asparaginsäure	Histidin	Phenylalanin	Tyrosin
Cystein	Isoleucin	Prolin	Valin

Die Schwingungspotenzen

Was die Homöopathie so kraftvoll macht, ist nicht die Auswahl der zugrunde liegenden Substanz allein. Mindestens genauso wichtig, wenn nicht entscheidend, ist der Vorgang der »Potenzierung«. Wie der Name schon sagt, bekommt das hergestellte Medikament dadurch seine eigentliche Kraft. Und so haben wir in diesem Buch das »Mittel« in Form des Symbols zur Verfügung gestellt, UND es wird kombiniert und kraftvoller gemacht durch die Potenz, die Sie in diesem Fall auf geistigem Wege dazugeben. Dadurch potenziert sich dann die Wirksamkeit.

Braucht man einen eher sanften, mehr körperorientierten Anstoß der Selbstheilungskraft, wird man eine D-Potenz dazugeben, bei akuten Beschwerden vielleicht eine C-Potenz. Soll es so sein, werden Sie eine Hochpotenz dazugeben oder sogar die von uns neu zur Verfügung gestellte »kosmische Potenz«, die eine schier unendliche Schwingungserhöhung ermöglicht. Diese ist aber nicht in jedem Fall angesagt, denn es muss der genau passende Heilimpuls für den jeweiligen Fall ausgewählt werden, um den Organismus nicht zu überfordern. Nicht mehr und höher hilft mehr, sondern genau passend hilft am besten!

In der Homöopathie spricht man nicht von verschiedenen Konzentrationen, sondern von Potenzen. Potenzieren heißt quasi »verstärken«, auch wenn es eigentlich noch mehr ist, eher ein »Dynamisieren« oder »die Schwingungsfrequenz erhöhen«. So paradox das für alle materiell-chemisch denkenden Menschen klingen mag, man potenziert, indem man das Arzneimittel weiter verdünnt und verschüttelt beziehungsweise verreibt. Hahnemann sah den Kern des Potenzierens im Prozess des Verschüttelns und nicht im Verdünnen allein. Er führte die Potenzierung um 1798 ein. Diese geschieht entweder mit Milchzucker (Tabletten) oder mit Alkohol-Wasser-Mischungen (Globuli, Lösungen). Das Potenzieren erfolgt heute in der Regel entweder nach den Vorschriften von Hahnemann oder nach denen des Homöopathischen Arzneibuches (HAB). Die Vorschriften des HAB bilden die gesetzliche Grundlage für die Herstellung homöopathischer Arzneimittel in Deutschland. Dort sind sowohl die Verfahren als auch die zu verwendenden Substanzen beschrieben. Die meisten Laien greifen auf die bekannten D-Potenzen zurück. Sie sind im Akutfall weniger nebenwirkungsreich, müssen aber öfter genommen werden, um eine nachhaltige Wirkung zu erzielen. Erfahrene Homöopathen bevorzugen eine höhere Potenz ab der C30 bis hin zu höchsten Potenzen.

Verschüttelung (Dilution)

Ausgangsprodukt ist eine Urtinktur (Symbol: Ø), die zunächst im Verhältnis 1:10, das sind 1 Teil Urtinktur und 9 Teile Lösungsmittel (zusammen also 10 Teile, daher D-Potenzen), 1:100, das sind 1 Teil Urtinktur und 99 Teile Lösungsmittel (zusammen also 100 Teile, daher C-Potenzen) oder 1:50.000, das sind 1 Teil Urtinktur und 49.999 Teile Lösungsmittel (zusammen also 50.000 Teile, daher LM- oder Q-Potenzen) verdünnt und anschließend mit einer festgelegten Zahl von Schlägen geschüttelt wird. Diese Kombination aus Verdünnung und Schütteln wird jeweils pro Potenzierungsschritt durchgeführt.

Verreibung (Trituration)

Substanzen, die nicht in Alkohol oder destilliertem Wasser aufgelöst werden können (zum Beispiel Mineralien), werden zunächst bis zur dritten oder vierten Potenz verrieben (trituriert). Bei der Verreibung wird die Ausgangssubstanz (Symbol: Ø) je Potenzierungsschritt dreimal mit Milchzucker in einem Mörser verrieben und aufgescharrt. Das Verhältnis zwischen Ausgangssubstanz und Milchzucker entspricht pro Potenzierungsschritt in der Regel 1:100 (C-Potenz). Die Buchstaben C, D und Q beziehungsweise LM stehen für die durchgeführten Verdünnungsschritte:

D = 1:10
C = 1:100
Q/LM = 1:50.000

D6 bedeutet 6 Potenzierungsschritte nach dem Verfahren für D-Potenzen, C30 bedeutet 30 Potenzierungsschritte nach dem Verfahren für C-Potenzen.

Potenzart	Herstellung
D-Potenzen (Dezimalpotenzen)	Verdünnung 1:10 + 10 Schüttelschläge
C-Potenzen (Centesimalpotenzen)	Verdünnung 1:100 + 10 Schüttelschläge
Q-/LM-Potenzen (Quinquaginta-Millesimal-Potenzen)	Verdünnung 1:50.000 + 100 Schüttelschläge + Verwendung einer zusätzlichen Trägersubstanz (Q1 wird aus einer C3-Verreibung nach einem besonderen Verfahren hergestellt.)

Q-Potenzen entwickelte Hahnemann gegen Ende seines Lebens. Ihre Herstellung wurde erstmals in der 6. Auflage des Organon (erschienen 1922) beschrieben. Q-Potenzen sollen eine besonders sanfte Heilwirkung haben. Sie müssen von den LM-Potenzen unterschieden werden. Q-Potenzen werden grundsätzlich aus der Verreibung (C1 bis C3) des jeweiligen Ausgangsstoffes (Trituration) hergestellt. LM-Potenzen dagegen werden zum größten Teil aus alkoholischen Auszügen der jeweiligen Grundsubstanz (C1 bis C3) hergestellt (Dilutionen).

Niedrige Potenzen sind diejenigen, bei denen aufgrund der noch geringen Zahl an Verdünnungsschritten eine messbare Anzahl an Molekülen der Ausgangssubstanz enthalten ist. Bei »pflanzlichen« Homöopathika ist hier also neben der energetischen auch noch eine rein substanzielle Mittelwirkung wie in nicht-potenzierten Pflanzenarzneien wirksam.

Mittelhohe Potenzen haben den Verdünnungsprozess bereits wesentlich öfter durchlaufen. Ihre »Energie« ist somit deutlich gesteigert, wenngleich eventuell rein rechnerisch ab der D24 schon keine Moleküle der Ausgangssubstanz mehr in der Arznei vorliegen.

Hohe Potenzen haben einen nochmals gesteigerten Energiegehalt. Sie sollten nur noch ausnahmsweise von Laien selbst eingesetzt werden. Hohe Potenzen sind die C200, C1.000 und die LM- beziehungsweise Q-Potenzen. Die hohen C-Potenzen haben eine lange Wirkdauer. Sie sollen nicht allzu oft wiederholt werden. LM-Potenzen sind stark und gelten als tief und dennoch sanft wirkende Potenzen.

Sehr hohe Potenzen sind die C10.000, C50.000 und noch höhere Potenzierungsgrade. Sie werden nur in besonderen Krankheitssituationen und bei besonderer Erfahrung seitens des homöopathischen Arztes zum Einsatz kommen. Ihre Wirkung kann unter Umständen Wochen bis Monate andauern.

Der Umgang mit den potenzierten Arzneien erfordert ein hohes Maß an Verantwortung in Anbetracht der großen »Kraft der kleinen Kügelchen«.

Die Kosmische Potenz (KP)

Das homöopathische Wirkprinzip ist also bestimmt durch die (Grund-)Substanz und den ganz wesentlichen Faktor der gewählten Potenz. Jenseits der vordefinierten im Handel erhältlichen Potenzierungen gibt es natürlich theoretisch viele andere mögliche Potenzen, die bisher nur einfach (noch) nicht materiell hergestellt wurden. Letztendlich kann die Potenzierung im Sinne von

Higgs-Bosonen, die »Gottesteilchen«?

Higgs-Bosonen sind Anregungen des sogenannten »Higgs-Feldes«, das theoretisch bereits Mitte der Sechzigerjahre vorhergesagt, bisher aber wissenschaftlich noch nicht zu Ende erforscht wurde. Die Versuche im Teilchenbeschleuniger im CERN (Europäische Organisation für Kernforschung) dienen unter anderem dieser Forschung. Das Higgs-Feld soll dafür sorgen, dass alle Objekte eine Masse haben. Es durchdringt das gesamte Universum, so wird vermutet. Was hinter dem Higgs-Mechanismus steckt, hat der Physiker David Miller mit seinem »Cocktailparty-Gleichnis« veranschaulicht:
Die Teilnehmer einer politischen Feier sind gleichmäßig im Raum verteilt. Plötzlich kommt die damalige britische Premierministerin Margaret Thatcher herein. Sie läuft durch die Menge – und sofort bildet sich eine Menschentraube um sie. Thatcher kann den Raum nicht einfach so durchqueren wie ein Photon, denn Thatcher hat eine große Masse. Wenn sie weiterläuft, treten Partyteilnehmer, denen sie sich nähert, auf sie zu. Andere, von denen sie sich entfernt, wenden sich von ihr ab und ihren ursprünglichen Gesprächspartnern wieder zu. Warum aber wenden sich Menschen der Ex-Premierministerin zu? Weil sie von ihrem Nebenmann gesagt bekommen: »Guck mal, wer da gekommen ist.« Es ist das Getuschel, das die Zusammenballung auslöst. Es verleiht Margaret Thatcher Masse – und so gesehen ist das Getuschel im Raum nichts anderes als das gesuchte Higgs-Boson. Es wandert durch den Raum – als Zusammenballung von Menschen, und mittendrin ist die Premierministerin.
Der Higgs-Mechanismus ist nichts anderes als ein Hintergrundfeld, das Teilchen Masse verleihen kann. Seine Masse konnte bisher noch nicht genau bestimmt werden. Forschern ist es aber gelungen, den Massebereich des Teilchens immer weiter einzugrenzen. Das Higgs-Feld ist also etwas, das noch keinen bestimmten Zweck hat. Dieser kann noch (individuell) bestimmt werden.
Sinn und Zweck können also selbst definiert werden. In diesem Sinne ist es ein allumfassendes »Gottesteilchen«, dem auch Begriffe wie Urteilchen, Nullpotenzial, Quantenfeld oder Matrix sehr nahekommen, ohne genau das Gleiche zu sein.
In diesem Sinne kann auch der Zugriff auf die »Kosmische Potenz« unterschiedliche Ergebnisse zeigen, was ebenso durch die Intention und die Einwirkung des vorhandenen »göttlichen Feldes« bestimmt wird.

Schwingungserhöhung ins Unendliche fortgesetzt werden. Diesen Gedanken hatten wir, als wir uns entschieden, ebendiese Möglichkeit der Potenzierung bis ins Unendliche als Möglichkeitsprinzip in diesem Buch anzubieten. Das dringt natürlich in Bereiche vor, die wir nur (zumindest im Augenblick) durch geistige Interaktion erreichen können.

Dieser Gedanke wird in der neuesten Physik am ehesten abgebildet durch die Forschungen zum sogenannten »Higgs-Boson«. Ein Teilchen oder vielleicht Partikel beziehungsweise ein »Feld« daraus, das dafür sorgt, dass andere Teilchen Masse erhalten, also zur »Realisierung« kommen.

Durch unseren Geist und unser Wissen um die Möglichkeit einer bis ins Unendliche reichenden stufenlosen Potenzierung sowie Schwingungserhöhung wird dies Realität und zwar in genau dem Maße, wie es für uns dienlich und angemessen ist. Die kosmische Potenz ist also eine immer im Hintergrund vorhandene Möglichkeit, die wir von Fall zu Fall näher definieren können.

Ein anderer Gedanke, die kosmische Potenz »be-greifbar« zu machen, ist dieser: Unser Wissen um dieses Feld genügt, es koppelt sich automatisch durch unsere Intention, ohne dass wir im klassischen Sinne etwas »tun« müssten, alles geschieht eher durch Nichts-Tun beziehungsweise durch Geschehenlassen von etwas, das sowieso schon vorhanden ist. Es entspricht dem Satz, der absolute Hingabe ausdrückt, »Dein Wille geschehe«, nicht aber aus einer Opferhaltung heraus, sondern aus der geistigen Haltung und dem inneren Wissen heraus, dass ich/wir dieser Gott beziehungsweise Schöpfergeist bin/sind und alles, was existiert, durch unser Sein manifestiert wird.

Die Essenz der kosmischen Potenz zu begreifen, kann mit verschiedenen Begrifflichkeiten versucht werden, die unten aufgelistet sind. Die kosmische Potenz ist gleichzeitig das göttliche Feld, Higgs-Feld, Nullpunktpotenzial oder alle Urteilchen gleichzeitig. Gemeint ist das immerwährende Prinzip des All-Eins-Seins, auf das wir durch unsere Hingabe oder durch das »Dein-Wille-geschehe« Zugriff haben. Denn nicht nur durch TUN, sondern auch durch passives Aufnehmen der allumfassenden Energien geschieht Schöpfung!

Essenz der kosmischen Potenz (KP):

Gott,	Dein Wille	geschehe
Nullpunktpotenzial	100%ige Hingabe	Materialisation
Urteilchen	hier und jetzt	passiv, aufnehmend
Higgs-Feld	Vertrauen	zum besten Wohle

Auswahl der Symbole über das Plakat

Es gibt mehrere Möglichkeiten, das passende Symbol für Ihr Anliegen mithilfe des Plakates herauszufinden. Wichtig ist, dass Sie wissen, WOFÜR Sie das Symbolmittel brauchen beziehungsweise anwenden möchten, zum Beispiel für ein körperliches oder emotionales Anliegen oder für eine Situation, die Sie beschäftigt.

Mit Testsystem

Ein Testsystem wie der Muskeltest, Pendel oder Einhandrute sind hier sehr gut geeignet, um das richtige Symbol (oder auch mehrere) aus den Abbildungen in den Kreisen herauszufiltern.

Armlängentest

Wenn Sie noch kein Testsystem gelernt haben, ist die einfachste Möglichkeit, über den Körper JA- oder NEIN-Antworten zu bekommen, der Armlängentest. Stellen Sie sich dazu gerade hin, und strecken Sie beide Arme seitlich aus. Die Daumen zeigen dabei nach oben. Denken Sie dann »JA«, und führen Sie die Daumen vor Ihrem Körper zusammen. Die Daumen sollten jetzt auf gleicher Höhe liegen (wenn nicht, macht Ihnen etwas Stress, und Sie sollten zunächst einmal zur Ruhe kommen, ein Glas Wasser trinken und es dann noch einmal versuchen). Das ist jetzt Ihre »Ja-Aussage« und impliziert die Überzeugung: »Diesen Heilimpuls brauche ich.« Denken Sie anschließend ein »Nein«, und führen Sie Ihre Daumen wieder zusammen; die Daumen sind nun gegeneinander verschoben, das heißt dieser energetische Impuls ist für Sie jetzt ungeeignet.

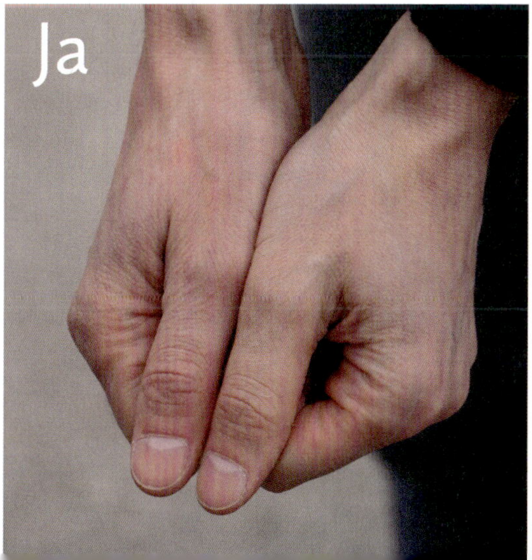

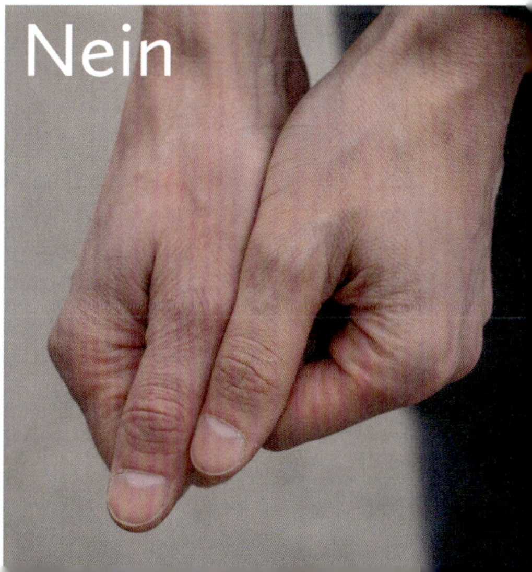

Intuitiv

Wenn Sie kein Testsystem beherrschen, dann gehen Sie am besten rein intuitiv vor, indem Sie Ihre Augen über die Symbole in den Kreisen wandern lassen und dasjenige auswählen, wo Sie »hängen bleiben«. Vertrauen Sie Ihrer geistigen Führung, dass dieses Symbol das richtige ist, und testen Sie nicht noch einmal nach.

Eine Seite im Buch aufschlagen

Eine Möglichkeit, ohne das Plakat zu benutzen: Sie denken an Ihr Anliegen, Symptom oder die Beschwerde und schlagen »blind« eine Seite des Buches auf. Das Mittel und die Botschaft, die Sie hier lesen, sind Ihre!

Auswahl über das Stichwortregister

Das Stichwortregister im Anhang (Seite 213ff.) kann Sie auf die Spur führen, welche Mittel bei bestimmten Symptomen oder Beschwerden geeignet wären. Dies kann hilfreich sein, ist aber mehr verstandesorientiert, und letztendlich bedienen viele Mittel gleiche oder ähnliche Symptome, sodass am Ende doch wieder eine Entscheidung notwendig sein wird. Der klassische Homöopath trifft diese Entscheidung aus seiner Erfahrung heraus. Da wir die Symbolapotheke aber auch Laien zugänglich machen möchten, ist hier am Ende doch wieder eine Testmöglichkeit beziehungsweise das Vertrauen in Ihre Intuition gefordert.

»Kombipräparate«

Die klassische Homöopathie nach Hahnemann verordnet eigentlich keine Kombipräparate, weil sie den ganzen Menschen betrachtet und nicht nur körperliche Symptome (wie »Arnika gegen Verletzungen«). Dennoch sind natürlich – schon aus geschäftlichen Gründen beziehungsweise zum Zwecke der beliebten Selbstmedikation – inzwischen viele Mischmittel auf dem Markt, wo für ein bestimmtes Beschwerdebild mehrere homöopathische Mittel mit ungefähr dem gleichen Wirkungsbereich kombiniert sind. Wenn Sie den Wunsch haben oder getestet haben, dass das Sinn machen würde, können Sie natürlich auch mehrere Symbole »mischen« beziehungsweise kombinieren. In diesem Fall müssen Sie dann auch für jedes Mittel einzeln die Potenz bestimmen. Da »aller guten Dinge drei sind«, würden wir Ihnen aber empfehlen, nur jeweils drei Mittel zu kombinieren, da sonst die Klarheit im Körper-Seele-Geist-Organismus vielleicht nicht mehr gegeben ist.

Auswahl der Potenzen

Nachdem Sie das passende Homöopathie-Symbol ausgewählt haben, ist es, wie in der klassischen Homöopathie auch, wichtig, die richtige Potenz zu bestimmen, um es mit dem Mittel zu koppeln, damit es optimal wirksam sein kann. Sie sehen auf dem Plakat vier Kreise für die Potenzen: D, C, LM und Kosmische Potenz. Bestimmen Sie zunächst (intuitiv oder mit Testsystem), in welchem der vier Kreise sich die passende Potenz befindet. Danach wählen Sie in diesem Kreis eine Potenz aus. Die kosmische Potenz gibt es natürlich nur einmal. Wie alles, was existiert, Bewegung, Schwingung, Energie und »Leben mit Bewusstsein« ist, so verstehen wir selbst die Potenzen als »Wesenheiten«. Diese Wesenheiten haben wir befragt, welche Potenzen uns im Einzelnen zur Verfügung stehen möchten. Dabei herausgekommen sind deshalb nicht nur die bekannten klassischen Potenzen, sondern auch »Potenz-Zwischenstufen«. Ihre Energie koppelt sich an das ausgewählte Homöopathie-Symbol und wird dessen Kraft individuell verstärken. In welcher Weise es spezifisch wirkt, können wir genauso wenig vorhersagen wie die klassische Homöopathie auch.

Einzelmittel-Potenz-Akkorde

Wenn sich in einem Fläschchen das gleiche Mittel in verschiedenen Potenzen befindet, also zum Beispiel Belladonna in D4, D6 und D12, dann sprechen wir von Einzelmittel-Potenz-Akkorden. Da die Auswahl der Potenz oft eine genauso schwierige Aufgabe ist wie die Entscheidung für ein Mittel, sorgt das nicht nur bei Laien immer wieder für Unsicherheiten. Dies versucht man mit Potenzakkorden zu umgehen, was allerdings von klassischen Homöopathen kritisiert wird. Das liegt wohl daran, dass es sich bei diesen Mischungen von verschiedenen Potenzen des gleichen Mittels um eine neue Zubereitungsform handelt, die in der alten Literatur nicht erwähnt ist und somit von Homöopathen, die nach Hahnemanns Regeln arbeiten, nicht gerne aufgenommen wird. Die Testfrage wäre hier: Macht ein Potenzakkord dieses Mittels Sinn für mein Anliegen? Wenn ja, müssen Sie herausbekommen, welche Potenzen zum jeweiligen Mittel dazugegeben werden sollen. Wir empfehlen, hier innerhalb der gleichen Potenzreihe zu bleiben, also zum Beispiel drei D-Potenzen, vier C-Potenzen usw., nicht etwa eine D-Potenz, eine C-Potenz und eine LM-Potenz. Es kann aber durchaus vorkommen, dass die kosmische Potenz zum Akkord dazugenommen wird. Dies ist ein experimenteller Bereich!

Aktivierung der Homöopathie-Symbole

Nun haben Sie sowohl das Homöopathie-Symbol als auch die Potenz ausgewählt. Jetzt geht es darum, beide zu kombinieren.

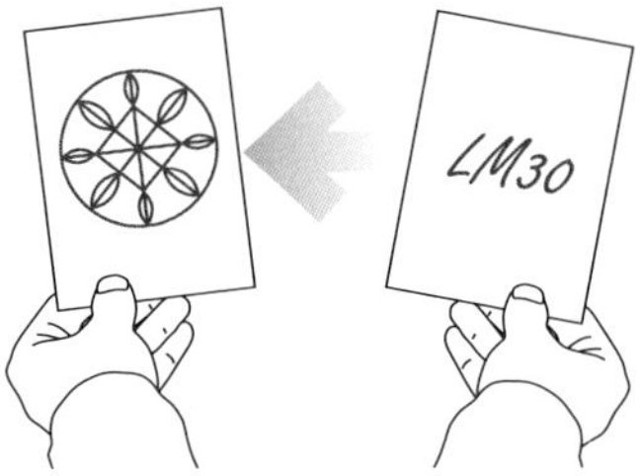

Geistig potenzieren

Stellen Sie sich dazu vor, wie Sie das Symbol in der linken Hand halten und die Potenz in der rechten Hand. Stellen Sie sich vor, wie die Potenz das Mittel/Symbol quasi »durchdringt«. Bleiben Sie für circa eine Minute bei dieser Vorstellung (möglichst ohne dass Sie sich ablenken lassen).

Das Mittel »einnehmen«

Anschließend reicht es, wenn Sie nur noch mit dem Symbol arbeiten. Die beste Möglichkeit ist die Übertragung der Energie auf Wasser mit anschließendem schluckweisem Trinken. Die »Wasserübertragung« ist eine wunderbare Möglichkeit, heilende Informationen zu speichern, denn Wasser ist der beste Informationsträger überhaupt. Zeigen Sie mit der linken Hand auf das Symbol im Buch oder auf dem Plakat oder noch besser, malen Sie das Symbol ab, und halten Sie es in der linken Hand. In der rechten Hand halten Sie ein Glas Wasser (muss nicht ganz gefüllt sein). Nun stellen Sie sich circa eine Minute lang vor, wie das Symbol in das Wasser hineinfließt und darin ganz aufgenommen beziehungsweise gespeichert wird. So haben Sie Ihr eigenes Heilmittel programmiert. Dann trinken Sie einige Schlucke davon. Bei Bedarf wiederholen beziehungsweise austesten, wie oft und wie lange Sie ein solches Wasser trinken sollen.

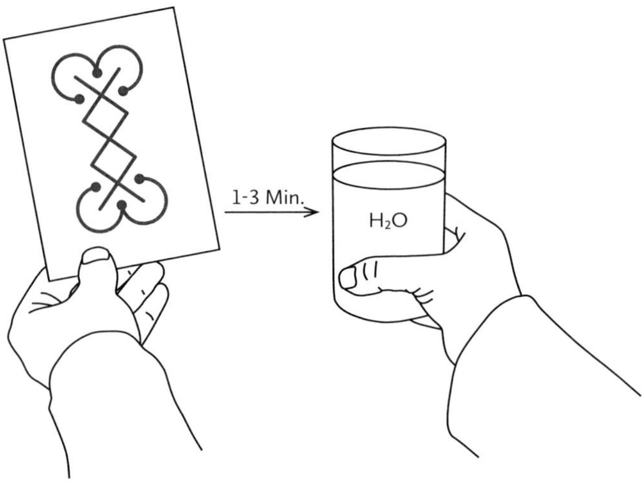

Über die linke Hand aufnehmen und über die rechte Hand in den Körper einfließen lassen

Legen Sie die linke (Energie aufnehmende) Hand auf das Symbol, oder zeigen Sie darauf. Die rechte Hand legen Sie auf die Stelle am Körper, die Beschwerden macht (wenn das nicht geht, denken Sie sich dorthin), und stellen Sie sich vor, wie die Energie des Symbols jetzt in diese Stelle Ihres Körpers hineinfließt und sich von dort aus verbreitet, wo immer sie hinfließen möchte.

Symbol visualisieren

Mithilfe Ihres Vorstellungsvermögens können Sie jedes Symbol in eine kraftvolle Energie verwandeln und einfach überall hinschicken, wo es benötigt wird. Stellen Sie sich zunächst die Körperstelle oder die Beschwerde bildlich vor Ihrem geistigen Auge vor. Dann stellen Sie sich vor, wie das Symbol quasi »in die Situation hineinfließt« und alles umhüllt und durchdringt. Sie werden spüren, wann dieser Vorgang beendet ist. Dann bedanken Sie sich bei der geistigen Welt, die hierbei geholfen hat.

In die Aura einspeichern

Die Praxiserfahrungen zeigen, dass es oft sinnvoll ist, das Symbol/Mittel in die Aura der Person, also in einigen Zentimetern Abstand vom Körper, hineinzuspeichern. Das ist das feinstoffliche Feld, wo die Krankheit zuerst entsteht, bevor sie sich quasi körperlich spürbar manifestiert. In diesem Fall ist es gut zu wissen (austesten), in welcher Region des Körpers Sie das Symbol einspeichern sollen, zum Beispiel in Höhe des Rückens, des Bauches, des Kopfes usw. Halten Sie das Symbolmittel mit der Hand vor den Körper, und fühlen Sie, wie es in die Aura hineinfließt. Lassen Sie dem Behandelten anschließend genügend Zeit zum Nachwirken, und sprechen Sie dann mit ihm, ob und was er eventuell gespürt hat.

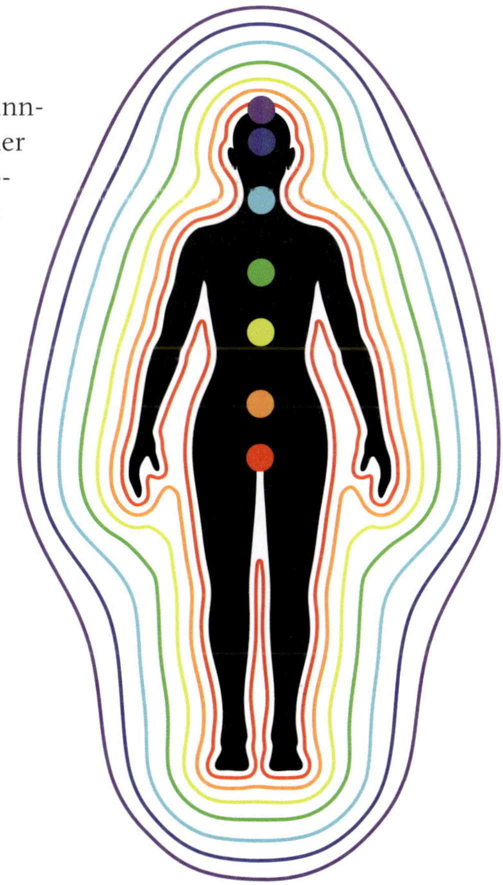

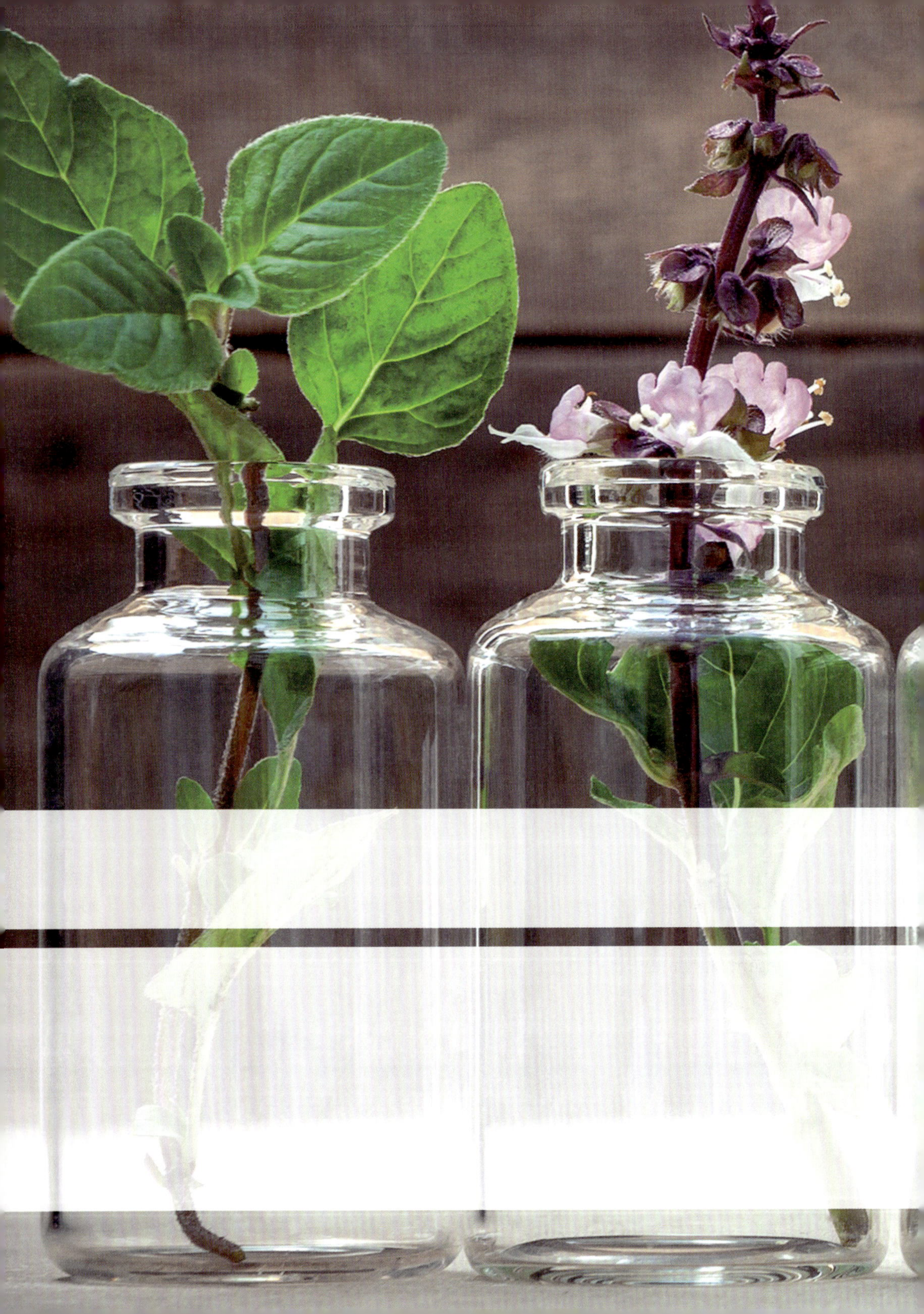

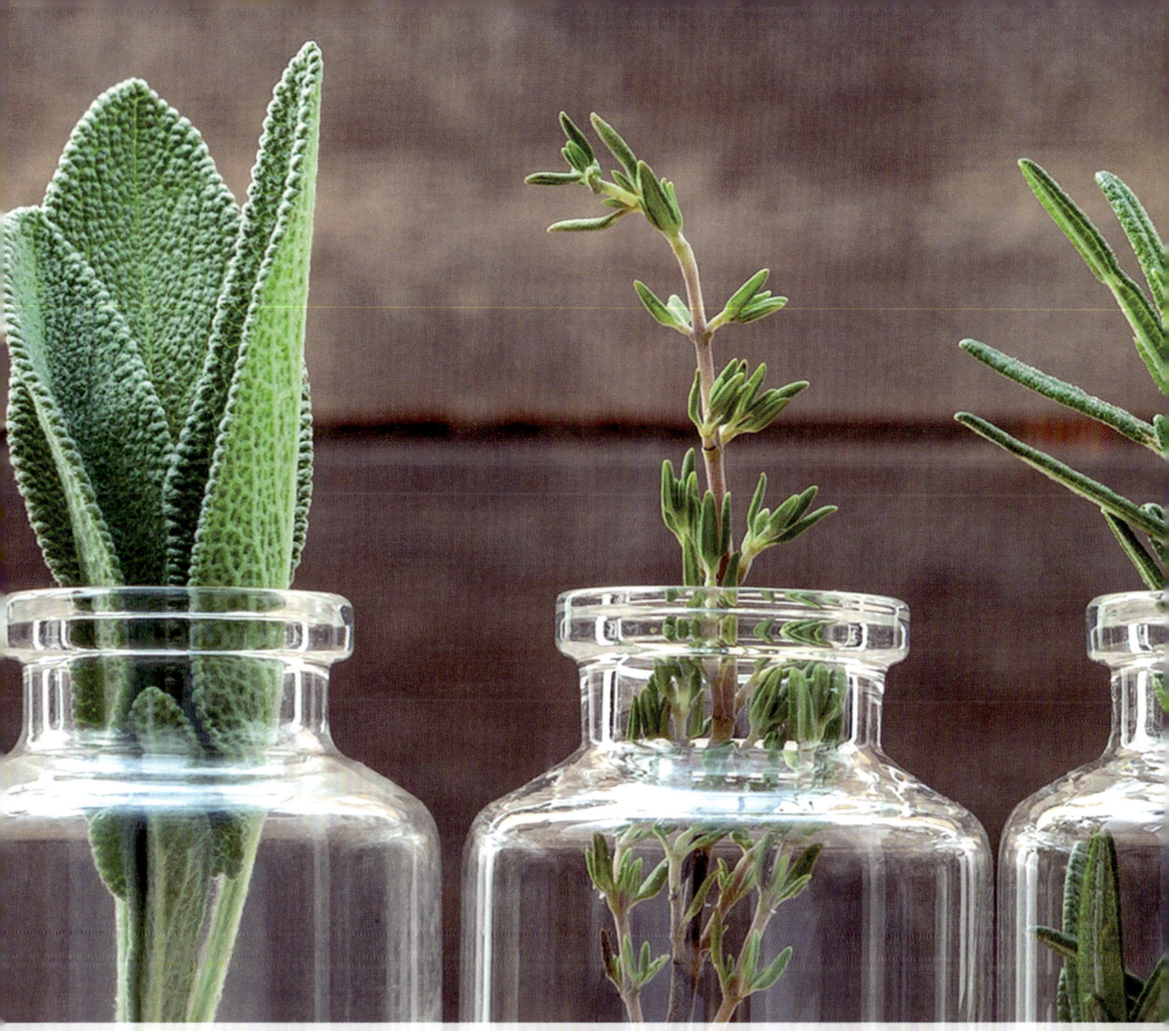

Teil 2:
101 Homöopathie-Symbole

In diesem Teil finden Sie nun alle 101 Symbole, die als Codierung für 70 klassische homöopathische Mittel stehen und für die 31 Mittel, aus denen wir quasi neue homöopathische Schwingungsmittel gemacht haben. Die Beschreibung der Substanzen und der körperlich-geistigen Einsatzgebiete sind den Beschreibungen der klassischen Mittel entlehnt beziehungsweise stammen aus dem klassisch-homöopathischen Wissensschatz; für die neuen Mittel finden Sie zahlreiche Anwendungsmöglichkeiten im Register ab Seite 213. Die Botschaften der Seelenwesen sind intuitiv erfasst und möchten Sie ermutigen, die innere Substanz jenseits des Verstandes mit Herz, Seele und Geist zu erfassen.

Aconitum napellus

Eisenhut

Das Seelenwesen

Das Universum, die Natur, die Erde, das Leben ... beschaulich in einem Augenblick, im nächsten Moment rabiat und manchmal viel zu schnell für uns Menschen. Durch Unfälle, Schocks, Dramen und Traumata werden wir oft vom Leben gebeutelt und durchgeschüttelt an Körper, Seele und Geist. Manches können wir so schnell nicht verarbeiten und verhärten dann. Bist du erstarrt wie die Erde nach einem Vulkanausbruch, so bitte darum, dass du das Geschehene noch einmal in Zeitlupe sehen mögest. So können dein Geist und dein Körper dem folgen, was im Außen geschehen ist und im Inneren noch nicht verarbeitet werden konnte. So wirst du ruhig, denn du weißt, dass du die Geschwindigkeit selbst steuern kannst. Atme durch den ganzen Körper, und werde ruhig.

Ich beruhige Körper und Geist
und verhelfe mir zu Stärke und Stabilität.

Substanz

Aconitum napellus, der Eisenhut, ist eine Giftpflanze und gehört zu den Hahnenfußgewächsen. Seinen Namen trägt er wegen der helmartigen Blüte. In der Homöopathie finden alle Teile samt Wurzelknollen Verwendung. Die giftige Pflanze ist Gegenstand zahlreicher Legenden. So soll der Höllenhund Kerberos, nachdem er gezwungen worden war, die Unterwelt zu verlassen, vom Tageslicht derart entsetzt gewesen sein, dass er vor den Höhleneingang auf den Boden spie. Daraus wuchs der Eisenhut.

Charakter

Für Aconitum-Situationen typisch sind plötzliche und sehr heftige Zustände, wie zum Beispiel Schock nach einem Unfall. Auch heftige Gemütsregungen, die durch Ärger oder Schreck entstehen, oder plötzliches Auftreten körperlicher Symptome bei trockenem und kaltem Wind. Alles ist plötzlich und heftig, seien es Schmerzen, Ruhelosigkeit oder Angst bis hin zur Todesangst. Entzündungs- und Erkältungsbeschwerden treten akut und schnell auf. Der Aconitum-Typus ist eher robust und lebhaft. Er erkrankt rasch, wird aber genauso schnell wieder gesund. Der Patient wirkt ängstlich und unruhig und empfindet großen Durst. Hilft bei starkem psychischem Stress, der durch ein plötzliches Ereignis ausgelöst wird.

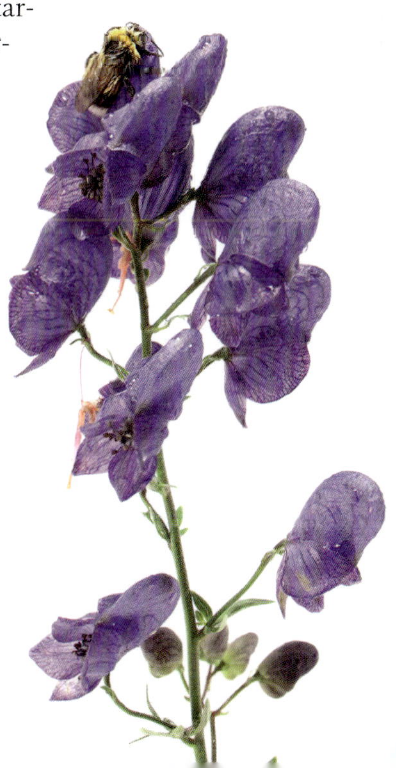

Einsatzgebiete

Angst, Heftigkeit, Krise, Schreck, Panikattacken, Angina pectoris, plötzliche fieberhafte Erkältungen, Krupp-Husten, Schock durch Unfall oder Krankheit, Angst vor dem Sterben oder dem Tod. Heftige Schmerzen durch kalten, trockenen Wind. Erkältung, Grippe, fieberhafter Infekt, schneller Puls. Hexenschuss mit sehr starken Schmerzen. Plötzlich beginnender nächtlicher Husten, trocken und pfeifend, Pseudokrupp. Kummer bei plötzlichen, unerwarteten Ereignissen oder Schreck. Plötzliche Migräne, Geburtstraumata.

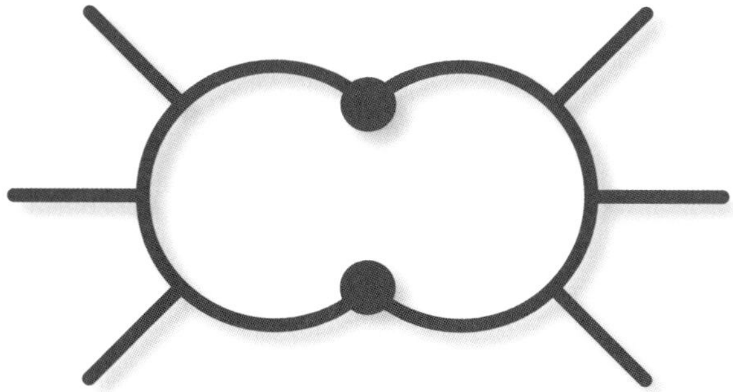

Aesculus

Rosskastanie

Das Seelenwesen

Als deine freie Seele in die schwere Materie dieser Welt inkarnierte, verlorst du an Geschwindigkeit und Leichtigkeit, und später wusstest du nicht mehr, wie du den Wind der Durchlässigkeit wieder in dir zirkulieren lassen kannst. Verbinde dich mit deinem Atem, denn er ist die Erinnerung an deine Herkunft. Lass ihn strömen in all deine Zellen über die Verbindungsstraßen in deinem Körper, die Adern und Bahnen, die sich jetzt mit neuem Licht erfüllen. Du bist genügend geerdet – JETZT aber richte dich auf, und öffne deinen Geist für Frische, Bewegung, Leichtigkeit und Schaffenskraft! Aesculus hilft dir, die raue Schale zu öffnen und das Leben in dir wieder fließen und zirkulieren zu lassen. Sauerstoff dringt wie ein frischer Wind in deine Adern ein und lässt Verstaubtes und Verhärtetes zu Licht und Leben werden.

Ich öffne meinen Geist für Bewegung, Leichtigkeit und Freiheit.

Substanz

Die Rosskastanie ist ein stattlicher Baum, der zu den Seifenbaumgewächsen gehört. Er wird bis zu 30 Meter hoch und kann 300 Jahre alt werden. Typisch sind seine klebrigen Knospen, die sich im Mai zu weißlichen Blütenrispen wandeln. Die im Herbst herabfallenden großen braunen Kastanien sind die Samen, die in der stacheligen Kapsel heranwachsen. Für das homöopathische Aesculus verwendet man die geschälten Samen der Rosskastanie.

Charakter

Aesculus ist ein wichtiges homöopathisches Mittel für die Blutgefäße, insbesondere für gestaute Venen bis hin zu Venenentzündungen oder Thrombosen. Die Venen sind sichtbar und tiefblau. Die betroffenen Menschen fühlen sich gestaut, schwer und überfüllt. Das Aufstehen aus der Sitzposition fällt schwer, die Verdauung ist träge, der Klient eher langsam in seiner Art. Typisch ist das Auftreten von brennenden Hämorrhoiden, die sehr druckempfindlich sind. Das Mittel hilft bei Bindegewebs- und Venenschwäche, die während der Schwangerschaft das Auftreten von Krampfadern und Hämorrhoiden begünstigt.

Einsatzgebiete

Venenschwäche, schwere gestaute Beine, entzündliche Venen im Becken, in Armen und Beinen. Krampfadern und Hämorrhoiden. Gut geeignet für Schwangere, die unter geschwollenen, gestauten Beinen leiden, Vorbeugung von Schwangerschaftsvarizen. Rheumatische Beschwerden in der Kreuzbeinregion, Verstopfung. Stechen im Enddarm, als hätten sich Holzsplitter festgesetzt. Schmerzende Schwere im unteren Rücken. Schmerzhafter Stuhldrang mit voluminöser Entleerung.

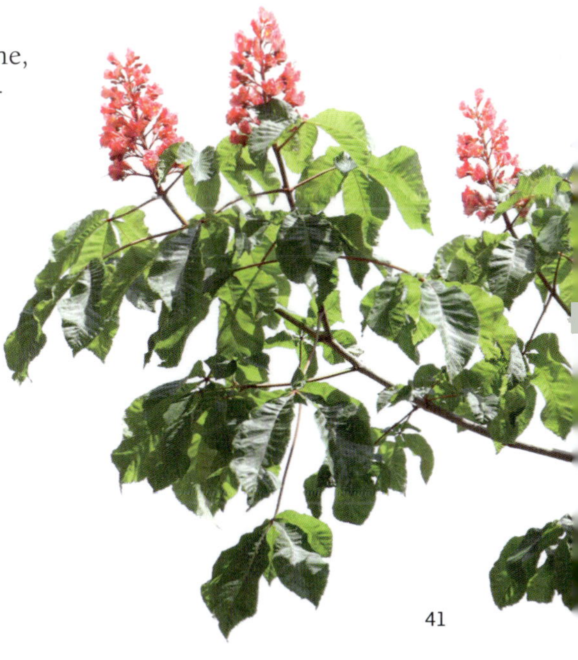

Agnus castus

Mönchspfeffer

Das Seelenwesen

Lange Zeit hast du dich sanft wie ein Lamm in die Herde eingefügt, viele Dinge abgenickt und dich deinem Schicksal geduldig ergeben. Du hast gewartet, ob sich die Dinge von allein bessern, aber nicht viel ist geschehen. Es fehlte der passende Weg, die Dinge zu verändern. Spürst du nicht den Wolf in dir, der langsam anfängt zu rumoren? Diesen Anteil deiner Seele, der seine Kraft zeigen möchte? Du magst überrascht sein, dass du in Wirklichkeit nicht immer lammfromm bist und dass sich die Ungeduld in dir Bahn brechen möchte. Erlaube dir jetzt, dass du dich wieder spüren kannst mit allen Sinnen. Dass du Gefühle hast, die deine persönliche Stärke sind. Erlaube dir, auszubrechen aus Routine und Mitläufertum. So viel mehr Kraft steckt in dir. Trau dich, sie zu entdecken!

Ich erlaube mir, ich selbst zu sein.

Substanz

Agnus castus ist ein Strauchgewächs, das in der Mittelmeergegend und Kleinasien vorkommt. Die kleinen violetten Blüten wandeln sich zu tiefroten Beeren, die getrocknet der Ausgangsstoff für die homöopathische Arznei sind. Die darin enthaltenen Samen schmecken scharf und wurden im Mittelalter als Gewürz verwendet. Man sagt den Früchten nach, dass sie den Sexualtrieb dämpfen. Deshalb auch die Bezeichnung »Mönchspfeffer«.

Charakter

Der Mönchspfeffer ist ein bewährtes homöopathisches Mittel zur Behandlung von Menstruations- und Wechseljahresbeschwerden und bei sexueller Schwäche wie Erektionsstörungen oder Frigidität. Der Geschlechtstrieb ist unterentwickelt oder wird unterdrückt. Es wird auch bei depressiven Zuständen gegeben. Der Klient ist müde, geschwächt, benommen oder traurig bis hin zu depressiven Zuständen. Die Beine schwellen abends an, beim Gehen knickt man schnell um. Die Verdauung ist träge, und oft fühlt man sich gebläht. Bei Männern zeigen sich angeschwollene, kalte Hoden, aus der Harnröhre fließt gelbliches Sekret, beim Stuhlgang wird Prostata-Sekret beigemengt.

Einsatzgebiete

Menstruationsbeschwerden, Wechseljahresbeschwerden, Hitzewallungen. Unregelmäßige, übermäßige oder geringe Regelblutung mit schmerzhaften Krämpfen. Erschöpfungszustände, Depressionen. Bei verlangsamtem Stoffwechsel mit Stimmungsschwankungen. Stillprobleme, zu viel oder zu wenig Milchproduktion, Schwierigkeiten beim Abstillen. Feuchte oder trockene Hautausschläge durch Einnahme der Pille, Akne. Impotenz, geringe Libido, Zeugungsunfähigkeit.

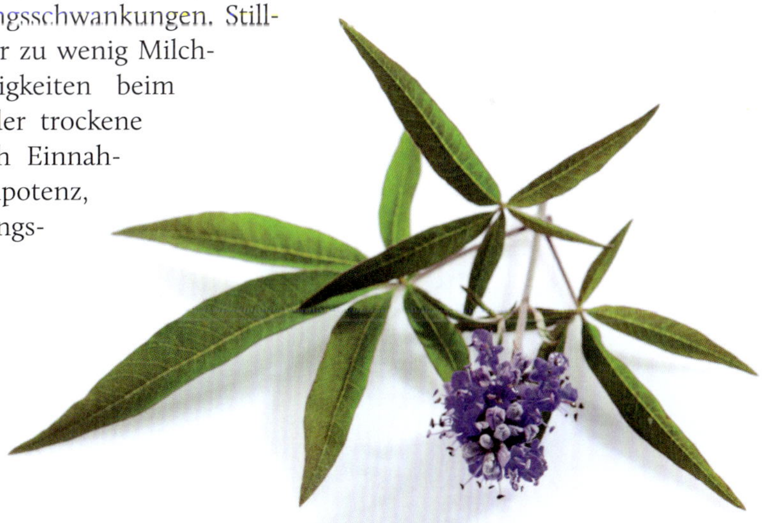

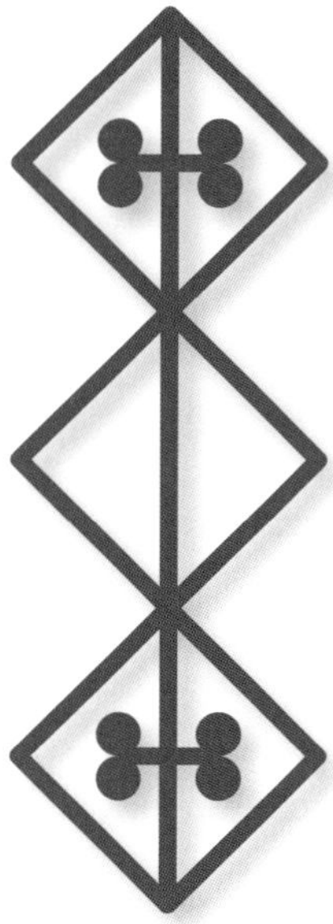

Anacardium orientale

Malakkanuss

Das Seelenwesen

Hallo, wo bist du? Versteckst du dich vor dir und den Mitmenschen? Sie warten, dass du wiederkommst und deinen Platz unter ihnen einnimmst. Hast du deine Existenzberechtigung auf dieser Erde vergessen? Warum bist du so verzweifelt an dir selbst, dass du meinst, dich und andere zerstören zu müssen? Erkenne an, dass du ein Geschöpf Gottes bist und es keinen Grund mehr gibt, dein Gefühl des Versagens weiter zu nähren. Finde einen Platz, wo du dich ausruhen kannst von der Anstrengung deiner Geburt auf diese Erde. Mach dir klar: Dieser Schmerz ist jetzt vorbei! Du bist jenseits von Eden, so meinst du. So öffne deine Augen, schau in eine andere Richtung. Vielleicht entdeckst du eine Blume, die gerade ihre Blüte öffnet – nur für dich!

Ich lerne, mich selbst zu achten.

Substanz

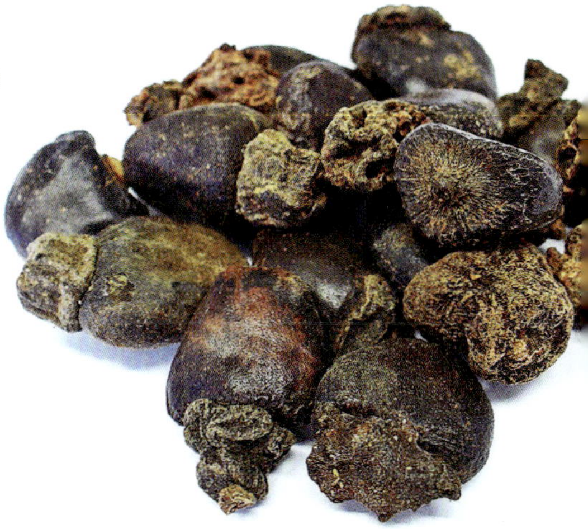

Anacardium orientale ist der Ostindische Malakkanussbaum, auch Tintenbaum oder Elefantenlausbaum genannt. Er erreicht eine stattliche Wuchshöhe von bis zu 25 Meter. Seine Früchte sind eiförmig und werden bis zu 2 Zentimeter groß. Sie enthalten unter anderem relativ bittere Öle. Die Schale ist giftig. Die Homöopathie verwendet als Grundstoff für das Mittel Anacardium orientale die gereiften und getrockneten Früchte.

Charakter

Anacardium zählt zu den »heftigen« homöopathischen Mitteln, insbesondere im Hinblick auf psychische Symptome. Dieser Mensch ist extrem misstrauisch, leidet unter großen Ängsten und Selbstzweifeln und wirkt oft »zerrissen« wie ein »Mensch mit zwei Seelen«. Auffällig ist die aggressive Grundstimmung, die aus großen Minderwertigkeitskomplexen herrührt. Er ist unbeherrscht, hat plötzliche Wutanfälle und Hassgefühle, äußert sich in verletzenden Beschimpfungen, vor allem nahestehenden Personen gegenüber, schreit und flucht, quält mitunter sogar Tiere. Phasen von Brutalität wechseln mit Freundlichkeit ab. Körperliche oder geistige Aufgaben werden meist nur unter größter Anstrengung erledigt.

Einsatzgebiete

Stechende Stirnkopfschmerzen infolge geistiger Anstrengung. Ohrgeräusche und Sinnestäuschungen. Starker Mundgeruch, geschwollenes Zahnfleisch. Verstopft, wie mit einem Pfahl durchbohrt. Nachts unerträglicher Juckreiz mit weißen oder roten Hautbläschen. Mangelndes Selbstbewusstsein, Ängste, nervöse Verdauungsbeschwerden, Reizmagen, Zwölffingerdarmgeschwüre, Konzentrationsschwäche und depressive Verstimmungen. Gutes Mittel bei Prüfungsangst, ADHS oder Aufmerksamkeitsdefiziten und psychischen Essstörungen.

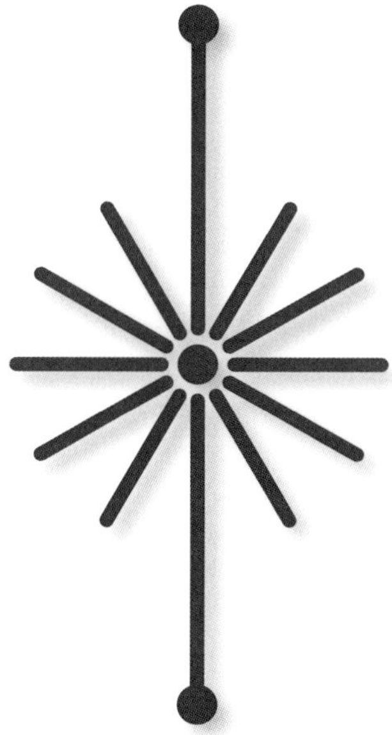

Antimonium crudum

Schwarzer Spießglanz

Das Seelenwesen

Du magst nicht immer nur Schönes erlebt haben, aber das ist kein Grund zu verschwinden! Wenn du dich auflöst in deinen Träumen, Schwärmereien und romantischen Reisen in andere Welten, wirst du womöglich den Grund auf dieser Erde nicht mehr finden können. Entscheide dich zu leben – im Hier und Jetzt! Heute ist dein bester Tag. Nicht alles dreht sich nur um dich, auch wenn du unendlich wichtig bist für diese Welt. Nimm deinen Platz wieder ein, denn nur du kannst ihn ausfüllen, und verströme von hier aus deine Kraft. Hier kannst du dir selbst am besten dienen, und all jenen, die auf dich warten. Deine Anziehungskraft kommt aus deinem Inneren. Nähre sie, und du wirst groß! Verströme deine Größe nach außen, und du wirst viel Positives anziehen.

Ich bin da.

Substanz

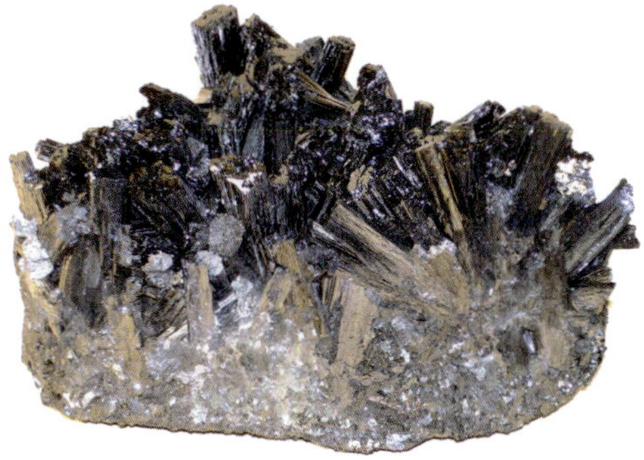

Der schwarze Spießglanz ist ein silberglänzendes Metall mit kristalliner Struktur. Chemisch steht es an der Grenze der Metalle zu den Nichtmetallen. Es ist in der Lage, andere Metalle aufzulösen und kann Gold aus dem Verbund mit Silber lösen. Im Mittelalter galt Antimon den Alchimisten als wichtiger Stoff im Rahmen der Transmutationsprozesse der Metalle. Für Paracelsus war Antimon eine Schlüsselsubstanz für die Gewinnung des »Elixiers«, mit dem alle Krankheiten geheilt werden können.

Charakter

Antimonium crudum passt zu Menschen, die verdrießlich, mürrisch, eigensinnig und wankelmütig sind. Andererseits sehr romantisch bis hin zur Realitätsflucht in Sentimentalität. Sie reagieren besonders empfindlich auf das Licht des Mondes und sind oft schnell beleidigt. Sie haben einen großen Appetit und essen zu viel oder schwanken zwischen abnorm großem Appetit und Ekel vor dem Essen. Sie erbrechen häufig nach dem Essen, leiden an Völlegefühl und Sodbrennen. Durchfälle sind mit Schleim und Unverdautem begleitet. Ein dicker weißer Belag überzieht die Zunge. Antimonium-Patienten zeigen übermäßig verhornte, schwielige Fußsohlen, die Zehen brennen, Finger- und Zehennägel wachsen krumm, verdickt, brechen oder reißen leicht.

Einsatzgebiete

Hautausschläge, Ekzeme, Husten, Bronchitis, asthmatischer Krampfhusten, Emphysem. Verdauungsstörungen und Magenverstimmung. Unmittelbar nach dem Essen fühlt man sich wie ein Ballon aufgebläht. Brechreiz und Übelkeit, wechselseitig Verstopfung und Durchfall. Warzen an schwieligen, rissigen Füßen, Hühneraugen, Hornhautverdickungen, Arthritis. Wichtiges Konstitutionsmittel für Kinder, die eine adipöse Veranlagung haben und unter rheumatischen Beschwerden leiden.

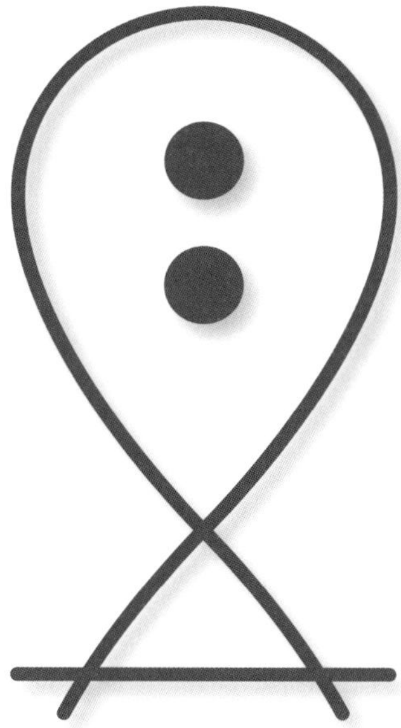

Apis mellifica

Honigbiene

Das Seelenwesen

Wenn dich etwas piesackt in deinem Leben, dann ist das durchaus nicht immer feindselig gemeint. Es kann auch ganz freundlich gemeint sein, damit du etwas daraus lernst. Es möchte dich ans Ausruhen erinnern, bevor der ganze Ballon deiner Gefühle auf einmal herausplatzt. Das würde eine ganz schöne Überschwemmung geben. Alles, was du an Gefühlen angestaut hast, möchte jetzt ab und zu auch mal gefühlt werden, und das geht nur, wenn du dir Zeit und Muße dafür nimmst. Kannst du fühlen, wer du selbst bist, oder zumindest, ob es noch andere Gefühle außer Aufregung und Eile in dir gibt? Vielleicht findest du neben deiner Emsigkeit und Betriebsamkeit Muße und Frieden? Auch die fleißigste Biene darf mal von ihrem Honig genießen. Guten Appetit!

Ich komme zur Ruhe und spüre mich.

Substanz

Die Arznei wird aus ganzen Honigbienen hergestellt. Während wilde Bienen in Europa aufgrund von Pestiziden und Monokulturen immer seltener werden, nimmt die Verbreitung an Imkervölkern wieder zu. Die fleißige Aktivität des Tieres findet ihre Entsprechung im Arzneimittelbild in Form einer nervösen Ruhelosigkeit (»wepsig«). Aber auch das Thema Honig beziehungsweise »süß« spielt beim Mittelbild eine Rolle.

Charakter

Apis ist die geeignete Arznei für alle akuten Entzündungszustände von Haut und Schleimhaut sowie für Allergien, wenn sie mit deutlicher Schwellung (Ödembildung) einhergehen. Kennzeichnend für die Schwellung ist die blassrosa Farbe. Besonders erfolgreich kann Apis bei überschießenden Reaktionen auf Insektenstiche zur Anwendung kommen und ist hilfreich bei stechenden brennenden Schmerzen. Durstlosigkeit ist auffällig bei fast allen Beschwerden. Wie die Biene kommt der Mensch geistig und körperlich nicht zur Ruhe, immer muss etwas erledigt werden. Ein Apis-Patient kann schlecht weinen und Gefühle herauslassen, deshalb sammelt er das Wasser in Form von Ödemen im Körper an.

Einsatzgebiete

Stiche mit rosa Schwellung, Blasenbeschwerden und Blasenentzündungen, Gelenk- und Rückenschmerzen, Halsschmerzen, Hautausschlag und Ekzeme, Nagelbettentzündungen, Rheuma, Sonnenbrand. Schmerzen meist brennend, stechend oder beißend wie heiße Nadelstiche. Empfindlichkeit auf Berührung. Aufgedunsenheit, Schwellung im Gesicht, besonders um die Augen. Oft plötzlicher Beginn der Beschwerden. Brennendes Jucken und der stechende Schmerz verlangen nach Abkühlung. Verminderte Urinproduktion.

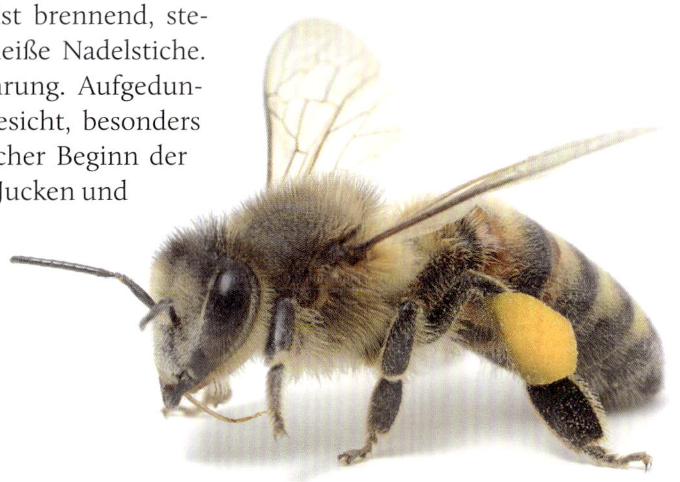

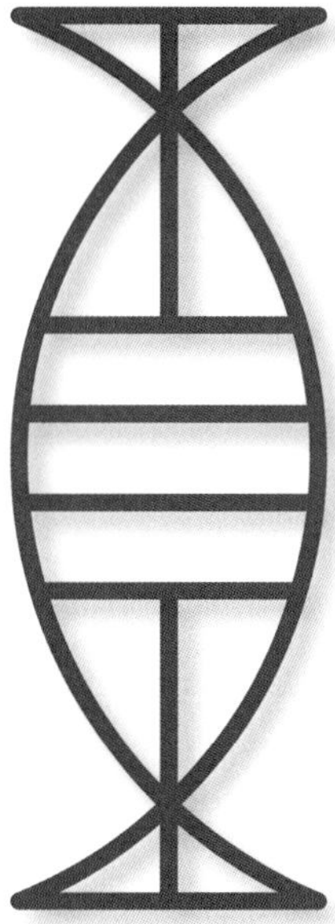

Apocynum cannabinum

Hanfwurzel

Das Seelenwesen

Hast du das Gefühl, dass vieles nicht gut gelaufen ist in deinem Leben? Dass du nun vieles besser machen würdest? Die Zeit bleibt aber nicht stehen, und alles, was du warst und bist, wirkt noch immer in dir. Prüfe jetzt auf Herz und Nieren, was du benötigst, um ein leichtes, erfülltes Leben zu führen. Den Rest und den alten Ballast lass los, auch die Gefühle, die in Form von Wasser in deinem Körper festgehalten werden. Es lohnt sich nicht, all das noch zigmal zu reflektieren, dies führt dich nicht weiter. Lebe nur das, was deinem Herzenswunsch entspricht. Weine, wenn es guttut, öffne die Schleusen deines Körpers, und lass alles Unnötige abfließen. Dann atme tief, und lächle dem Leben entgegen! Das Leben meint es gut mit dir – lege deine Aufmerksamkeit darauf!

Ich prüfe mich selbst auf Herz und Nieren und lasse los.

Substanz

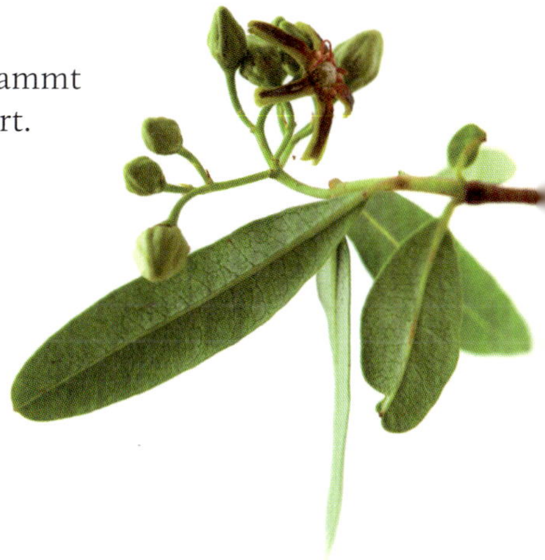

Apocynum cannabinum ist eine Pflanze und stammt aus Nordamerika. Sie wird auch in Europa kultiviert. Das in Apocynum enthaltene Glykosid Cymarin gehört zu den Stoffen der herzwirksamen Digitalisreihe. Die Pflanze hat sehr dünne Wurzeln, die bei Verletzung einen weißen, giftigen Milchsaft absondern. Verwendet wird zur Herstellung der homöopathischen Arznei der frische Wurzelstock. Die Droge wurde ursprünglich in Form von Abkochungen als Emetikum und Diuretikum verordnet.

Charakter

Apocynum ist sehr gut geeignet als Diuretikum, also wenn die Wasserausscheidung angeregt werden soll. Die Patienten zeigen sich niedergeschlagen und verwirrt, müssen ständig seufzen, wollen nicht reden und in Ruhe gelassen werden. Nach dem Schlafen ist das Gesicht verschwollen. Es kommt im Liegen oder über Nacht zu gelber, zäher Schleimbildung mit bitterem Geschmack in Nase, Hals und Rachenraum. Man hat großen Durst, bekommt beim Trinken von Wasser starke Schmerzen und muss dieses erbrechen. Die Verdauung ist zäh, die ausgeschiedene Urinmenge sehr gering und von heller Farbe. Es wird wenig geschwitzt, auch wenn die Haut sich heiß anfühlt. Hände und Füße weisen Ödeme auf, die Knie schmerzen.

Einsatzgebiete

Indianerhanf wirkt auf Herz und Nieren. Herzbeschwerden, Herzschwäche infolge langjähriger Klappenfehler und damit einhergehenden Blutdruckentgleisungen. Ödeme, Wassereinlagerungen, zur Entwässerung bei Nieren- oder Herzkrankheiten. Gute harntreibende Wirkung bei großen Wassereinlagerungen im Körper wie Ödemen und Aszites, die durch eine Herzschwäche entstehen, Herzinsuffizienz mit Aszites, Herzklappenfehler, Myokarditis, Herzerweiterung und Herzklopfen.

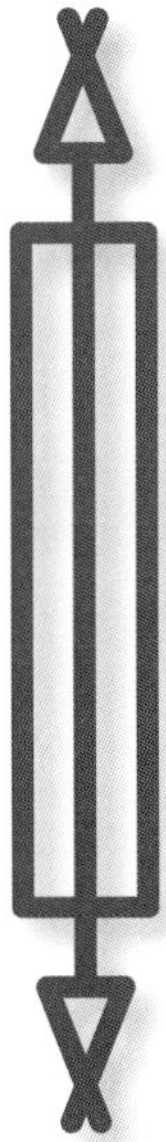

Argentum nitricum

Silbernitrat

Das Seelenwesen

Findest du dein Leben eng und erdrückend? Zu viele Vorschriften, Regeln und Normen, zu viele Pflichtprogramme. Deine Seele möchte frei werden von diesem engen Korsett gesellschaftlicher Zwänge. Es wird Zeit, dass du dich erinnerst, dass du ein kosmisches Wesen bist mit Anbindung an das unendliche Universum. Grenzen machen dir Angst, aber du kannst sie überwinden, indem du dir klarmachst, dass du deine Geburt geschafft hast. Auch wenn es eng und schwierig war, du hast es geschafft, dort durchzukommen. Du lebst, und nun mach das Allerbeste daraus. Reiße die Grenzen der Gewohnheiten und Erinnerungen nieder. Wovor könntest du Angst haben? Vor deiner eigenen Größe? Nimm sie jetzt in Anspruch, und dehne dich aus!

Meine Seele weitet sich ins Unendliche.

Substanz

Silbernitrat ist ein farbloses Salz, das beim Aufeinandertreffen von Silber und Salpetersäure entsteht. Natürliche Vorkommen findet man im Mineral Akanthit, in welchem es sehr lichtempfindliche Kristalle bildet. Als »Höllenstein« wurde es früher zur Behandlung von Warzen und Desinfektion von Wunden benutzt. Sein Gebrauch auf medizinischem Gebiet ist in den letzten Jahren stark zurückgegangen, wird aber aufgrund zunehmender Antibiotika-Resistenzen neu diskutiert.

Charakter

Typische Silbernitrat-Patienten sind offene, direkte Menschen, die Gesellschaft lieben und eine große Vitalität und Emotionalität zeigen, dabei jedoch oft innerlich von Angst getrieben sind. Sie stehen unter großem Druck und besitzen im Grunde wenig Selbstvertrauen. Dies führt auf Dauer zu Schwäche bis hin zu Lähmungen oder Herz- und Magenbeschwerden mit auffällig lautem Aufstoßen, weil der Druck rausmöchte. Sie haben häufig Gedanken, die für ihre Mitmenschen verrückt wirken. So nehmen sie beispielsweise lieber einen Umweg in Kauf, als über eine Brücke zu gehen, weil sie glauben, diese stürze gleich ein. Ihr Gesicht wirkt meist älter beziehungsweise faltiger, als es ihrem tatsächlichen Alter entspricht.

Einsatzgebiete

Prüfungsangst, Ängste allgemein, nervöse Verdauungsbeschwerden, zum Beispiel Durchfälle oder Magenschmerzen bei »Lampenfieber«. Angst vor engen Räumen, großen Plätzen, Menschenmengen, Höhenangst. Erschöpfung, Schwäche, ausgelöst durch Prüfungsangst, Termindruck oder Versagensängste. Magenübersäuerung, Aufstoßen durch Nervosität und Aufregung. Schlafstörungen durch Unruhe und Aufregung vor einem bevorstehenden Ereignis (Vorstellungsgespräch). Starkes Verlangen nach Süßigkeiten, die aber nicht vertragen werden. Splittergefühl im Hals.

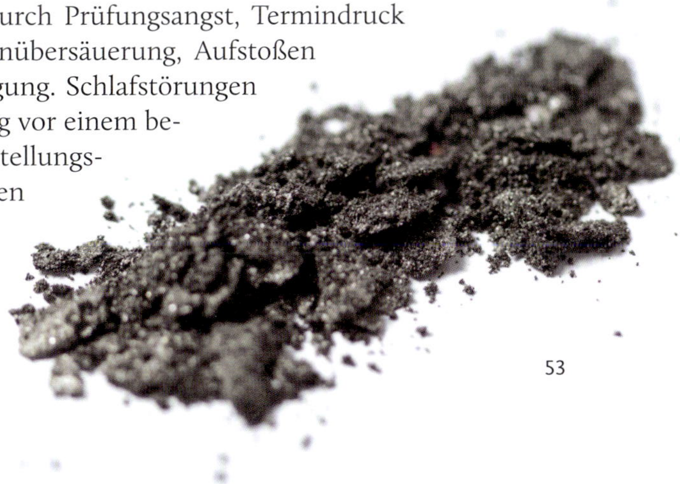

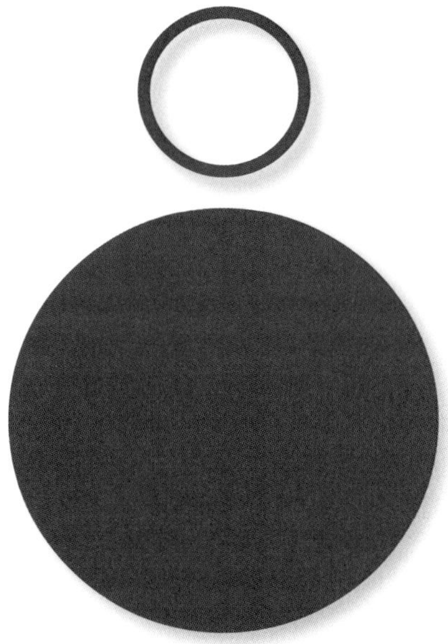

Aristolochia clematitis

Osterluzei

Das Seelenwesen

Was ist für dich eine »richtige« Frau? Muss sie Kinder gebären, eine treusorgende Mutter sein oder alles schaffen, was andere von ihr abverlangen? Im Versuch, eine perfekte Frau zu sein, hast du vergessen, dass du schon alle Qualitäten in dir hast, die du brauchst, um deine Weiblichkeit auf eine schöne Art und Weise leben zu können. Entspanne dich. Erlaube dir, dich mit dir selbst wohlzufühlen und deine weiblichen Sinne für dich selbst zu nutzen. Suche dir einen geborgenen Ort, warmes Wasser, Duft, Öle, Blumen, Schönheit. Genieße dich selbst als wunderbare Frau. Nichts fehlt. Du bist perfekt, so wie du bist.Wenn du ein Mann bist, dann würdige die inneren Qualitäten von Fürsorge in dir. Gönne dir etwas, womit du dich wirklich wohlfühlst. Sei du selbst!

Ich schließe Frieden mit meiner Weiblichkeit.

Substanz

Die Krautpflanze Aristolochia clematitis gedeiht in Süddeutschland und im Süden Europas. Sie bevorzugt Weinberge und Böschungen. Von Mai bis Juni wird das blühende Kraut mit den tütenförmigen Blüten geerntet und zur homöopathischen Urtinktur aufbereitet. Die Pflanze enthält reichlich Vitamin C, Clematitin und Aristolochiasäure. Osterluzei gehört zu den alten Heilpflanzen, die als Mittel gegen Schlangenbisse beschrieben ist.

Charakter

»Aristolochia« bedeutet in alter Übersetzung »gut zum Gebären« und wird daher in der Homöopathie überwiegend als Frauenmittel eingesetzt, zum Beispiel bei Geburten und postnatalen Beschwerden. Das Mittel gilt als wehenfördernd und sollte deshalb nur unter fachkundiger Anleitung eingesetzt werden. Aristolochia hilft generell zur Linderung von Regel- und Wechseljahresbeschwerden und bei Erkrankungen der Harnblase. Patienten mit Bedarf an Aristolochia leiden häufig unter depressiven Verstimmungen und allgemeiner Kraft- beziehungsweise Antriebslosigkeit. Wenn bei diesen Erscheinungsbildern auch noch Hautausschläge wie Herpes oder Akne am Kopf oder im Intimbereich auftreten, wird Osterluzei ein gutes Werk tun.

Einsatzgebiete

Kopfschmerzen, Migräne, Menstruationsbeschwerden, Wechseljahresbeschwerden, verfrühte Menopause. Depressive Verstimmungen, Hautausschlag, Ekzeme, Jucken und Pustelbildung auf der Kopfhaut oder im Scheidenbereich. Regelblutung mit wenig Blut, schwarz und klumpig. Für Mädchen in der Pubertät mit heftigen Bauchkrämpfen. Wehenfördernd, während der Geburt zur Beschleunigung und Erleichterung (unter ärztlicher Aufsicht!). Während der Schwangerschaft sollte auf den Einsatz von Aristolochia verzichtet werden.

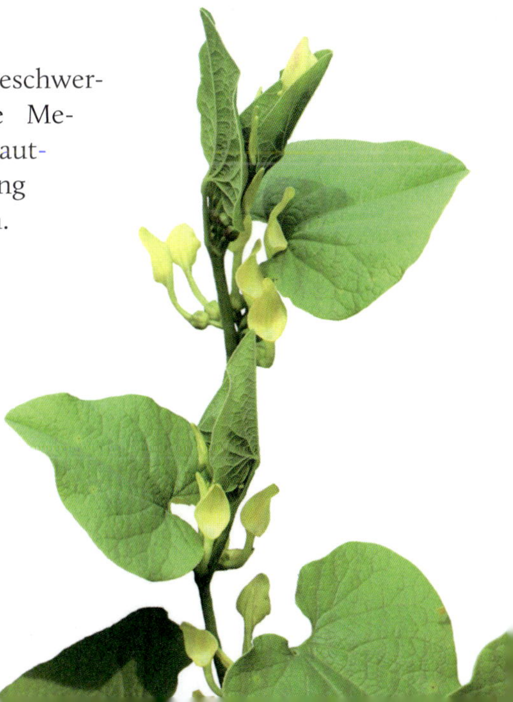

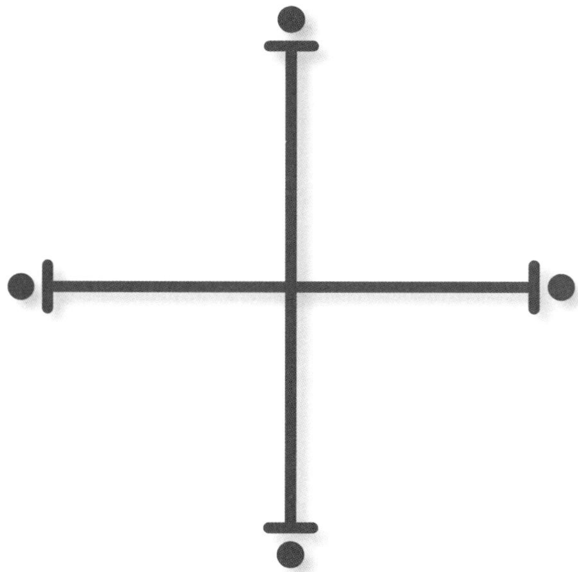

Arnica montana

Arnika

Das Seelenwesen

Deine Verletzungen und die innere Zerrissenheit deines Lebens möchten jetzt geheilt werden. Du bist nicht allein auf dieser Welt. Erlaube es anderen Menschen und allen, die dich lieben, dir näherzukommen. Du musst keine Angst haben, dass deine Grenzen wieder verletzt werden. Wenn du dich selbst würdigst als weichherziges liebevolles Wesen, das du tief in deinem Inneren bist, dann bist du so flexibel, dass deine Grenzen nicht mehr starr sind. Dann kannst du durch die Schläge des Lebens auch nicht mehr verletzt werden, so wie ein Baum, der sich im Sturm flexibel biegt. Tu es ihm gleich. Der Baum steht allein und ist doch mit dem ganzen Wald innig verbunden. In der Gemeinschaft kannst du deine Kraft am besten leben. Gemeinsam sind wir so stark wie der Wald.

Ich finde meine Kraft und wahre sie.

Substanz

Arnica montana, die echte Arnika, gehört zu den Korbblütlern. Als Gebirgspflanze ist sie in den Alpen und den Pyrenäen sowie auf dem Balkan beheimatet. In Deutschland gilt ihr Bestand als gefährdet, hier steht sie auf der Roten Liste. Sie erreicht eine Wuchshöhe bis zu 60 Zentimeter und trägt auf ihrem Stängel eine leuchtend gelbe Blüte. Trotz ihrer Bekanntheit hat Arnika eine relativ kurze Geschichte als Heilpflanze. Erst im 18. Jahrhundert fand sie als »Bergwohlverleih« zur Bedeutung in der Heilkunst.

Charakter

Die Homöopathie nutzt Arnika gegen Traumata und Verletzungen aller Art. Dabei kommt sie gegen physische und psychische Zerschlagenheit gleichermaßen zum Einsatz. Sie gilt als DAS Schmerz- und Verletzungsmittel schlechthin. Auffällig ist, dass der den Gewalteinwirkungen ausgesetzte Mensch eigentlich ein empfindliches Wesen ist, er aber in Ruhe gelassen werden will. Kategorisch lehnt er Hilfe ab. Er fühlt sich körperlich oder geistig überanstrengt, »wie zerschlagen« und ist stark berührungsempfindlich auch im übertragenen Sinne. Er mag oder kann emotional nicht berührt werden, weil es seine Grenzen, die bereits verletzt wurden, abermals verletzen würde.

Einsatzgebiete

Arnika ist das erste Mittel bei Verletzungen durch Unfall, Stoß, Schlag, Prellungen, Operationen, Hämatomen. Auch bei allen Schockzuständen nach Verletzungen oder gewalttätigen Übergriffen. Muskelkater nach zu langer körperlicher Anstrengung oder Überanstrengung. Muskeln fühlen sich wie zerschlagen an und sind berührungsempfindlich. Schwindel nach Kopfverletzungen wie Schädelprellung oder Gehirnerschütterung. Zahnschmerzen, zum Beispiel nach dem Bohren oder einer Zahnextraktion. Postoperative Beschwerden.

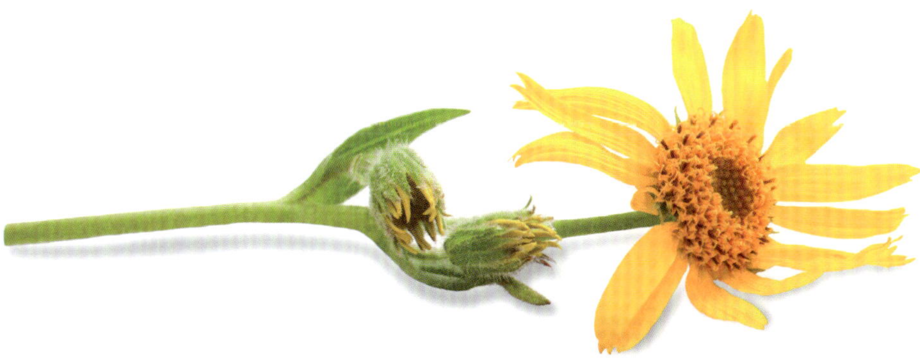

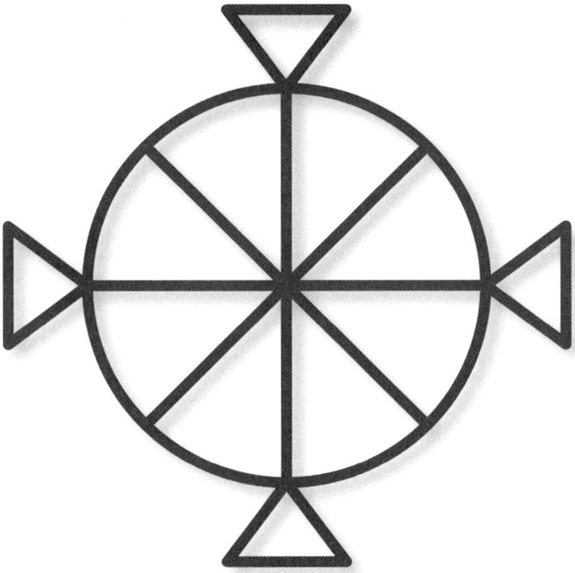

Arsenicum album

Arsenoxid

Das Seelenwesen

Die Welt ist hart und grau und öde ... So erscheint sie dir durch die Schleier deiner Härte zu dir selbst hindurch. Was nützt dir diese ganze Kontrolle in deinem Leben? Sie macht dich nur eng. Durch deine innere Askese wird sie aber nicht besser werden. Das, was du spürst an Angst und Furcht, ist der Versuch deines inneren Wesens, dir zum Durchbruch zu verhelfen. Das, was dich schüttelt, möchte dich noch mehr erschüttern, bis die Mauer bröckelt und der erste Sonnenstrahl zu dir durchdringt und deine Nase kitzelt. So sehr, dich erinnernd an die Gnade, die du in dir trägst als das große Geschenk. Die Milde für dich selbst wird erweckt, sodass du plötzlich lachen musst und all die Trauer von dir abfällt! Gewinne an Vertrauen zu den Menschen, und du fühlst dich beschützt.

Ich entspanne mich in die Liebe hinein.

Substanz

Arsenicum album, weißes Arsenik, wird aus dem Mineral Arsenopyrit gewonnen. Die beim Rösten frei werdenden Arsenanteile bilden mit Sauerstoff ein Gas, das sich zu weißem, geruchlosem, giftigem Pulver verdichtet. Dieses galt bereits in der Antike als zuverlässiges Mordmittel und konnte bis ins 19. Jahrhundert nicht nachgewiesen werden. Wohl berühmtestes Opfer einer mutmaßlichen Arsenikvergiftung ist Napoleon. Noch heute existiert in Frankreich der Begriff »Erbschaftspulver«.

Charakter

Arsenicum-Patienten sind sehr ordentliche, pünktliche Menschen mit Hang zum Perfektionismus. Alles muss penibel sauber sein. Sie besitzen eine hohe Intelligenz und zeigen diese gern, indem sie andere zurechtweisen oder es immer besser wissen. Ihre Haut ist blass, die Gestalt schlank, das Auftreten modebewusst. Ein Arsenicum-Patient wirkt ständig getrieben und ruhelos, was nachts besonders schlimm ist. Er hat tief sitzende Ängste und viel Mutlosigkeit, vor allem vor Krankheit und Tod, Einsamkeit und Armut. Er fühlt sich oft erschöpft und zittrig bis hin zu einem Gefühl der Hinfälligkeit. Bei ständigem großem Durst nimmt er stets nur kleine Mengen in kleinen Schlucken zu sich.

Einsatzgebiete

Entkräftung, auch im Sterbeprozess wertvoll. Akute Lebensmittelvergiftung mit Erbrechen, Durchfall, vor allem nach Fisch und Fleisch. Magen-Darm-Probleme. Plötzliche Schwäche. Wie Feuer brennende Schmerzen, auch bei Verbrennungen. Hautausschläge mit trockener Haut und starkem Abblättern, die brennen und jucken. Brennender, wund machender Fließschnupfen bei verstopfter Nase. Lippenherpes; heftig brennende Bläschen, die immer wiederkehren. Große Erschöpfung bei geringen Anstrengungen. Ruhelosigkeit und große Angst bis zu Panikattacken.

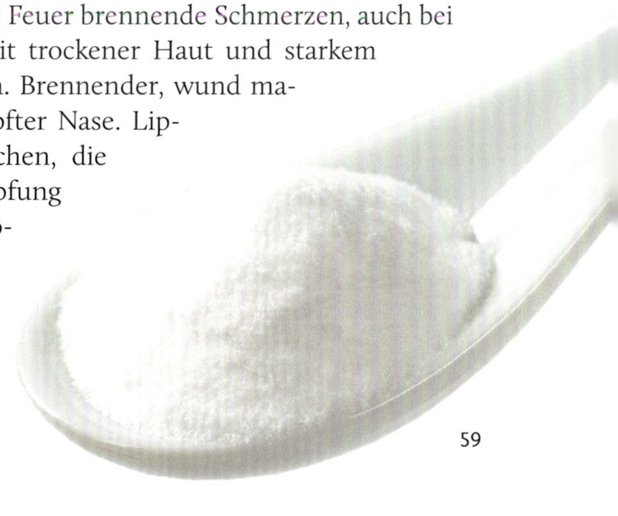

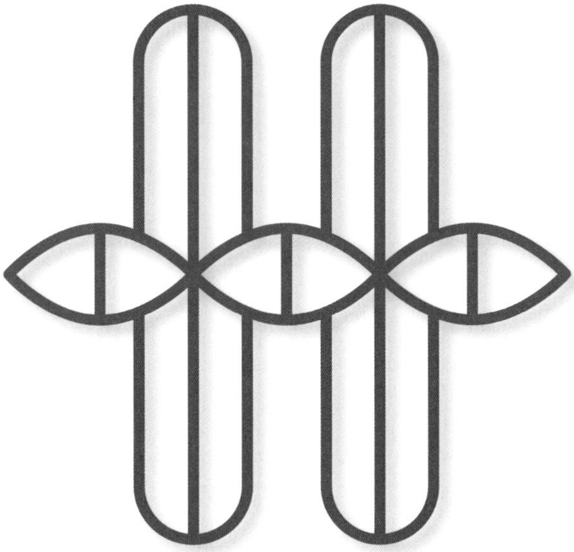

Artemisia vulgaris

Beifuß

Das Seelenwesen

Lange bist du gewandelt auf deinem Weg durch zahllose Leben. Immer wieder bist du an Grenzen gestoßen. Immer wieder musstest du dich entscheiden, sie zu überwinden oder davor stehen zu bleiben. Immer wieder war Anpassung an die Lebensumstände gefordert, so auch jetzt. Doch jetzt geht es um die Anpassung an einen neuen Bewusstseinszustand. Um eine grundlegende Neuausrichtung hin zu einem fließendem Gleichgewicht. Öffnung und Befreiung von allen Hindernissen sind jetzt wahrlich angesagt. Du hast nun alle Hilfen um dich versammelt. Sie helfen dir, dich von allen Fesseln zu befreien. Es geht ganz leicht, verzichte auf jegliche Anstrengung. Das ist das Neue an dieser schönen Zeit! Denke öfter »Es geschieht jetzt genau das, was am dienlichsten ist«.

Ich fließe mit dem Leben mit.

Substanz

Artemisia vulgaris ist eine bis zu 150 Zentimeter hohe Staude, die in Europa, Nordasien und Amerika beheimatet ist. Der auf nährstoffreichem Sand-, Kies- und Lehmboden wachsende Korbblütler ist oft an Jaucheplätzen zu finden. Für die homöopathische Anwendung wird die Tinktur der frischen Wurzel verwendet. Der Beifuß war bereits den alten Griechen und Römern bekannt und wurde vor allem als Frauenmittel, gegen Epilepsie und Krämpfe eingesetzt.

Charakter

Generell besteht bei Artemisia-Patienten eine Neigung zu Krämpfen, Epilepsie oder Starrezuständen, in denen sich die Betroffenen trotz vollen Bewusstseins nicht bewegen können. Oftmals finden sich unwillkürliche Zuckungen (Chorea), beispielsweise des Kopfes oder des Gesichtes. Patienten, die Artemisia benötigen, sind häufig Säuglinge, zahnende Kinder, Mädchen in der Pubertät und Frauen während der Periode. Häufig begleiten die Betroffenen zusätzlich zu den Krampfsymptomen reichliche und übelriechende Schweißausbrüche. Dazu kommen Zähneknirschen und Schwierigkeiten, Speisen zu schlucken. Die Krämpfe entstehen meist auf neurologischer Ebene.

Einsatzgebiete

Krampfartige Zustände bis hin zu Epilepsie und Starre. Durch verschiedene Situationen kann ein Anfall ausgelöst werden: durch Aufregung, Schreck, Kummer, Menstruation, Schläge auf den Kopf oder Zahnungsphasen. Angriffspunkt ist vor allem das Nervensystem, aufgrund dessen Krämpfe in Bauch, Gebärmutter und Blase auftreten. Galle- und Leberbeschwerden, Kopfweh, Übelkeit, Wechseljahresbeschwerden, Nervenkrankheiten, innere Unruhezustände. Kurze Bewusstlosigkeiten bei Epilepsie (Petit-Mal). Schweißsekretion mit übelriechendem Geruch während der Krampfzustände.

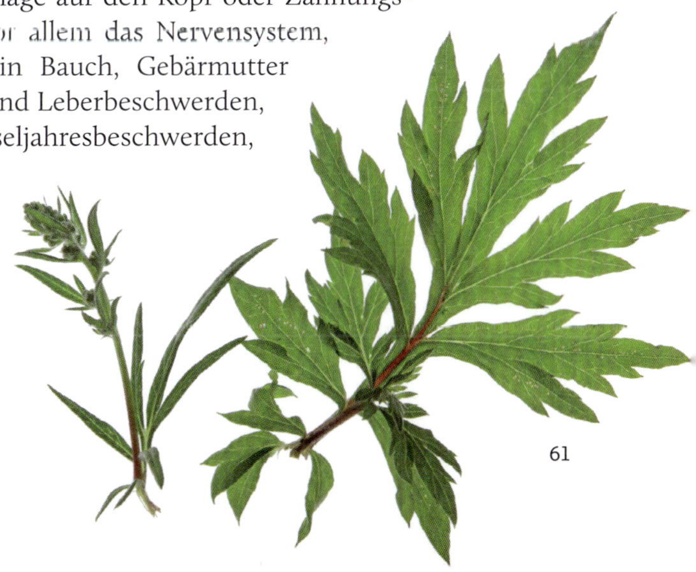

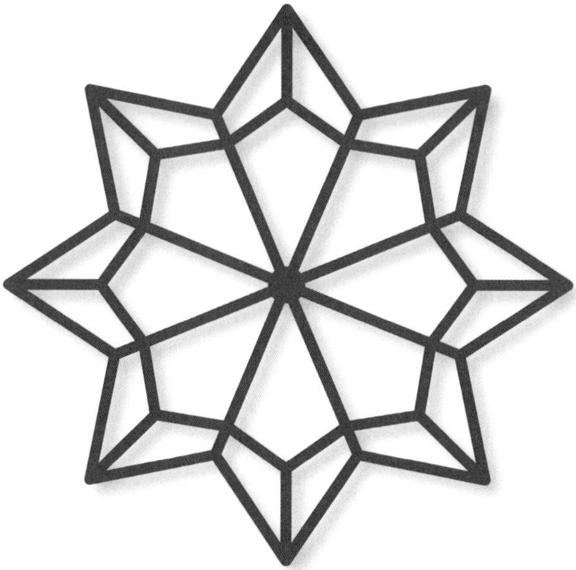

Aurum metallicum

Blattgold

Das Seelenwesen

Den Schatz des Goldes haben die Menschen seit jeher gesucht. Es fasziniert und zieht an, und die Menschen versprechen sich Glück davon. Gold steht auch für das Prinzip der Sonne, der Wärme, des Vaters, des Gottes, des Reichtums, aber auch für das Herz. Letzteres hast du vergessen. Wenn du dein Herz wieder wertschätzen lernst, erinnerst du dich daran, dass nichts heller leuchten kann als dein eigenes Herz, nicht einmal pures Gold. Befeuere jetzt deinen Lebensgeist neu, kräftige dein Herz durch deinen Geist, und verleihe dir selbst Größe und Stärke. Warte nicht auf andere, du kannst es selbst! Du wirst eine wunderbare neue Erfahrung machen: Scheinbar unlösbare Situationen lösen sich wie von selbst. Reinige deine Aura und fülle sie mit goldenem Licht.

Ich bin es mir wert.

Substanz

Gold, der »König der Metalle«, heißt auf Lateinisch Aurum metallicum (aurum = Gold), was »Metall des Lichts« bedeutet. Gold lässt sich zum allerdünnsten Blattgold fast bis zur Durchsichtigkeit verarbeiten; Sonnenlicht schimmert dann bläulich durch. Aus einem Gramm Gold soll es möglich sein, einen Faden von 35 km Länge herzustellen. Für Paracelsus verkörperte das Gold das vollkommenste Metall. Deswegen versuchten sich auch immer wieder Alchimisten in der Goldmacherei.

Charakter

Die typische Aurum-Situation ist der schwere finanzielle Verlust nach langer Phase des Erfolges. Geld bedeutet für den Aurum-Patienten »Wert«, und Liebesverlust empfindet er als desaströs. So sehr, dass er meint, sich nie mehr von diesen Ereignissen erholen zu können. Wird die Krone weggenommen, stürzt der König in die Tiefe, und er sieht keinen Sinn mehr im Leben. Er verliert vollständig die Achtung vor sich selbst, versinkt in tiefe Verzweiflung und hegt Selbstmordgedanken. Ausgangspunkt sind die hohen Erwartungen, die der Mensch an sich gestellt hatte. Entsprechend groß ist die Enttäuschung, wenn dies alles zusammenbricht. Der Tod fühlt sich dann wie eine Erlösung an.

Einsatzgebiete

Schwere Depressionen mit Suizidneigung (nicht ohne Arzt!). Reizbarkeit, Impulsivität. Hoffnungslosigkeit nach finanziellem oder persönlichem Verlust, infolge vielerlei Schmerzzustände an allen möglichen Körperstellen. Herzbeschwerden aufgrund von Überarbeitung oder Frustration. Angina pectoris, tiefe Knochenschmerzen. Alkoholmissbrauch aufgrund von Überlastung. Workaholic mit folgendem Burn-out, neuralgische Schmerzen, Schlaflosigkeit aufgrund schwerer Sorgen.

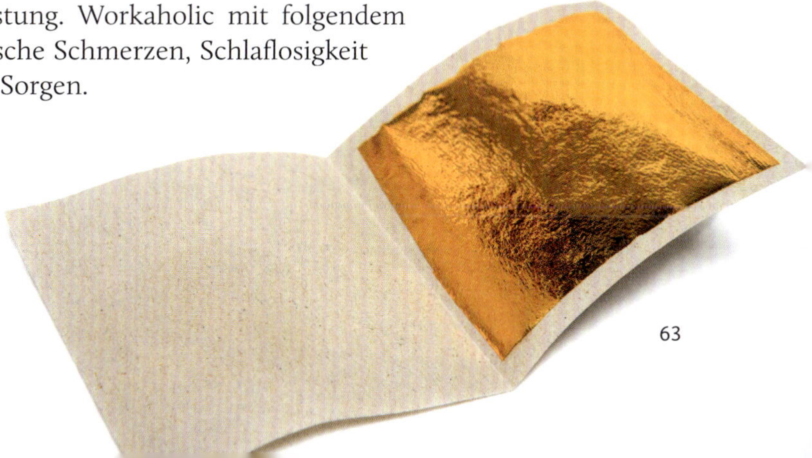

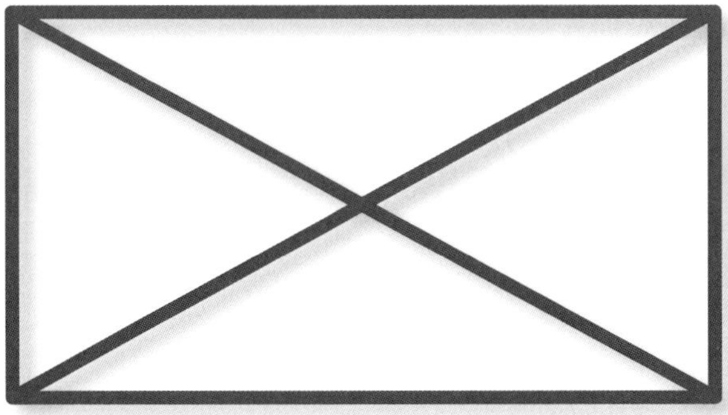

Barium carbonicum

Bariumcarbonat

Das Seelenwesen

Fühlst du dich klein, unbeachtet oder gar ungeliebt, wertlos oder unsicher wie ein Kind? Nein, du bist nicht allein auf dieser Welt. Das große Netzwerk deiner kosmischen göttlichen Familie vergisst dich nie. Du hast immer Anbindung dorthin. So konzentriere dich nicht länger nur auf die Menschen um dich herum. Die sind so schwach wie du und genauso aufgefordert, die Verbindung zum Ganzen zu aktivieren wie du. Nimm deinen Platz in der Gemeinschaft wieder ein, atme tief durch und ziehe die lichtvolle Kraft des Universums in all deine Zellen hinein. Du bist stark, denn schließlich bist du hier. Ohne deine Seelenkraft hättest du das gar nicht geschafft. Diese Kraft ist noch immer in dir und bei dir. Spüre sie wieder! So kannst du alle deine Kindheitsverletzungen heilen und wieder ganz sein.

In meiner Seelenfamilie
bin ich immer in Sicherheit.

Substanz

Bariumcarbonat ist ein Salz des Bariums, das seine natürlichen Vorkommen in Whiterit hat und häufig in Verbindung mit Baryt zu finden ist. Beide Minerale zeigen bei Einwirkung von UV-Licht beziehungsweise Elektronen- oder Röntgenstrahlen phosphorisierende und fluoreszierende Wirkung. Beinamen wie »lapis solaris« weisen auf die Leuchtkraft hin, die sie beim Erhitzen entwickeln. Barium wurde bis Anfang des 20. Jahrhunderts zur Behandlung von Tuberkulose und Drüsenschwellungen verordnet.

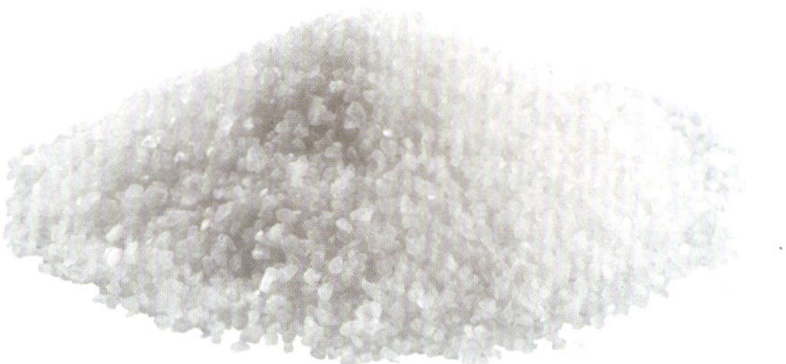

Charakter

Die Wirkung von Barium carbonicum konzentriert sich auf Kinder und ältere Menschen. Es ist vor allem am Anfang und am Ende des Lebens angezeigt, wenn die seelischen, geistigen oder körperlichen Zustände auffällig verlangsamt sind. Es kommt sowohl bei kindlichen Entwicklungsverzögerungen als auch bei (frühzeitigen) Alterserscheinungen zur Anwendung. Beispiele sind spätes Laufen und Sprechen, Down-Syndrom, unterentwickelte Genitalien oder Demenzerkrankungen mit kindischem Verhalten. Typische Bariumcarbonat-Patienten sind klein und zwergenhaft. Sie fühlen sich unsicher, wertlos, scheu und introvertiert. Kinder verstecken sich hinter der Mutter.

Einsatzgebiete

Ständig wiederkehrende Erkältungen mit Husten, Angina, Halsschmerzen, geschwollenen Mandeln. Die Beschwerden nehmen bereits bei geringster Kälte und im Winter zu. Viele Ängste, Ängstlichkeit und Phobien. Zeitweilige Impotenz. Minderwertigkeitskomplexe bei sozialen Kontakten. Ständiges Bedürfnis nach Bestätigung. Nägelkauen durch Unsicherheit, Schweißfüße. Eingeschränktes Kurzzeitgedächtnis, Demenzerkrankungen, Verlangsamung geistiger Fähigkeiten und Funktionen, Wahnvorstellungen und Depressionen.

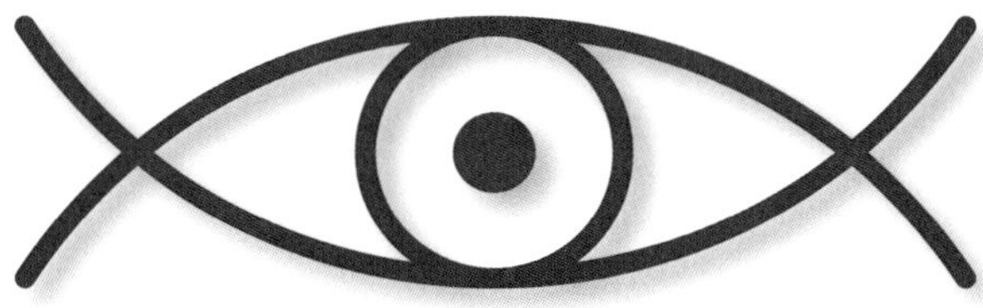

Belladonna

Tollkirsche

Das Seelenwesen

Intensive Kräfte pulsieren in dir. Kannst du sie spüren? Das Kitzeln, die Verlockung, die Reize, die Magie, den Feuertanz, den das Leben zu bieten hat. Oder sind sie hinter einer Mauer aus Geboten, Gewohnheiten und Routine verschwunden? Vulkanische feurige Erdenkräfte brodeln in dir, es ist deine ursprüngliche Kraft! Erlaube dir jetzt Visionen, die du noch nie zu denken wagtest, finde das heilige Feuer in dir! Lange Zeit warst du wie betäubt – jetzt erwache! Habe Vertrauen: Alle ausbrechenden Emotionen sind notwendig, um Leid zu transformieren. Du kannst sie in warmherzige Energie umwandeln, und es wird immer wieder Ruhe einkehren. Alles ist Rhythmus. Spüre das Schwingen und Pulsieren des Lebens in dir. Finde die Kraft, die am intensivsten in dir brennt, und lebe sie.

Ich lebe meine intensive
und leidenschaftliche Kraft.

Substanz

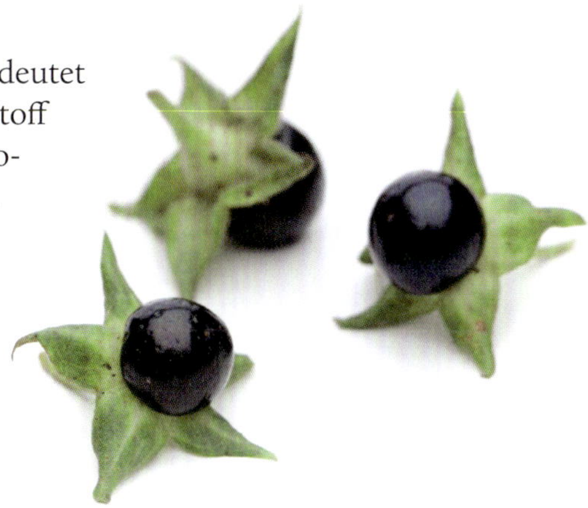

Belladonna, die schwarze Tollkirsche, bedeutet »schöne Frau«. Durch einen bestimmten Stoff der Kirsche werden die Pupillen erweitert. Große Augen gelten bis heute als Schönheitsideal, so wurde die schwarze Tollkirsche zum beliebten Mittel von Damen der High Society, wenn es darum ging, sich für einen besonderen Anlass schön zu machen. Verbreitet ist die giftige Pflanze von Skandinavien bis zum Balkan, im persischen Raum und im Süden an der afrikanischen Mittelmeerküste.

Charakter

Belladonna-Menschen fühlen sich grundsätzlich bedroht. Sie zeigen stets ein Fluchtverhalten und wirken sehr unruhig. Sie haben ausgeprägte Angst vor dem Tod und auffällig vor schwarzen Hunden, aber auch vor anderen Tieren. Sie haben Wahnvorstellungen und sehen Geister und Gestalten in der Nacht. Alle Symptome sind plötzlich da und meist stark und pulsierend. Zu ihnen passen die Attribute »wahnsinnig«, »höllisch«, »verrückt«, zum Beispiel bei Schmerzen. Zeitweise kommt es zu Wahnideen über den Tod. Die empfundene Angst wird mit Wutausbrüchen kompensiert. Große Pupillen machen lichtempfindlich. Der Patient ist berührungs- und druckempfindlich. Jede Bewegung und Erschütterung verschlimmert seinen Zustand.

Einsatzgebiete

Anfangsstadium plötzlich auftretender Erkrankungen mit heftigen Symptomen: grippale Infekte mit hohem Fieber, Sonnenbrand, Verbrennungen, heißer Schweiß, Schüttelfrost, Schwitzen und hämmernder Kopfschmerz. Mund und Rachen entzündlich gerötet, Mandeln stark geschwollen, schmerzhafte Schluckbeschwerden. Abszess, im Frühstadium knallrot. Gelenkentzündung, geschwollen und rot, Schmerz pochend. Bindehautentzündung, ausgeprägte Lichtempfindlichkeit. Blasenentzündungen, Hauptmittel bei Mittelohrentzündungen.

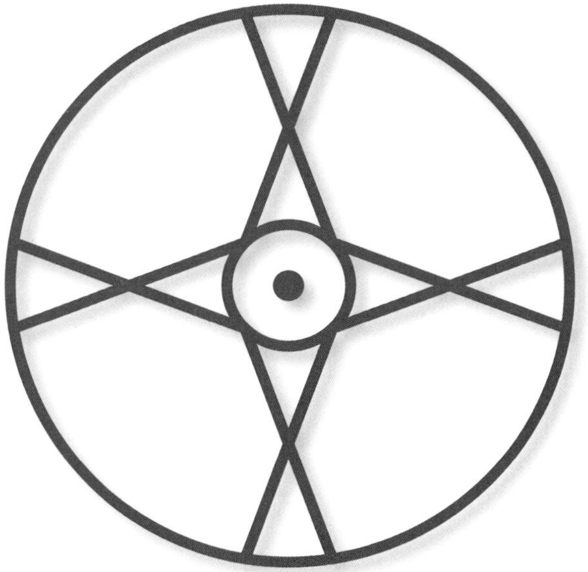

Bellis perennis

Gänseblümchen

Das Seelenwesen

Du bist ein Wesen der Liebe voller innerer Schönheit und Güte. Du meinst es gut mit den Menschen bis hin zur Aufopferung. Wisse aber, dass jeder seinen eigenen Seelenweg vor sich hat und dass du ihm seine Erfahrungen lassen musst. Du kannst nicht überall eingreifen und das Leid dieser Welt erlösen. Du darfst den Menschen auch vertrauen, dass sie es selbst schaffen. Lebe deine Milde und dein Mitgefühl. Aber halte genügend Abstand zu jenen, die über deine Grenzen gehen wollen. Erkenne sie, und finde die Qualität der Abgrenzung in dir. Es ist wichtig, dass du ganz bleibst an Körper, Geist und Seele. Konzentriere dich auf die Liebe zu dir selbst, und finde zu deiner eigenen Identität zurück. Aus deiner Ganzheit heraus bist du unverletzlich und stark.

Ich überwinde alle Verletzungen
und weiß um meine Identität.

Substanz

Das bekannte Gänseblümchen ist in ganz Europa und Asien verbreitet. Der Korbblütler wächst auf Wiesen und Weiden. Die Blüten sind essbar und können als gesunde Salatzutat verwendet werden. Um die kleine Pflanze ranken sich einige Sagen und Mythen. Man sagt, das erste Gänseblümchen, das man im Frühling entdeckt, soll verzehrt werden, um das ganze Jahr über vor Krankheiten und Zahnbeschwerden geschützt zu sein.

Charakter

Das »weibliche Arnika«. Der Gänseblümchen-Patient spielt tapfer die Rolle des allseits Verträglichen und lässt sich viel gefallen, was über seine Grenzen geht. Steht immer wieder auf wie das Gänseblümchen, nachdem man achtlos darübergetrampelt ist. Innerlich ist er aber tief verletzt oder gar traumatisiert von früheren Übergriffen. Charakteristisch ist das Gefühl von Zerschlagenheit, Zerquetschung und Wundsein, »wie von einem Lastwagen überrollt«. Der Patient fühlt sich körperlich ausgelaugt, jede Bewegung ist anstrengend und schmerzt. Muskeln und Nerven klopfen schmerzhaft. Er fühlt sich am ganzen Körper erschöpft und zerschlagen. Er bekommt schnell blaue Flecken, seine Wunden heilen langsam und bluten nach.

Einsatzgebiete

Bellis perennis gilt als eines der wichtigsten Wundheilmittel. Quetschungen, Zerrungen, Prellungen, Verletzungen von Haut und Muskulatur, Hämatome und Blutschwämme. Quetschungen von weichem Gewebe, zum Beispiel der Brust nach Mammografie. Die Haut neigt zu eitrigen Entzündungen wie Furunkel- und Karbunkelbildung. Überbeanspruchung der Muskulatur. Nach der Geburt nimmt es den Wundschmerz im Geburtskanal. Knutschfleck, aber auch männliche Gewalt mit Verletzungen im Genitalbereich und Traumatisierung.

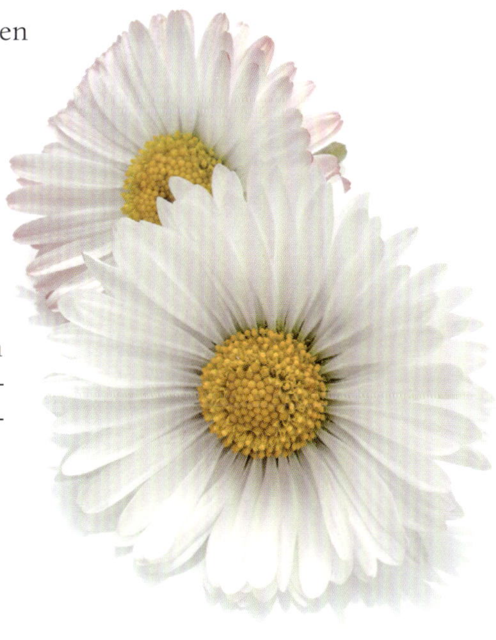

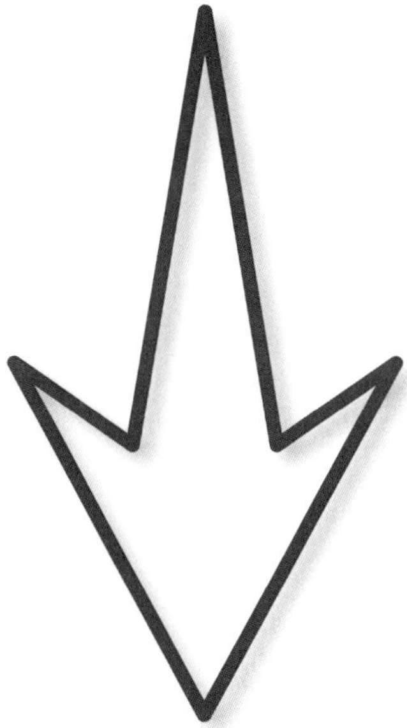

Berberis

Berberitze

Das Seelenwesen

»Ich kann es nicht lassen« – das scheint dein Wahlspruch zu sein. Beständig suchst du nach Befriedigung und Ersatzbefriedigung für dein leeres Inneres. Wie wäre es, wenn du dich einmal mit deinem innersten Kern beschäftigen würdest? Hast du schon einmal Meditation versucht? Oder herausgefunden, wie es ist, ganz für dich allein zu sein an einem schönen Ort? Finde die Tür in der dicken Mauer deiner Gefühle, und trau dich, sie zu öffnen. Du wirst überrascht sein, wie viel Licht du dort drinnen finden wirst, so strahlend hell, so schön und rein. Dein Herz kann wieder jubilieren, und du befreist dich automatisch von all dem angesammelten Ballast. Das kann etwas dauern, aber steter Tropfen höhlt den Stein! Lass nach draußen fließen, was nicht zu deiner Essenz gehört, und lebe gut.

Ich leite aus, was nach draußen will.

Substanz

Der Sauerdorn ist ein dorniger Strauch, der in Asien, im Himalaja, in den Anden und vereinzelt in Europa beheimatet ist. Er trägt rote Beeren. Das enthaltene Berberin hat antiseptische und antikanzerogene Eigenschaften. Es senkt den Cholesterinspiegel und wirkt positiv auf das zentrale Nervensystem. Die Anwendung der Berberitze in der Heilkunde ist seit dem Mittelalter beschrieben. Den Hauptbezug hat diese Heilpflanze zum Harnsystem und zur Muskulatur.

Charakter

Berberis-Patienten sind müde, erschöpft, abgeschlagen, im Gesicht sehr blass oder grau mit dunklen Augenringen. Sie reden ungern über ihre Probleme. Oft tief sitzende, stechende Rückenschmerzen zusammen mit einem Druckgefühl im Oberbauch, Neigung zu Hämorrhoiden und Analfisteln. Sie berichten über ein helmartig einengendes Gefühl am Kopf. Erhöhte Anfälligkeit zu Gallensteinen, die kolikartige Beschwerden herbeiführen. Der Harnapparat ist empfindlich und schnell entzündlich. Neigung zu Nierenkoliken durch Stein- oder Grießbildung sowie ständiger Blasenentzündung. Vor allem das Wasserlassen wird durch heftiges Brennen in der Harnröhre als unangenehm empfunden.

Einsatzgebiete

Gutes Mittel bei akuter Nierenkolik. Es treibt die Steine aus und reduziert die Tendenz für Harnsäure und Oxalatsteine. Gichtleiden (harnsaure Diathese), Steinleiden (Nieren- und Gallensteine) und rheumatische Folgen davon. Nieren- und Blasenentzündungen, Reizblase, Gallenblasenkoliken, Gelenk- und Rückenschmerzen. Gelenkentzündungen (Arthritis), Muskelrheumatismus. Leberschwäche, leichter Ikterus (Gelbsucht), entzündete Harnwege mit brennenden Schmerzen beim Urinieren und rötlichem Harnsediment.

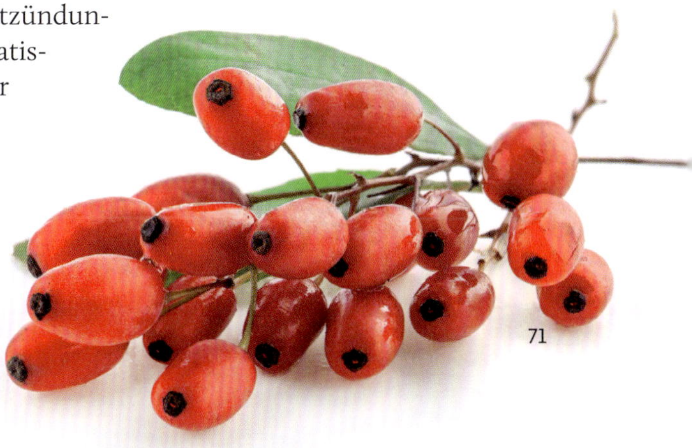

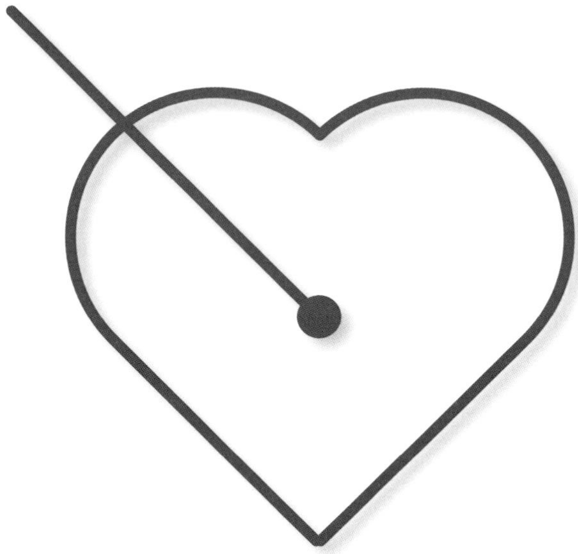

Cactus

Königin der Nacht

Das Seelenwesen

Riechst du den zarten Duft der Königin der Nacht? Er ist wie ein schöner Traum voller süßer Versprechungen. Diesen besonderen Augenblick hast du oft verpasst. Warum? Weil du immer in Eile warst auf der Suche nach etwas noch Besserem oder vermeintlich Wichtigerem. So bleibe nun einmal stehen, atme tief durch, und spüre dich zunächst einmal selbst. Wer bist du? Jetzt in diesem Augenblick, nicht in der Zukunft. Die ist jetzt unwichtig. Erkenne dich selbst als das Besondere. Niemand ist wie du. Niemand hat den Platz eingenommen, der dir gehört. Du bist etwas Besonderes und besonders wertvoll. Lass das Geschenk dieser Erkenntnis nicht achtlos liegen. Heb es auf, und bewahre es liebevoll in deinem Herzen. Durch Wertschätzung und Dankbarkeit vermehrst du die Schönheit in deinem Leben.

Ich erkenne und wertschätze diesen besonderen Augenblick.

Substanz

Die Königin der Nacht gehört in die Familie der Kakteen und wächst auf den Antillen sowie in Mittelamerika. Sie entwickelt bis zu 5 Meter lange Klettertriebe mit großen, imposanten weißen Duftblüten, die im Sommer für nur eine einzige Nacht voll erblühen. Stängel und Blüten, die zur Herstellung der homöopathischen Arznei verwendet werden, enthalten unter anderem Flavonoide, Glycoside und Harze.

Charakter

Die Patienten sind empfindsam, oft trauriger Stimmung, halten sich für unheilbar krank (hypochondrisch) und fühlen sich oft derart eingeschnürt um Herz und Brust, dass das Sprechen unmöglich ist. Der Typus ist eher faul, hat zu wenig Bewegung und wirkt gestresst. Trotz Angst möchte er in Ruhe gelassen werden. Arme und Beine sind schwer, man kann keine langen Strecken gehen, bleibt häufig stehen. An den unteren Extremitäten bilden sich Ödeme. Die Haut ist trocken, glänzend, schuppig, ohne Juckreiz. Nachts und vor Einsetzen der Menstruation ist der Herzschlag beschleunigt, auch bei kleinen Anstrengungen und längerem Stehen.

Einsatzgebiete

Wie Digitalis ein wichtiges homöopathisches Herzmittel. Angina pectoris, Herzentzündungen (Endokarditis, Myokarditis, Perikarditis), Durchblutungsstörungen. Herzneurosen, Herzangst. Ausgleichend auf die Herzfrequenz bei Herzstolpern. Herzkrämpfe mit schnürenden Schmerzen. Durchblutungsstörungen, arterielle Mangeldurchblutung der unteren Extremitäten. Man kann keine längeren Strecken schmerzfrei zurücklegen, ohne Rast zu machen, beginnt zu hinken (Schaufenster-Krankheit).

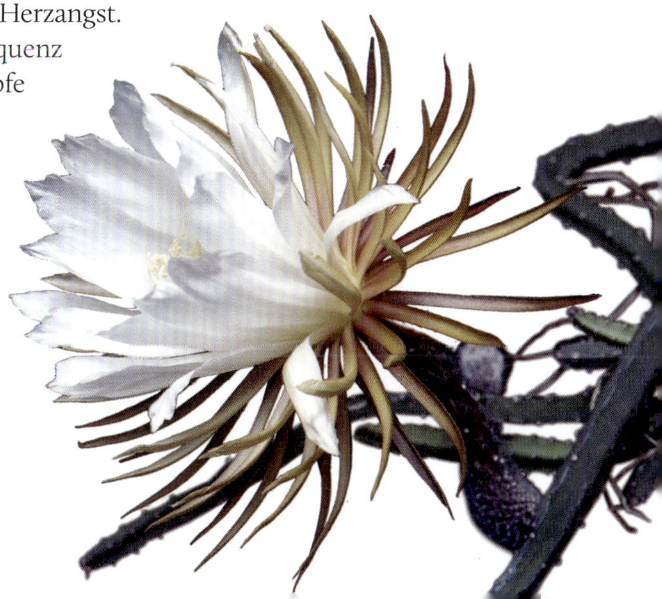

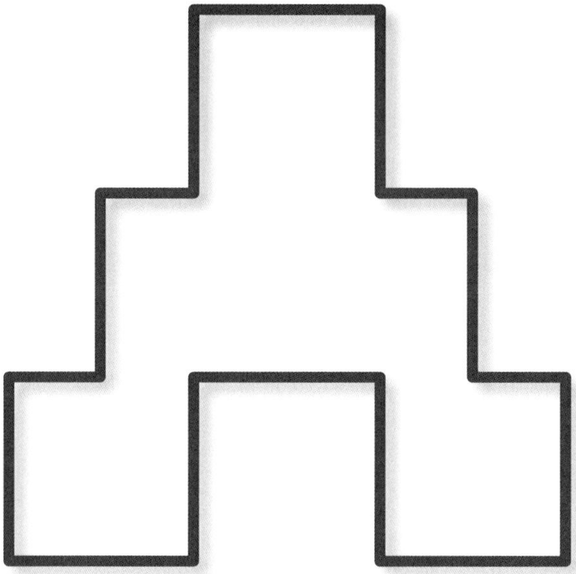

Calcium carbonicum

Austernschalenkalk

Das Seelenwesen

Wenn dir andere Menschen oder bestimmte Situationen Angst machen, dann ziehst du dich gern zurück und verschließt die Tür. Wozu Versteck spielen? Du hast so viel Wertvolles geschafft in diesem Leben. Viele Perlen hast du hervorgebracht im Schweiße deines Angesichts. Viele Menschen haben davon profitiert und die Schätze bewundert. Jetzt aber bist du erschöpft, und du darfst dich einfach einmal ausruhen – so lange, bis du weißt, wie es weitergehen soll. Mach dich unabhängig von Leistung und Schmerz, von Anstrengung und Ballast. In deinem schwerfälligen Körperkleid ist eine zarte, leichte Feder verborgen. Sie kitzelt deine Nase und sagt dir, »sei frei« und nimm das Leben jetzt leicht! Deine Entwicklung geschieht Schicht um Schicht, bis du voll erblühst.

Ich bin frei, mich selbst zu entwickeln.

Substanz

Hinter dem homöopathischen Begriff Calcium carbonicum verbirgt sich die Substanz zwischen der inneren und äußeren Schicht der Muschelschale. Hahnemann maß der weißen, kalkigen Masse deshalb so viel Bedeutung bei, weil sie die Verbindung zwischen der schützenden harten Hülle und dem weich fließenden Kern der Muschel darstellt und ihr die unglaubliche Fähigkeit verleiht, einen eigentlich störenden Faktor – das eingeschlossene Sandkorn – in eine kostbare Perle umzuwandeln.

Charakter

Die sichtbaren Anzeichen entsprechen ganz und gar dem verschlossenen Wesen der Auster: Calcium-Patienten denken, arbeiten und bewegen sich langsam, vorsichtig und gewissenhaft. Sie meiden körperliche Anstrengung, zeigen schnelle Erschöpfung und sind emotional leicht zu berühren. Sowohl aktive (selbst erlebte) als auch passive (gehörte, gesehene) Dinge wirken lange nach und bewegen sie tief. Nicht selten entwickeln sich darüber Ängste, die intensiv ausgelebt und mitunter regelrecht gepflegt werden. Calcium-Kinder sind eigensinnig und dickköpfig, dabei aber zurückhaltend und genügsam. Sie schwitzen leicht und bilden dabei besonders an Hinterkopf und Füßen viel sauerlich riechenden Schweiß.

Einsatzgebiete

Erschöpfungszustände, Entwicklungsverzögerungen bei Kindern, Infektanfälligkeit, Ängste, Schwindel, Sodbrennen, Neurodermitis. Konstitutionsmittel für Kinder bei allen Arten von Knochen-, Zahn- und Gelenkproblemen, Rachitis, Zahnungsbeschwerden, Wachstumsstörungen, verzögertes Schließen der Fontanellen. Häufiges Aufstoßen, Sodbrennen, Verstopfung. Polypen bei trägen, dicklichen Kindern. Übergewicht, krankhafte Adipositas mit sehr starkem Appetit. Wassereinlagerungen, Überempfindlichkeit gegen Milch und Fett. Optimierung der Milchbildung in der Stillzeit.

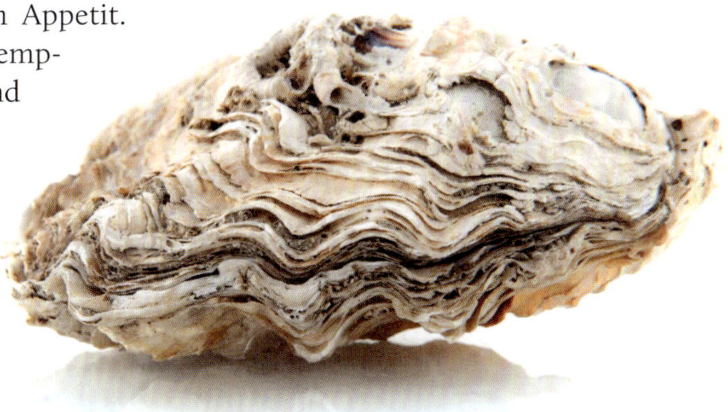

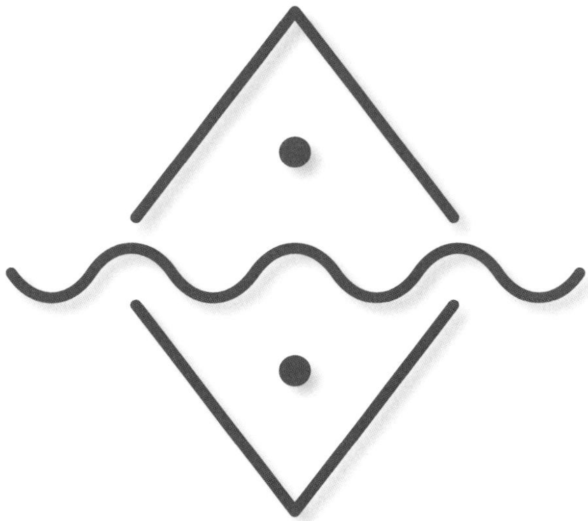

Calcium phosphoricum

Calciumhydrogenphosphat

Das Seelenwesen

Hast du Sehnsucht nach Neuem, aber das Vertraute lässt dich nicht los? Die große weite Welt ist in dir selbst. Wenn es dich hinauszieht in die Freiheit und du dir den frischen Wind um deine kreative Nase wehen lassen möchtest, dann erinnere dich, dass du alles dabei hast, was dir Heimat gibt: DICH selbst. Deine Familie trägt dich in ihrem Herzen und du sie. Egal was du tust und wo du bist, die Deinen sind immer bei dir. Du aber bist auf der Erde, um deinen Weg zu gehen. So bewege dich leichtfüßig auf deinem Weg durch deine Erfahrungen. Dein Körper, deine Seele und dein Geist sind dafür gemacht. Entdecke die kreative Seite in dir. Sie ist stark! Trau dich, sie zu entwickeln und zu zeigen. Finde eine neue Heimat in dir selbst und nähre sie mit Fruchtbarkeit.

Ich bin in meiner Freiheit zu Hause.

Substanz

Calciumphosphat ist ein Salz der Phosphorsäure, das keine natürlichen Reinvorkommen hat. Sämtliche Mineralien, die den genannten Stoff enthalten, weisen immer auch andere Verbindungen auf. Um Calciumphosphat künstlich herzustellen, werden Phosphorsäure und Calciumhydroxid vermengt. Die so entstehende trüb-weiße Mischung wird vor allem als Säureregulator sowie Festigungs- und Trennmittel verwendet.

Charakter

Typische Calciumphosphat-Patienten sind groß, mager und schlaksig. Trotz ausgeprägten Ehrgeizes zeigen sie schnell Erschöpfungserscheinungen und Konzentrationsschwäche. Innere Unruhe und Schwankungen hinsichtlich der eigenen Wünsche lassen sie ständig nach neuen Herausforderungen und Kontakten suchen, dabei fühlen sie sich jedoch schnell gelangweilt und unzufrieden. Sie sind hin- und hergerissen zwischen Heimat und großer Freiheit und Reisen. Ihre Entwicklung verläuft über Säuglings-, Kleinkind- und Schulalter mit gutem Appetit, spätem Fontanellenschluss, verzögerter Zahnung, deformierten Knochen und langsamem Wachstum. Während der Pubertät kommt es häufig zu einem regelrechten Längenschub.

Einsatzgebiete

Knochen- und Zahnprobleme, Wachstumsverzögerungen. Schulkopfschmerzen, rheumatische Beschwerden, Appetitlosigkeit und Abmagerung. Knochenverletzungen und bei sehr langsam heilendem Knochenbruch oder wenn der Knochen schlecht zusammenwächst. Unterstützt die Kallusbildung. Menstruationsbeschwerden bei jungen Mädchen mit Rückenschmerzen und der Neigung zu Pickeln. Störung der Nägel, zum Beispiel sehr dünne und langsam wachsende Nägel. Für schmale, blasse Patienten geeignet. Polypen bei lebhaften, sensiblen, dünnen Kindern.

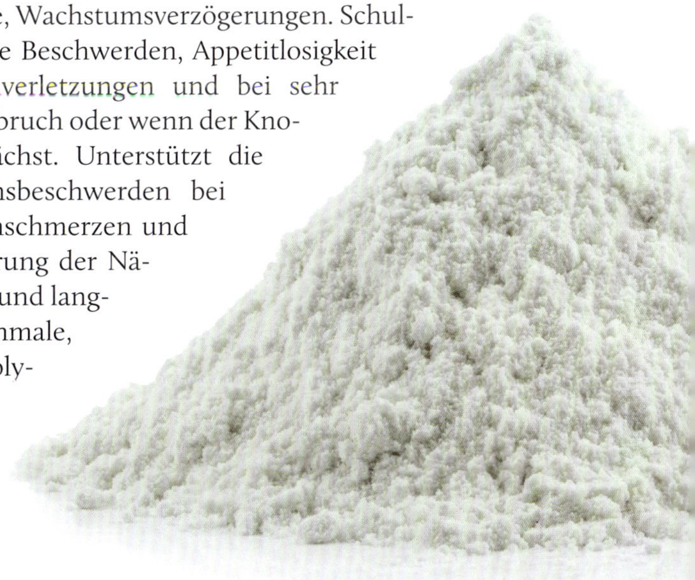

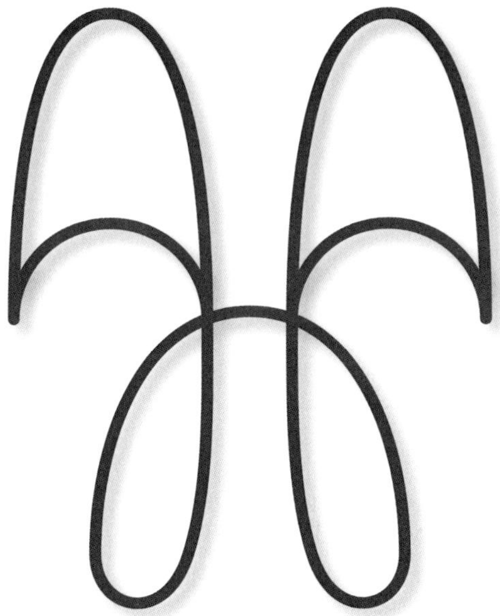

Calendula

Ringelblume

Das Seelenwesen

Eine raue Welt umgibt dich so wie alle Menschen. Es ist unsere Sichtweise auf die Dinge und dennoch nicht unbedingt die Wahrheit. Deine Verletzlichkeit war lange deine Stärke. So vieles konntest du immer wieder »gut wegstecken«. Merkst du nun, dass diese Taktik langsam zu anstrengend wird und dich immer mehr schwächt? Sei bereit, dich wie eine Schlange ein letztes Mal zu häuten, und dann lebe ab jetzt mehr und mehr dein weiches Inneres. Es ist gar nicht so schwer. Gönne es dir und anderen, dass der bisher verborgene Teil von dir sichtbarer wird. Du wirst dich wundern, wie angenehm sich deine neue Flexibilität anfühlt. Verwundungen müssen dann nicht mehr sein, denn du bist biegsam wie ein großer Baum im Wind. Trau dich, deine Weichheit zu leben, dann bist du auch Balsam für die anderen.

Unter der Schicht meiner Verletzungen lebt ein weicher Mensch.

Substanz

Die Ringelblume ist eine traditionelle Heilpflanze, die in Gesamteuropa vorkommt und zur Familie der Korbblütler gehört. Die Pflanze wächst einjährig, wird bis zu 70 Zentimeter hoch und blüht in der Zeit von Juni bis Oktober goldgelb. Für die Naturheilkunde werden die oberirdischen Pflanzenteile genutzt, insbesondere die Blütenkörbe. Hier finden sich Carotin, Harz, Saponin, die kopfschmerzhemmende Salicylsäure und verschiedene ätherische Öle.

Charakter

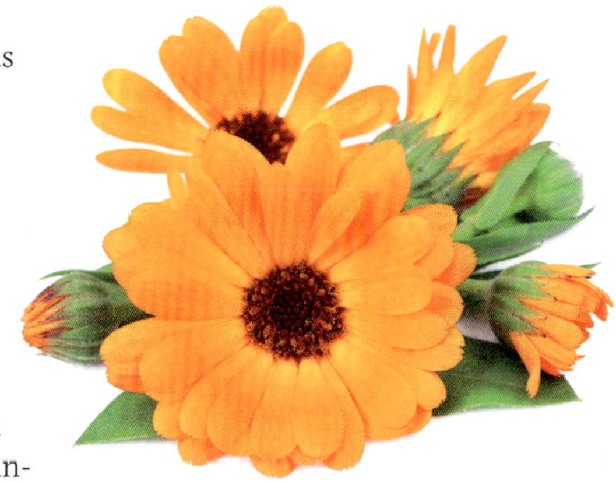

Calendula-Menschen sind von Natur aus eher schreckhaft, scheuen laute Geräusche und sind schnell reizbar und missmutig. Sie empfinden eine starke allgemeine Schwäche, sind unruhig und immer auf der Suche nach Ruhezonen. Letztendlich sind sie sehr sensibel und verwundbar durch seelische Eindrücke. Entsprechend wirkt Calendula wunderbar sowohl äußerlich aufgetragen als auch bei inneren Wunden. Auch ältere Verletzungen, zum Beispiel Amputationswunden oder Schussverletzungen finden durch Calendula Linderung. Bei Frauen typisch ist ein abgesenkter Muttermund. Es kann zu einem Gefühl der Eingeschnürtheit im Oberbauch kommen, verbunden mit Sodbrennen und Übelkeit.

Einsatzgebiete

Calendula ist neben Arnika bekannt als Heilmittel in der Schmerzbehandlung, insbesondere bei Wunden, Ausschlägen und Geschwüren, Verletzungen, Quetschungen, Einrissen, Narben, wildem Fleisch. Die beste Wirkung wird erzielt, wenn man Calendula gleichzeitig innerlich und äußerlich anwendet. Das Mittel wirkt blutstillend und entzündungshemmend, es hilft bei der Heilung von verschmutzten und vereiterten Wunden, bei Halsschmerzen, schmerzhaft geschwollenen Lymphknoten, Mandelentzündung. Kopfschmerzen und Migräne, reißendes Kopfweh.

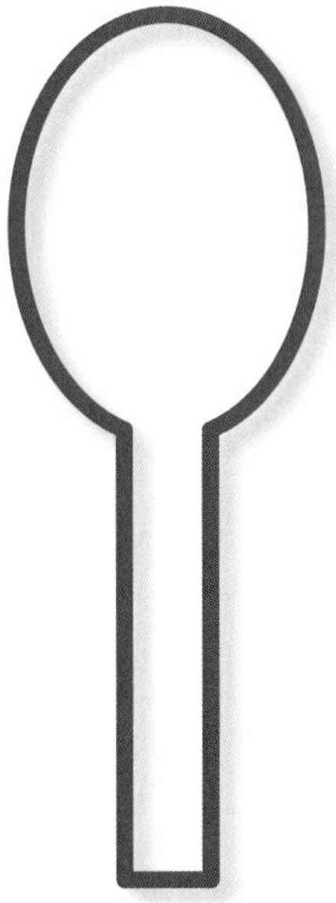

Camphora

Kampferharz

Das Seelenwesen

Manchmal geschehen die Dinge sehr schnell. Ein Unfall, ein Abschied, eine Entlassung aus der Arbeit, eine völlig unerwartete Wendung in deinem Leben. Das ist einfach so auf dieser Erde. Nicht alles kannst du minutiös planen und vorbereiten. Das chaotische Prinzip verschafft sich immer seinen Raum. Und selbst wenn: Etwas Unwägbares bleibt immer bestehen. Wozu also länger mit etwas hadern, das du doch nicht ändern kannst? Erlaube es deinem Leben, Überraschungsmomente zu haben. Dann kannst du viel leichter darauf reagieren, ohne gleich zusammenbrechen zu müssen, und aus der Ruhe heraus angemessene Schritte unternehmen. Und wenn du nichts tun kannst, dann verlasse die Szenerie und wende dich lichtvolleren Dingen zu.

Ich lasse geschehen und bin flexibel.

Substanz

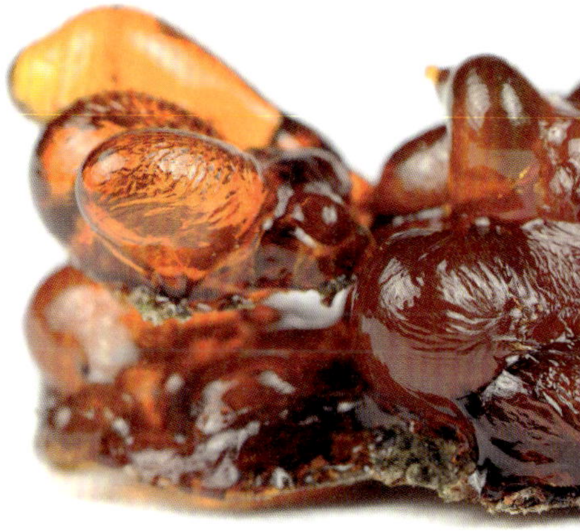

Der Kampferbaum gehört zur Familie der Lorbeergewächse. Er wird in tropischen und subtropischen Regionen angebaut. Kampferbäume erreichen eine Höhe von bis zu dreißig und einen Umfang von bis zu drei Meter. Ab einem Alter von 50 Jahren bildet sich in allen Teilen des Kampferbaumes ein stark riechendes ätherisches Öl. Um das homöopathische Mittel Camphora zu gewinnen, wird das aus den holzigen Pflanzenteilen austretende Gummiharz in Alkohol gelöst.

Charakter

Entsprechend der gleichermaßen wärmenden wie kühlenden Wirkung des Kampfers gelten typische Camphora-Patienten als widersprüchliche Personen. Sie zeichnen sich durch physische und psychische Kälte aus und sehnen sich nach Mitgefühl, sind aber gleichzeitig streitsüchtig, angriffslustig und bedrückt. Das Gesicht ist blass oder bläulich und wirkt ständig verzerrt oder verkrampft. Er empfindet übermäßige Furcht vor Dunkelheit, fremden Menschen und fremder Umgebung, schließt häufig die Augen und gibt auf Fragen keine Antwort. Nach Verletzungen fällt Camphora oft in Schock oder Ohnmacht. Säuglinge wirken durch kaum wahrnehmbaren Puls und erschlaffte Glieder wie tot.

Einsatzgebiete

Schock, Herzprobleme und andere schwächende Zustände mit rasch absinkender Lebenskraft. Komaähnlicher Schlaf mit dem paradoxen Verlangen, sich bei Schwitzen zuzudecken und bei Kälteempfinden und Frösteln aufdecken zu wollen. Krampflösendes Mittel und zur Behandlung von anfallartig auftretenden Schockzuständen. Kreislaufkollaps mit kaltem Schweiß, Übelkeit, Erbrechen, Blässe und blauen Lippen. Der Puls ist schnell, aber kaum zu fühlen, häufig mit Angstgefühlen. Antidotierende Wirkung bei Vergiftungen.

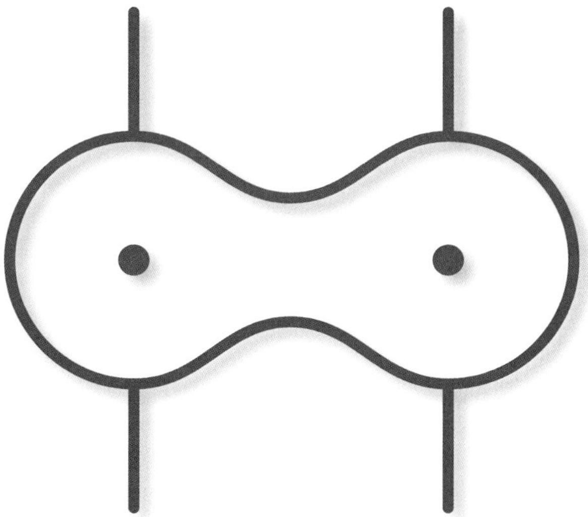

Cantharis

Spanische Fliege

Das Seelenwesen

Was tust du bei einer vermeintlichen Bedrohung oder sehr unangenehmen Situationen? Immer wegzulaufen ist nur eines der möglichen Rezepte, um Schmerz und Leid zu entgehen. Einst hatte das seinen Sinn, denn du musstest dich in Sicherheit bringen. Nun aber ist die Bedrohung vorbei. Du aber rennst immer noch vor deinen Verfolgern davon. Bist du wütend, dass sie dich immer wieder einholen? In deinen Träumen oder in dunkler Nacht? Erinnere dich, dass der Mensch zu allem fähig ist, was an Möglichkeiten existiert, und dass wahrscheinlich auch du in zahllosen Leben der Täter warst. Wozu also noch das Weglaufen? Bleib stehen, und schau dich um: Ist da noch jemand, der dich verfolgt? Oder ist das nur dein eigener Schatten? Erkenne dich selbst, indem du Abstand von dir nimmst und dich siehst.

Ich erkenne mich selbst
in meinem inneren Spiegel.

Substanz

Cantharis wird aus dem zermahlenen Körper der sogenannten Spanischen Fliege hergestellt, die zur Familie der Meloidae (Öl- oder Blasenkäfer) zählt und somit eigentlich ein Käfer ist. In dem vom Käfer produzierten Wehrsekret ist der Wirkstoff Cantharidin enthalten, das in seiner Wirkung schon seit dem Altertum bekannt ist. Auf die Haut aufgebrachtes Cantharidin führt zu einer großflächigen, sehr schmerzhaften Blasenbildung, die einer Brandblase ähnlich ist.

Charakter

Die Heftigkeit und das plötzliche Auftreten der Beschwerden spiegeln sich auch im Charakter des Patienten wider. Sie sind sehr umtriebig und erledigen immer irgendwelche Geschäfte. Häufig sind es sensible Menschen, die sehr leidenschaftlich und aufbrausend sind und alles sofort haben wollen. Sie haben einen großen Kampfgeist und einen starken Sinn für Erotik und Sexualität. In Auseinandersetzungen können sie schnell handgreiflich werden. Sie neigen zu Ungeduld und Unberechenbarkeit, und wenn etwas nicht gleich klappt, fluchen sie wild. Im Allgemeinen werden die Beschwerden durch Reiben der betroffenen Stelle, durch ruhiges Liegen auf dem Rücken und durch kalte Anwendungen gebessert.

Einsatzgebiete

Das Mittel wirkt am besten auf die Haut und den Urogenitaltrakt, also den Bereich des Nierenbeckens, des Harnleiters, der Harnblase und der Harnröhre. Heftige Blasenentzündungen, Verbrennungen, Sonnenbrand, akute Entzündungen der Haut, Halsschmerzen, Magenschleimhautentzündung. Das typische Leitsymptom für Cantharis ist der brennende Schmerz mit akuten Entzündungszeichen. Plötzlich auftretende, schwere Entzündungen im Bereich des Harntrakts, akute Verbrennungen 1. und 2. Grades.

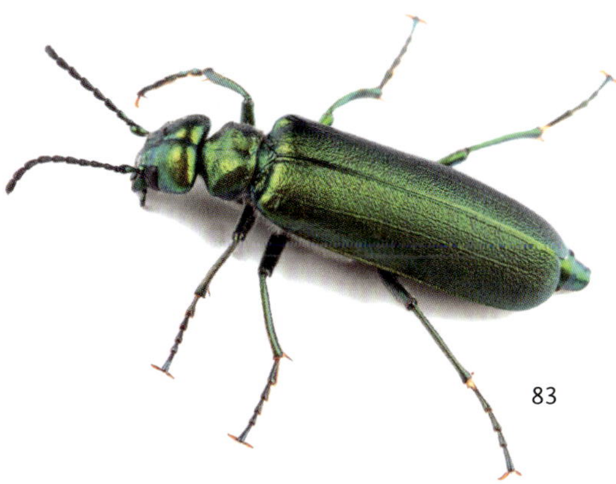

Carbo vegetabilis

Holzkohle

Das Seelenwesen

Ich nehme dich an der Hand und führe dich hinaus aus dem Reich der Toten oder des leblosen Lebens. Noch kannst du deine Augen geschlossen halten, denn das, was hier ist, brauchst du nicht mehr zu sehen. Es ist vorbei, und alles, was dir leblos erscheint, kannst du jetzt getrost hinter dir lassen. Draußen aber sei bereit, die Augen zu öffnen und das Licht des neuen Tages dich wärmen zu lassen. Blick nicht zurück, ich halte dich. Und wenn wir ein Stück des Weges gegangen sind, wirst du weitere Wegbegleiter erkennen können, die dir ebenfalls die Hand reichen und ein Stück des Weges mit dir weitergehen. Du bist nicht allein. Also folge uns lichtvollen Lebendigen, und werde stärker mit jedem Schritt! Erinnere dich, dass du hier auf der Erde bist, um voller Energie zu leben.

Ich bin an den Strom des Lebens angeschlossen.

Substanz

Holzkohle entsteht, wenn ausreichend getrocknetes Holz in einem luftdichten Behälter auf 275 °C erhitzt wird. Dabei verbrennen die im Holz enthaltenen Gase und verändern die Struktur und Festigkeit des Ausgangsmaterials. Die neu entstandene Oberfläche kann eine Vielzahl organischer Stoffe binden und wird daher in der Lebensmittelindustrie als Filter und Reiniger eingesetzt. In der Homöopathie wird die Asche verrieben, verdünnt und verschüttelt.

Charakter

Carbo-Menschen leben sehr energiereduziert, sind sehr instabil, frieren immer, sind ständig müde und haben einen niedrigen Blutdruck. Man hat das Gefühl, dass der Lebensfunke sehr schwach ist oder gar nur noch kurze Zeit glimmen wird. Sie haben ein eingefallenes Gesicht und einen kalten, klammen Körper mit Schwäche- oder Taubheitsgefühlen in den Gliedmaßen und schmerzhaften Blähungen. Trotz dieses unangenehmen Gefühls und der empfundenen Kälte äußern sie den Wunsch nach frischer Luft und zusätzlicher Kühlung des Gesichts durch Fächeln. Sie verlangen häufig nach ungesunder, »leerer« Nahrung und Kaffee, Süßigkeiten oder Alkohol.

Einsatzgebiete

Holzkohle kommt gegen chronische Müdigkeit, Blähungen, Verdauungs- und Atemwegsbeschwerden zum Einsatz. Die häufigste Anwendung findet sie bei Menschen, die vor einem körperlichen oder seelischen Zusammenbruch stehen und entsprechend gleichgültig oder ermüdet sind. Erschöpfungszustände, Alkoholmissbrauch, Blähungen, grippale Infekte. Man fühlt sich schwach und neigt zu Ohnmacht. Träge Verdauung mit großem Völlegefühl, Magendruck und dünnem, stinkendem Stuhlgang, instabiler Rücken, Dahinvegetieren.

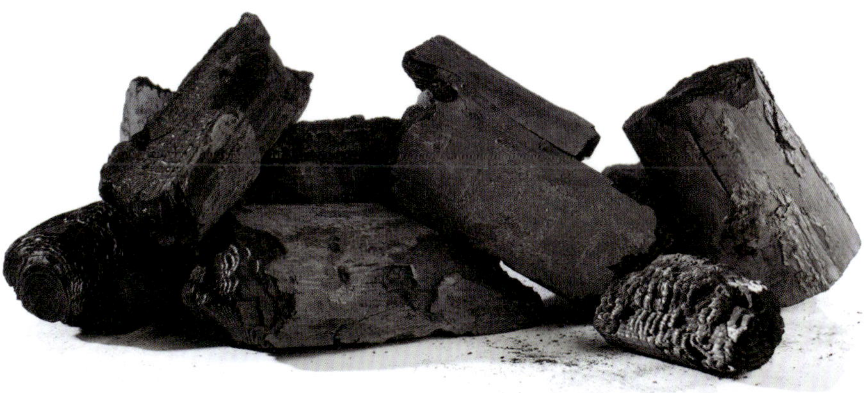

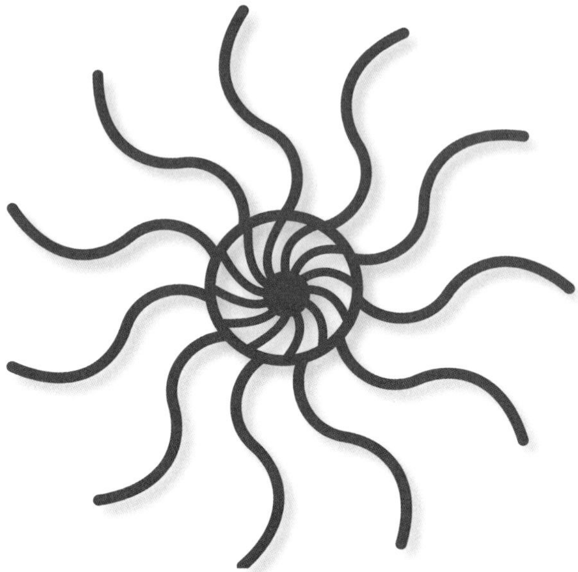

Carcinosinum

Krebsnosode

Das Seelenwesen

Den Wolf in deinem Schafspelz ... kannst du ihn schon grollen hören? Möchtest du ihn schon wieder ruhig stellen und zum Friedlichsein ermahnen? Aber wenn es etwas zu sagen gibt, das nicht in Ordnung ist, dann trau dich! Du bist kein kleines Kind mehr, das in Gefahr gerät, wenn es seine Meinung sagt. Es ist gut für die Welt, wenn auch du deinen Anteil dazu beiträgst, die Dinge zurechtzurücken. Du musst nicht länger dort ausgleichen, wo andere gefordert sind, ihre eigenen Erfahrungen miteinander zu machen. Sie schaffen das selbst! Hol jetzt auch deine animalischen urgründigen Seelenanteile zu dir zurück, damit du vollständig und kraftvoll bist, und erlaube dir, sie auszudrücken! Auch wenn die anderen Menschen um dich herum das nicht gewöhnt sind.

Ich hole meine verlorenen Anteile zurück und lebe mein eigenes Leben.

Substanz

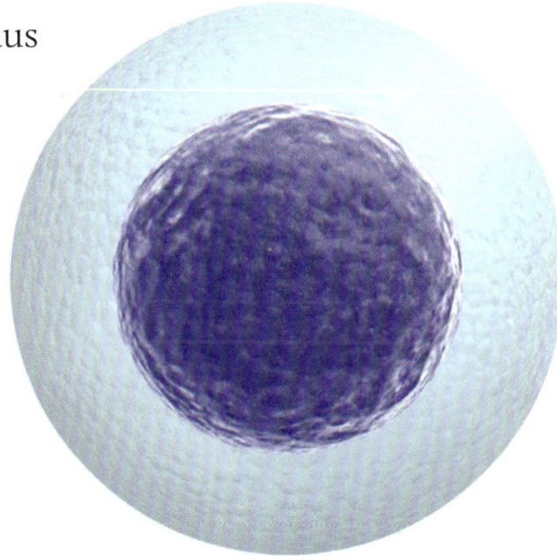

Carcinosin ist eine homöopathische Arznei, die aus kanzerösem Gewebe der weiblichen Brust hergestellt wird. Das Gewebe wird sterilisiert, in destilliertem Wasser aufgelöst, stark verdünnt und verschüttelt. Carcinosin wurde Ende des 19. Jahrhunderts von den britischen Ärzten Burnett und Clark entwickelt und in die Homöopathie eingeführt. Es gehört zu den sogenannten Nosoden. Hierunter versteht man homöopathische Arzneimittel, die aus krankem Gewebe hergestellt werden.

Charakter

Carcinosin ist ein Arzneimittel, das in erster Linie bei einer spezifischen Gemütsveranlagung verordnet wird. Es handelt sich um harmoniebedürftige Menschen von sanftem Gemüt. Sie wollen Konflikte vermeiden und unterdrücken deswegen oft ihre eigenen Gefühle über lange Zeit. Diese dauerhafte Unterdrückung des eigenen Ichs kann die Entstehung eines Krebsgeschehens fördern. Carcinosin ist eine wichtige Arznei für Kinder. Sie zeigen oft eine bläuliche Verfärbung der Skleren (das Weiße im Auge) und schlafen typischerweise in Knie-Ellenbogen-Lage. Es besteht eine Veranlagung zu häufigen Infekten, die mit hohem Fieber einhergehen können. Aber auch Kinder, die nie krank werden, zum Beispiel weil sie »durchgeimpft« sind.

Einsatzgebiete

Erschöpfungszustände, Schlaflosigkeit, Bronchitis, Verdauungsbeschwerden. Hautausschläge, Asthma, chronische Bronchitis, chronische Leberentzündung (Hepatitis). Krebserkrankung in der Vorgeschichte des Betroffenen beziehungsweise gehäuft in der Familiengeschichte. Diabetes mellitus, Tuberkulose oder Vitamin-B12-Mangelanämie. Körperliche und geistige Störungen nach Impfungen. Bei einer aktuellen Krebserkrankung sollte es nicht eingenommen werden. Nosoden sollten nicht von homöopathischen Laien verordnet werden.

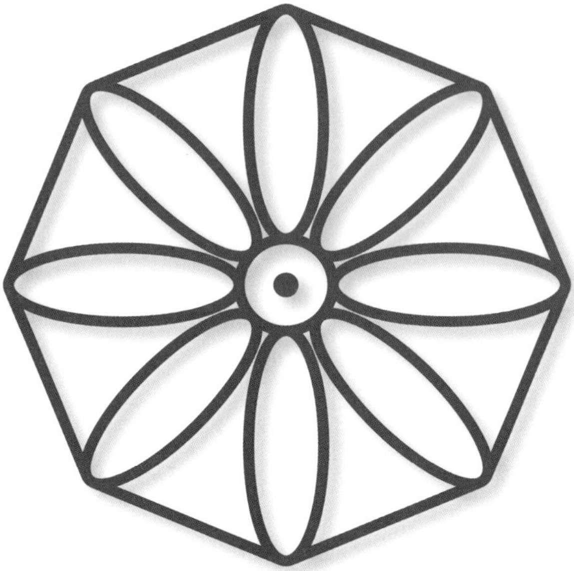

Carduus marianus

Mariendistel

Das Seelenwesen

Du musst nichts tun oder leisten, um Marias Balsam zu empfangen. Denn sie ist für alle Kinder der Erde gleichermaßen da. Er hüllt dich ein und wärmt und schützt dich ganz sanft. Niemand kann dir mehr ein Leid zufügen, alte Wunden werden jetzt geheilt. Lass es einfach geschehen. Du brauchst Zeit, um wieder Vertrauen zu finden in dich und die Welt? Ja, nimm sie dir ruhig, aber erinnere dich, dass die Welt irgendwann auch dich wieder braucht! Du kannst dich jetzt entscheiden, alte Blockaden endlich loszulassen, die dir sonst nur weitere Beschwerden verursachen würden. Unverdaute Erlebnisse werden jetzt von dir genommen. Erlaube die Reinigung, damit du wieder am Leben teilnimmst und Freude hast. Schau öfter hin, ob noch alles klar ist in deinem Energiefeld.

Ich traue mich, die Tür zum Vertrauen in die Menschen wieder zu öffnen.

Substanz

Die Heilpflanze Mariendistel ist in den Mittelmeergebieten weitverbreitet. Sie wächst auf harten trockenen Böden, vorzugsweise an Wegesrändern und auf Weiden. Die Pflanze kann eine Höhe von 1,5 Metern erreichen und gehört zu den Korbblütlern. Die violetten Blüten werden bis zu 4 Zentimeter groß, die Blätter sind mit Dornen besetzt. Die Mariendistel ist bekannt für ihre leberstärkende, entgiftende Wirkung.

Charakter

Carduus-Menschen befinden sich meistens in der Defensive und richten wie die Distel ihre Stacheln nach außen. Innen sind sie eigentlich traurig, was sie aber oft nicht spüren können. Nach emotionalen Verletzungen bleiben Hass und Verbitterung zurück und ein reizbares Temperament, das aber oft unterdrückt wird. Die Mariendistel ermutigt launische und dickköpfige Personen, die unbedingt recht haben wollen, auf ihren Fehlern nicht zu beharren, sondern sich der Verständigung und dem Austausch mit anderen Menschen wieder zu öffnen. Sie lernen, ihre eigenen Grenzen zu akzeptieren, Hilfe anzunehmen und aus Resignation und Sorgen herauszukommen.

Einsatzgebiete

Die Mariendistel ist eines der bekanntesten Lebermittel in der Homöopathie. Es findet Anwendung bei akuten und chronischen Leberentzündungen und Gallenleiden wie Gallenblasen-, Gallenwegsentzündungen und Gallensteinen. Selbst bei Fettleber, Leberzirrhose und Aszites (Bauchwassersucht) zeigen sich Erfolge. Außerdem bei allen Begleiterscheinungen einer gestörten Leberfunktion wie Übelkeit, Brechreiz, Appetitlosigkeit, Verstopfung und kolikartigen Bauchschmerzen. Hilft auch bei der Entgiftung nach übermäßigem Alkoholkonsum oder bei Medikamentenmissbrauch.

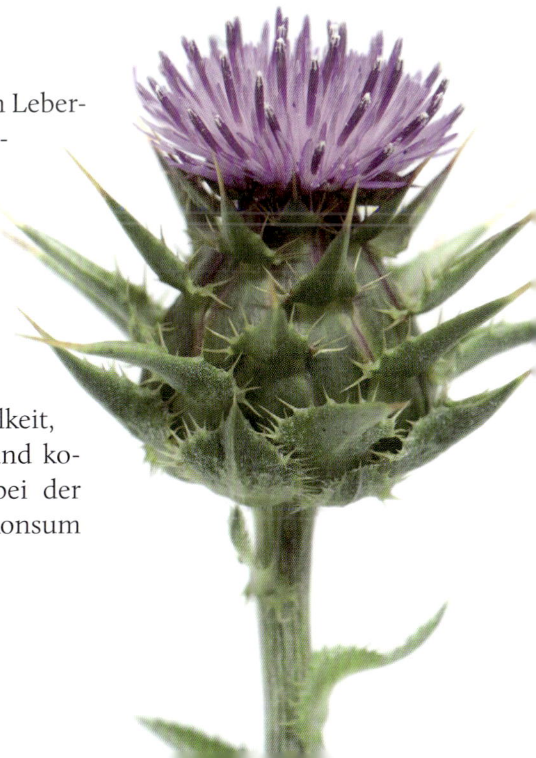

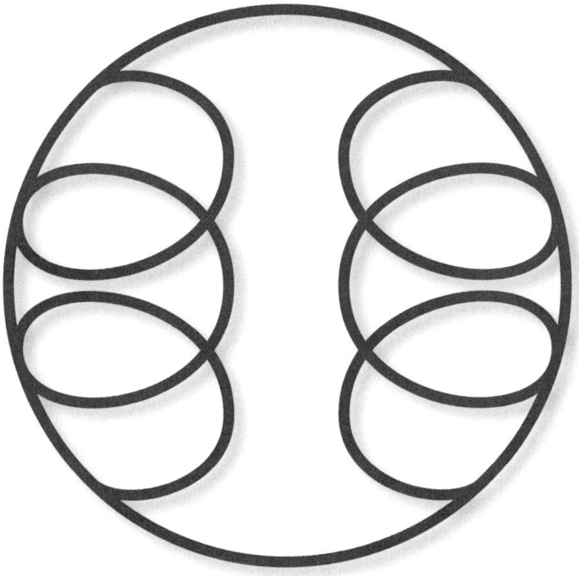

Causticum

Ätzkalk

Das Seelenwesen

Du musst nicht das Leid dieser Welt auf deinen Schultern tragen. Das tut selbst Gott nicht. Jede Seele hat einst ihren Plan für dieses Leben selbst erstellt, um ihre Erfahrungen mit Schmerz und Leid zu machen. So auch du. Indem du dich liebevoll um dich selbst kümmerst und lernst, was dir guttut, kannst du damit anderen Menschen ein Vorbild sein. Du erlaubst ihnen, damit gut zu sich selbst zu sein und den guten Menschen in sich wieder zu entdecken. Dann besteht kein Grund mehr für Angriffe und Ungerechtigkeit. So verstehst du besser, was eigentlich mit Mitgefühl gemeint ist. Es ist nichts Unrechtes daran, wenn du dich stärker um dich selbst kümmerst. Lass dir nicht einreden, das wäre Egoismus, das ist nicht die Stimme deiner Seele. Sei du selbst, dann kannst du am besten helfen.

Ich liebe mich selbst, so wie ich bin.

Substanz

Mit dem Mittel Causticum schuf Samuel Hahnemann eine absolute Neuheit im medizinischen Sektor. Dafür mischte er gelöschten Marmorkalk mit dem sauren Kaliumsalz der Schwefelsäure. Um an die beiden Ausgangsprodukte zu gelangen, ist eine Reihe chemischer Bearbeitungsschritte notwendig. Hahnemann schätzte die von ihm kreierte und in die Homöopathie eingeführte Verbindung aus Calciumhydroxid und Kaliumhydrogensulfat aufgrund ihrer stark ätzenden Eigenschaften.

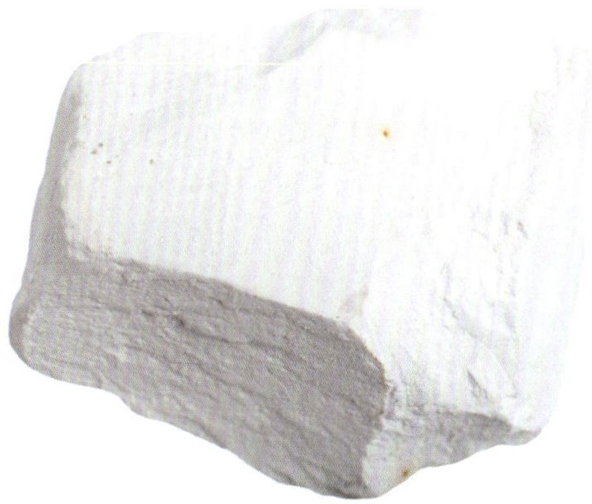

Charakter

Sensible und mitfühlende Menschen, die einen ausgeprägten Gerechtigkeitssinn besitzen, unter diesen Emotionen stark leiden und davon physisch beziehungsweise psychisch buchstäblich gelähmt werden. Patienten sind sehr empathisch, können nichts Grausames hören oder sehen und haben ein starkes Verlangen nach Sympathie. Bei ihnen kommt Causticum als Nervenmittel mit Einfluss auf den Bewegungsapparat, den Rachenbereich und die Blasenfunktion zum Einsatz. Des Weiteren unterstützt Causticum das Abheilen ätzender, sich nur langsam schließender oder immer wieder aufbrechender (Brand-)Wunden. Es fördert die Neubildung der Haut und verhindert Narbenwucherungen. Die Beschwerden sind schlimmer bei kaltem Wind und klarem, schönem Wetter, sie werden besser durch Wärme und feuchtes Wetter.

Einsatzgebiete

Harninkontinenz, unkontrollierter Harnabgang bei Lachen, Niesen oder Husten oder unbemerkt beim Schlafen. Blasenschwäche im Alter, Senkungsbeschwerden, chronische Blasenentzündung mit brennenden Schmerzen. Rheumatische Beschwerden, vor allem in den Kniegelenken, die bei Bewegung knacken und steif werden. Arthrose mit brennenden Schmerzen und wundem Gefühl in den Gelenken, bei fortgeschrittener Arthrose mit zunehmender Versteifung, Verformung der Gelenke und Lähmungserscheinungen. Gichtschmerzen sind heftig und kommen in Schüben.

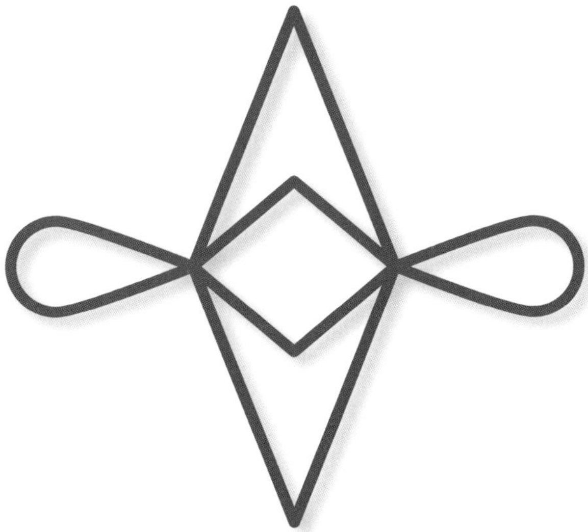

Chamomilla

Kamille

Das Seelenwesen

Als kleines Kind hattest du nur die Chance, durch Lautstärke und Schreien auf dich aufmerksam zu machen, wenn du Schutz, Liebe oder Nahrung wolltest. Das hatte auch seinen Sinn, denn was hättest du sonst tun sollen, um deine Bedürfnisse zum Ausdruck zu bringen? Heute aber bist du erwachsen, und du hast bessere Möglichkeiten, deine Unzufriedenheit zu heilen. Lautstarkes Einfordern von Leistungen durch andere Menschen führt immer weniger zum Erfolg, im Gegenteil: Viele werden dich meiden, je öfter du dies auf diese Weise tust. So liebe und befriedige dein inneres Kind, und werde erwachsen. Es mag sein, dass es etwas Übung erfordert, eine neue Taktik zu erlernen, wie du an dein Ziel kommst. Versuche es einmal mit Empathie und echtem Interesse an den anderen. Du wirst erstaunt sein, wie viele Geschenke du dadurch erhältst.

Ich häute mich und erlaube mir,
erwachsen zu werden.

Substanz

Kamille wächst an Wegrändern, Böschungen und auf Ackerland. Die Pflanze erreicht eine Höhe von bis zu 50 Zentimeter und hat einen unverwechselbaren Geruch. Das Ausgangssubstrat des homöopathischen Mittels ist die ganze blühende Pflanze. Die vielseitige Arzneipflanze ist seit langer Zeit für ihre heilende und schmerzlindernde Wirkung bekannt. Kamille ist ein beliebtes homöopathisches Mittel, das überwiegend zur Behandlung gegen Stress und Schmerzen eingesetzt wird.

Charakter

Die Patienten sind sehr empfindsam, schnell übellaunig, verärgert und ungeduldig. Sie reagieren auf Schmerzen mit Überempfindlichkeit und nervöser Reizbarkeit. Sie dramatisieren gern ihre Schmerzen und »ziehen eine Show ab«, um die Aufmerksamkeit auf sich zu lenken. Wenn das nicht gelingt, wird die Theatralik noch verstärkt. Wichtiges Kindermittel für Kinder mit heftigen Zornanfällen, denen man nichts recht machen kann. Sehr gut geeignet während des Zahnens, wenn das Kind reizbar oder ärgerlich ist und herumgetragen werden möchte. Charakteristisch sind unterschiedlich gefärbte Wangen (blass/hochrot) sowie ein allgemeines Hitzegefühl, begleitet von Durst und heißem Schweiß.

Einsatzgebiete

Alle Schmerzen werden als unerträglich empfunden: Zahnschmerzen, Mittelohrentzündung, Bauchschmerzen, Arthritis, reißende Schmerzen an Kopf, Muskulatur und Sinnesorganen. Krampfartige schmerzhafte Blähungen oder Blähungskoliken bei Kindern. Galliges oder saures Erbrechen; grünliche, nach faulen Eiern riechende Durchfälle. Dunkle, von anhaltenden Krämpfen begleitete Regelblutungen. In die Oberschenkel ziehende Ischiasbeschwerden. Das gesamte Nervensystem, Haut, Atem- und Geschlechtsorgane sowie der Verdauungstrakt profitieren von der heilsamen Wirkung.

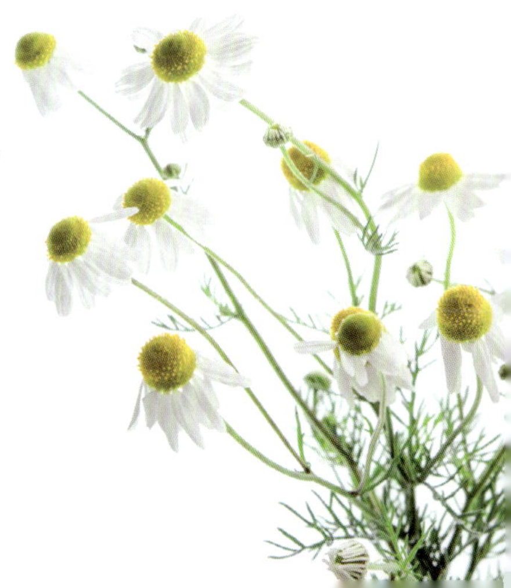

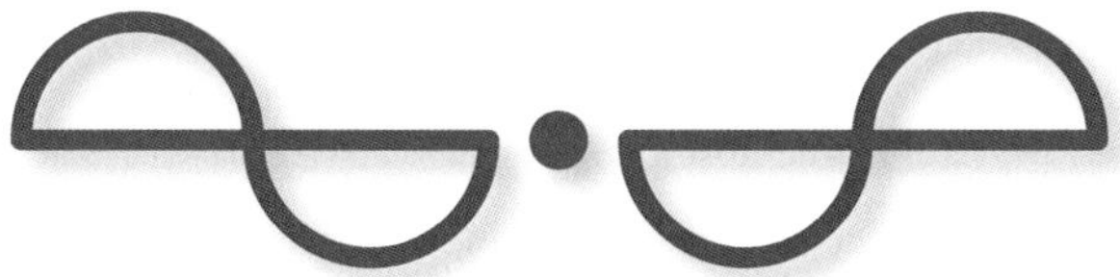

China officinalis

Chinarindenbaum

Das Seelenwesen

Was tust du, wenn du dich saft- und kraftlos fühlst? Machst du trotzdem weiter, anstatt dich rechtzeitig auszuruhen? Gehst du regelmäßig über deine Grenzen hinweg trotz der Warnungen deines Körpers oder deines Geistes? Nun, kein Wunder, wenn du dich immer schwächer fühlst. Gib nicht anderen die Schuld an deinem Zustand, lerne vielmehr, liebevoll und behutsam mit dir selbst umzugehen. Finde deinen eigenen Rhythmus aus Aktivität und Passivität. Gestehe dir zu, dass du nicht so »leistungsfähig« bist wie andere, und vergleiche dich nicht länger mit jenen. Es ist völlig in Ordnung. Du bist wie du bist, und das ist ganz wunderbar! Sei in Zukunft besonders achtsam, in welchen Situationen du Kraft und Energie verlierst, und erlaube dir, dich schneller als bisher daraus zurückzuziehen.

Ich finde zu mir
und zu meinem eigenen Rhythmus.

Substanz

China war das erste homöopathische Mittel überhaupt nach der Lehre Hahnemanns. Der immergrüne Baum wächst in den Andenwäldern, bevorzugt in Höhen bis zu 2.500 Meter. Aus der Landessprache Boliviens und Venezuelas leitet sich von der Bezeichnung »quina« der Name des Chinarindenbaumes ab. Die Ureinwohner nutzten die Chinarinde zum Senken von Fieber. Die Homöopathie verwendet die Rinde älterer Zweige und die des Stammes.

Charakter

Typisch sind periodisch wiederkehrende Beschwerden im Abstand von 2, 7 oder 14 Tagen zur gleichen Uhrzeit. Die Patienten sind total erschöpft, benommen, reizbar und nervös, mit depressiven Zügen und Furcht vor allen Tieren. Die Gesichtsfarbe ist blass-gelblich, die Augen liegen tief in den Höhlen, von blauen Schatten umgeben. Gedanken und Sprache sind von negativen Empfindungen bestimmt. Generell hält eine erhöhte Empfindlichkeit gegenüber bestimmten Nahrungsmitteln an; insbesondere nach Milch, Tee und Obst treten heftige Durchfälle mit unverdauten Anteilen, saurem Aufstoßen oder Erbrechen und krampfhaften Blähungen bei aufgetriebenem Bauch auf.

Einsatzgebiete

Extreme Erschöpfungszustände und körperlicher Kräfteverfall, zum Beispiel nach langer Krankheit (Rekonvaleszenz), insbesondere nach Malaria-Erkrankungen, oder bei Dehydrierung und Blutverlust, bezeichnet als »Säfteverlust«. Nach Geburten und Operationen. Bei Verdauungsproblemen mit aufgeblähtem Bauch, die unter anderem durch Nahrungsmittelunverträglichkeiten entstehen (Blähungen, Durchfall, Gastritis). Schwindel, rheumatische und menstruelle Beschwerden. Lebererkrankungen, auch Säuglings-Gelbsucht, Darmentzündungen, Fieber, Erschöpfung, Kopfschmerzen, Gicht, Magenbeschwerden, Nasenbluten.

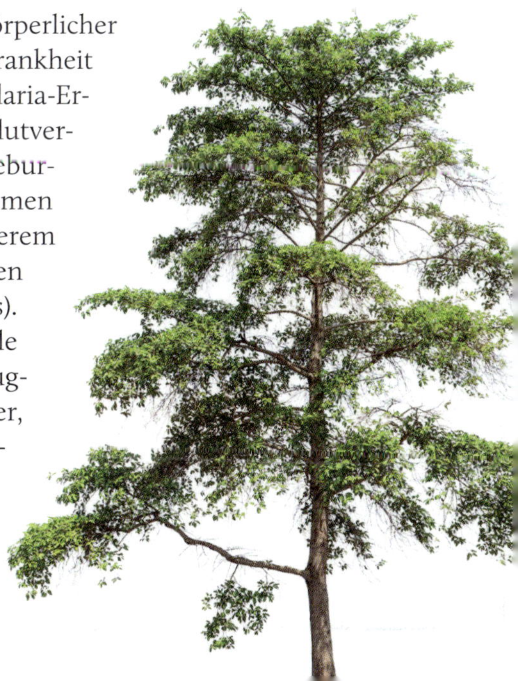

Coca

Cocastrauch

Das Seelenwesen

Du willst hoch hinaus. Also gut, dann lass uns trainieren. Zunächst einmal darfst du deine Erkenntnisfähigkeit steigern und lernen, dich als Teil des Ganzen zu erkennen. So renne nicht mehr dir selbst und anderen davon, sondern lerne, deine Leistungen Schritt für Schritt zu steigern, aber auch zu spüren, wann du Pause machen musst, um dich zu regenerieren. Sonst wird dir die Puste kurz vor dem Ziel ausgehen. Achte stets auf dich und auch auf die anderen. Denn sie begleiten dich und verhelfen dir letztendlich zum Ziel. Du wirst auf dem Siegerpodest stehen – aber andere auch! Was ist die Quelle deiner Energie? Nicht nur gesunde Nahrungsmittel oder »Powerfood« sind deine Basis für Höchstleistungen. Auch Meditation und Bewusstheit! Probiere es aus, du wirst merken, wie gut dir das tut.

Ich will hoch hinaus,
und ich schaffe es Schritt für Schritt.

Substanz

Der Cocastrauch stammt aus den tropischen Gebieten Südamerikas und wird dort bis heute kultiviert. Er gehört der Gattung Erythroxylum an, die etwa 300 Arten umfasst. Doch nur die Arten Erythroxylum coca und Erythroxylum novogranatense enthalten nennenswerte Mengen an Kokain. Auf großen Plantagen, den sogenannten »Concales«, wird die strauchartige zweiblättrige Tropenpflanze mit ihren elliptischen Blättern heute hauptsächlich zur Kokainproduktion für den Weltmarkt angebaut.

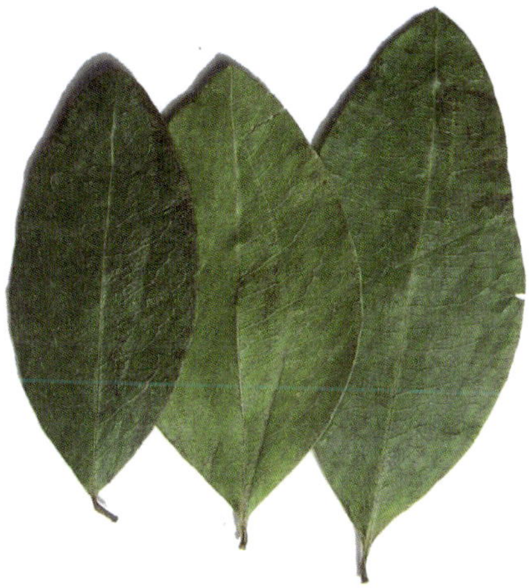

Charakter

Coca ist das klassische Mittel der Bergsteiger und Kletterer und hilft, die Auswirkungen der Höhe und des Aufstiegs auszugleichen: Kopfschmerzen, Atemnot, Herzklopfen, Angst, Schlaflosigkeit, Klingeln in den Ohren, Ohnmacht etc. Störungen durch niedrigen Luftdruck. Alles verschlimmert sich durch noch Höhersteigen, ob tatsächlich zu Fuß oder auch durch Aufstehen vom Sitzen. Im übertragenen Sinne ist der Mensch ebenfalls beherrscht vom »Aufsteigen«, zum Beispiel durch besondere Anstrengungen in Beruf oder Sport. Um den Stress zu kompensieren, »dopt« er sich durch Stimulanzien, Alkohol und Tabak oder auch Lebensmittel.

Einsatzgebiete

Beschwerden vergleichbar denen in großer Höhe: Schwindel, schlechter durch Treppe-hinauf-Gehen, Spannung in der Stirn, Kopfschmerzen wie in großer Höhe. Atemnot, auch der Sportler, Raucher oder Alkoholiker, Asthma, Emphysem. Husten wird schlimmer durch kalte Luft oder schnelles Gehen. Lichtempfindlichkeit, Sehschwierigkeiten, Klingeln oder Summen in den Ohren. Nasenbluten, Geruchssinn ist stark vermindert, Mundtrockenheit. Verstopfung durch Untätigkeit des Mastdarms, Stuhl hart wie Nüsse. Schmerzhafte Hämorrhoiden beim Sitzen oder Gehen. Heftiges Herzklopfen und hörbar bei Angina pectoris.

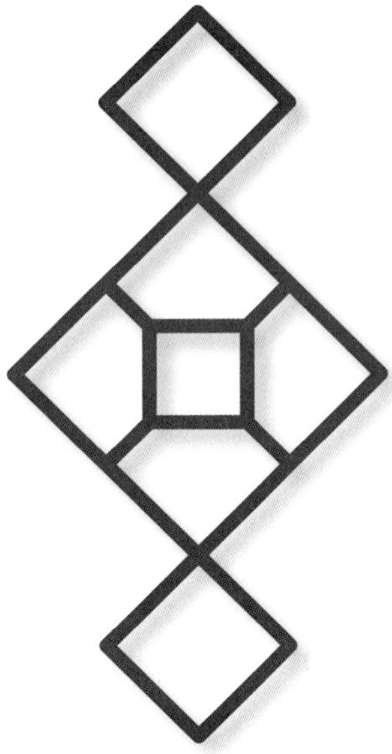

Colocynthis

Koloquinte

Das Seelenwesen

Wohin mit deiner aufgestauten Wut? Wenn du kein Ventil findest, über das du den Druck kontrolliert ablassen kannst, läufst du Gefahr zu explodieren. Das wäre schädlich für dich und alle Beteiligten. Visualisiere links und rechts neben deiner Wirbelsäule kleine Ventile vom obersten Halswirbel bis zum Steißbein. Drehe sie nun alle ein kleines Stück auf – gerade so viel, dass du genügend Dampf ablassen kannst. Stell dir dann vor, wie Dampf austritt und zwar so lange, bis nichts mehr herauskommt. Wenn aller Druck an der kompletten Wirbelsäule abgelassen ist, drehe sie wieder zu. Wiederhol dies, sobald du wieder Wut spüren kannst. Mach diese Übung immer dann, wenn es dir zu viel wird, je regelmäßiger desto besser. Sorge so dafür, dass sich künftig immer weniger anstaut.

Ich weiß um meine Ventile
und nutze sie im richtigen Maß.

Substanz

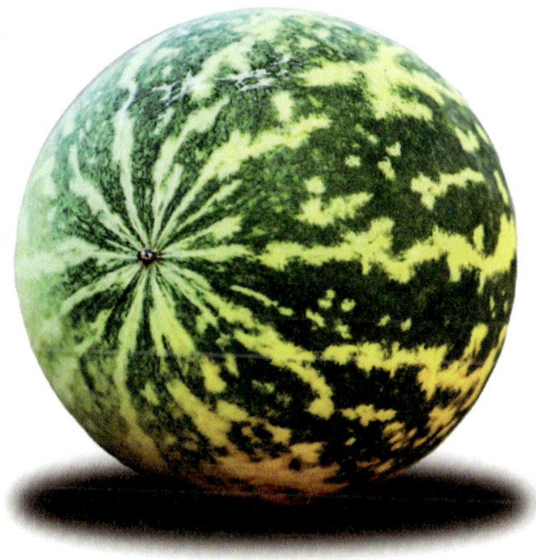

Colocynthis gehört zur Familie der Kürbisgewächse. Sie kommt in allen tropischen und subtropischen Gegenden bis 1200 Meter Höhe vor. Als Kriechpflanze kann sie Durchmesser von mehr als 2 Meter erreichen. Aus ihren gelben Blüten entwickeln sich extrem bitter schmeckende Beerenfrüchte, die Colocynthis die Beinamen »Teufelsapfel« und »Bittergurke« einbrachten. Die Koloquinte wird in Indien und Afrika gegen zahlreiche innere Beschwerden sowie als Gegengift bei Schlangenbissen verwendet.

Charakter

Ein Colocynthis-Patient ist durch das zurückliegende Erleiden von viel Ärger und Verdruss zu einem mürrischen, verdrießlichen und ungeduldigen Wesen geworden. Er ist schnell beleidigt und will keine Antworten geben. Den für ihn typischen Schmerz in Unterbauch, Magen und Darm empfindet er als schneidend, einschnürend oder so, »als ob die Eingeweide zwischen Steinen eingeklemmt« würden. Die Symptome treten anfallartig nach Ärger oder Entrüstung auf und sind von heftigen, krampfigen Schmerzen, Unruhe und Taubheitsgefühlen begleitet. Einem stets verspürten Harndrang kann er nicht nachgeben, sondert aber während der Schmerzattacken reichlich übelriechenden Urin ab.

Einsatzgebiete

Koliken, Kopfschmerzen, Durchfall, Bauchschmerzen, Menstruationsschmerzen, Muskelkrämpfe, Trigeminusschmerzen. Kneifender, krampfartiger Schmerz, häufig von der Nabelgegend in Wellen ausgehend. Auslöser sind meist Zorn und Ärger sowie Kälte. Durch Krümmen wird der Schmerz besser. Unverträglichkeit von Früchten oder Kartoffeln. Ischias mit reißenden, schießenden Schmerzen, die bis in die Beine ausstrahlen und sich durch Berührung weiter verschlimmern. Der Patient hat das Bedürfnis, das Bein an sich heranzuziehen.

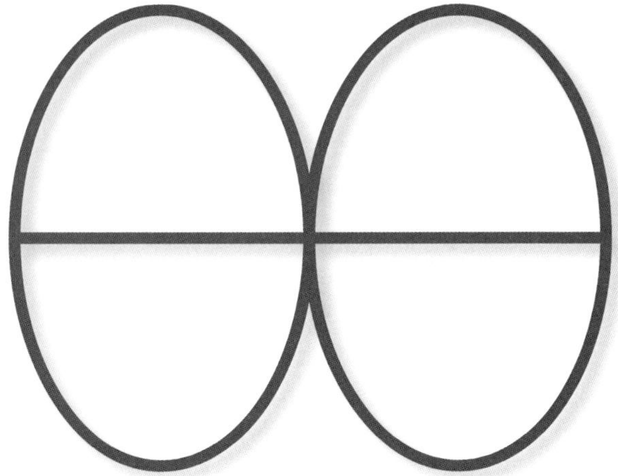

Conium maculatum

Gefleckter Schierling

Das Seelenwesen

Ein »Schulwechsel« steht an für dich. Bis jetzt bist du »gut erzogen« worden. Du hast gelernt, wie du dich zu verhalten hast, was richtig ist und gerecht und wie man sich abhärtet, und dass man nicht seinen Trieben erliegen soll. So weit, so gut. Jetzt aber überprüfe, wohin dich diese Schule gebracht hat. Zu Askese, Verhärtung, Enthaltsamkeit, krampfhaftem Lachen oder Gefühlslähmung? Oder zu geistiger Erschöpfung und Gleichgültigkeit? Oder zu einem braven Leben in einer Gesellschaft voller Normen und Regeln, die den freien Geist in die Knie zwingen. Du kannst dich jetzt entscheiden, dass du genug gelernt hast in dieser Schule. Jetzt drehe dich um, und entdecke die Verlockung: Die Schule der Liebe und des Lebens wartet auf dich. Es ist eine Schule der Intuition, wo du spüren lernst, was zu dir passt und was an Großartigem das Leben zu bieten hat.

Ich wechsle in die Schule der Liebe, und ich freue mich darauf!

Substanz

Der Gefleckte Schierling ist eine bekannte Giftpflanze, die Sokrates zum Verhängnis wurde (er trank den »Schierlingsbecher«). Der hohlstängelige Doldenblütler wächst vorzugsweise auf Lehmböden, Schutthalden, an Weg- und Ackerrändern. Conium maculatum gehört zu den giftigsten Pflanzen überhaupt. Hauptinhaltsstoff ist das Coniin, ein giftiges Alkaloid, das zu Lähmungen führt. Zur Herstellung homöopathischer Mittel wird das blühende Kraut verwendet.

Charakter

Conium-Patienten zeigen sowohl psychische als auch körperliche Lähmungserscheinungen. Ursache ist ein (elterliches) Umfeld, in dem es streng moralisch und rigide zugeht. Es werden strenge (Ernährungs-)Richtlinien gepredigt, und man fühlt sich als etwas Besseres, weil man diese selbst auferlegten Ideale verfolgt. Conium heißt auch das »Mittel der Priester und Mönche«. Aufgrund dieser Einstellung und Lebensweise wird aber die vitale Lebenskraft inklusive der Sexualität unterdrückt. Deshalb kommt es geistig zu Erstarrungen und körperlich zu Lähmungen oder wegen des Unterdrückungsthemas auch zu Tumoren. Die Patienten sind innerlich erstarrt, geistig träge, vergesslich und ohne Anteilnahme.

Einsatzgebiete

Verhärtete Drüsen, geschwollene Lymphknoten, auch in der Krebstherapie. Conium-Salbe wird bei gutartigen Hauttumoren eingesetzt. Prostatavergrößerung, Hodenverhartung, Impotenz. Spastische und schlaffe Lähmungen der Muskulatur. Erschöpfung, Altersschwäche, Gefäßverkalkung, Schwindel (Vertigo). Altersbedingte körperliche Auszehrung, gepaart mit Verdruss, mangelndem Antrieb und Hypochondrie. Zittriger Gang, schlaffe Lähmungserscheinungen der Gliedmaßen. Typischer Altershusten, trockener, krampfartiger Reizhusten, Altersasthma.

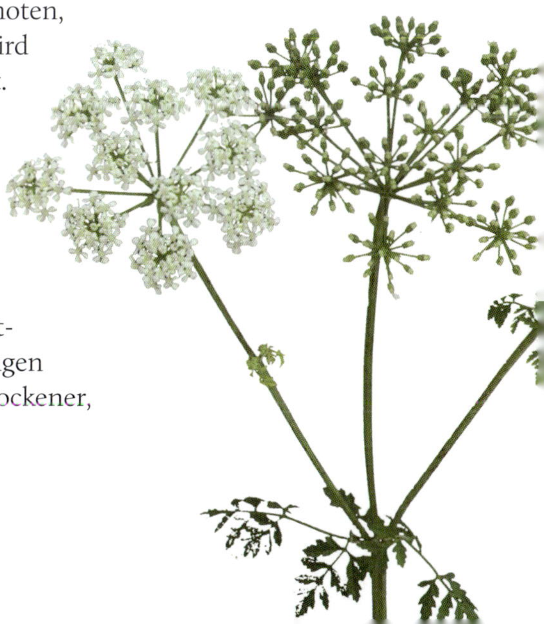

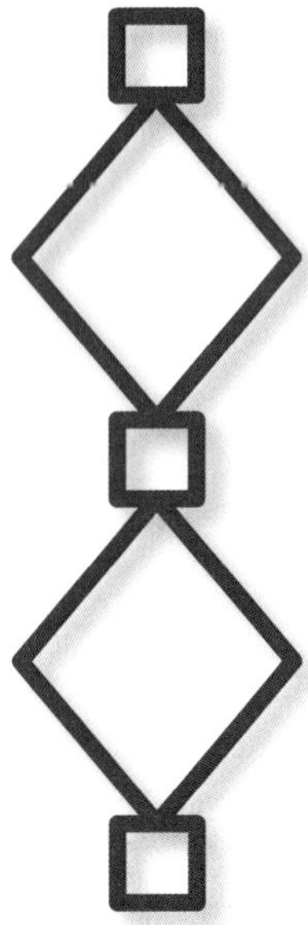

Cuprum metallicum

Kupfer

Das Seelenwesen

Es gibt so viel Schönheit auf der Erde und im Universum. So viele leuchtende Sterne sind für dich da. Es ist Zeit, stehen zu bleiben, ganz tief durchzuatmen, dich zu entspannen und dich selbst wieder spüren zu lernen. Das geht nur, wenn du innehältst, nicht mehr vor dir selbst wegrennst und auch nicht mehr den anderen hinterherrennst. Streck deine Nase in die Luft, und lass dich berühren vom rötlich-goldenen Strahl der Venus, der Schwester der Erde. Lass die Liebe und Schönheit in dir erwachen, sie möchte jetzt gefühlt und gelebt werden und dein Leben erfüllen. Sei es dir wert, und nimm das Geschenk an. Du bist schön, und du kannst dir ein Leben voller Schönheit und Sinnlichkeit erschaffen. Sei bereit! Das Leben stellt dir so viel Schönheit zur Verfügung.

Ich gebe mich innerer
und äußerer Schönheit hin.

Substanz

Kupfer ist ein gut formbares Halbedelmetall mit besten Wärme- und Stromleitfähigkeiten. Sein lateinischer Name cuprum ist von aes cyprium abgeleitet und bedeutet so viel wie Erz von Zypern, da es im Altertum vor allem auf dieser Insel abgebaut wurde. In der Alchemie war Kupfer der Venus zugeordnet, da aus ihm die ersten Spiegel hergestellt wurden. Im Körper ist es für die Leistungsfähigkeit, die Bildung des roten Blutfarbstoffs und die Aufnahme von Eisen wichtig.

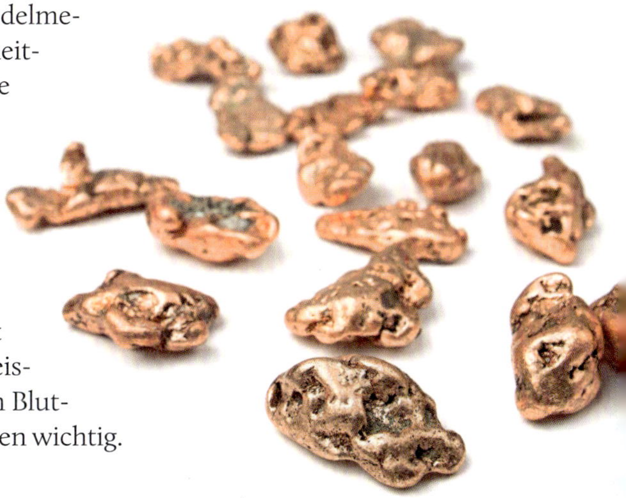

Charakter

Ein Cuprum-Patient entspricht in seinem Wesen und seiner äußeren Erscheinung ganz seinem Hauptleiden: Alles an ihm ist verkrampft, sowohl im wörtlichen wie im übertragenen Sinn. Physische Verkrampfungen äußern sich durch Fuß-, Waden- oder Oberschenkelkrämpfe, Zuckungen, in die Handfläche geschlagene Daumen, Übelkeit und einen eiskalten Körper. Ursache ist oft ein rigides Elternhaus, in dem es nicht erlaubt war, »sich gehen zu lassen«, das heißt, vitale Lebensäußerungen wie Lust und Liebe wurden unterdrückt. Das Kind musste oft viel zu früh Verantwortung übernehmen, Leistungsbereitschaft stand im Vordergrund. Wut wird stark unterdrückt und sucht in äußeren Krämpfen ihren Ausdruck.

Einsatzgebiete

Krämpfe, Keuchhusten, Asthma, Erbrechen, Durchfall, Koliken, Fieberkrämpfe, Epilepsie. Furcht vor Menschen, Verschlossenheit, Reizbarkeit, Erschöpfung sowie Lach-, Schrei- oder Weinkrämpfe. Bronchitis und krampfartige Hustenanfälle bis zum Erbrechen mit Atemnot. Der Patient hat das Gefühl einer zusammengeschnürten Brust. Kalte Getränke verbessern und lindern den Anfall. Wadenkrämpfe und Muskelkrämpfe. Autoaggression wie Nägelbeißen.

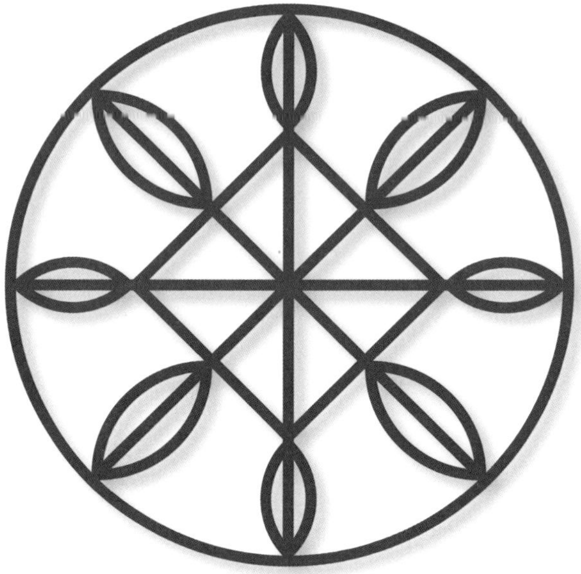

Digitalis purpurea

Roter Fingerhut

Das Seelenwesen

Dein Herz weiß, ob du im Leben zu schnell oder zu langsam unterwegs bist. Es wäre gut, wenn du wieder lernen würdest, seine Sprache wahrzunehmen. Jeder Mensch hat seinen eigenen Rhythmus, und es ist gut, diesen wiederzufinden, wenn man ihn verloren hat. So trau dich, dir Pausen zu nehmen, wenn du sie brauchst, und habe den Mut, deinen Schritt zu beschleunigen in jenen Fällen, wo du Entscheidungen hinausgezögert hast oder notwendige Änderungen nicht vollziehen wolltest. Beides blockiert dich, und dann fühlst du dich unwohl. Lebe dich selbst und deine Individualität im ewigen Auf und Ab des Lebens. Jeder Mensch lebt seinen eigenen Rhythmus, denn wir sind keine leblosen Roboter. Zusammen klingt daraus das wunderbare Konzert des Lebens.

Ich höre auf meinen inneren Herzenstakt.

Substanz

Das pflanzliche Homöopathikum Digitalis purpurea wird aus dem roten Fingerhut zubereitet, einer extrem giftigen Pflanzenart der botanischen Familie der Wegerichgewächse. Die Bezeichnung Digitalis verweist auf die charakteristische Blütenform, die ihr noch die anderen Namen Fingerkraut, Fuchskraut, Waldglöckchen oder Waldschelle verliehen hat. Zu den giftigen Inhaltsstoffen gehören hämolytisch wirkende Sapogenine, Digitalin, Digitoxin und Gitoxin, fast immer aber herzwirksame Glykoside.

Charakter

Digitalis wird verschrieben, um leichtere Herzrhythmusstörungen zu behandeln. Das Mittel hilft bei Tachykardie (Herzrasen) und beschleunigtem Puls ebenso wie bei einer zu geringen Herzfrequenz, der Bradykardie unter 60 Schlägen pro Minute. Digitalis ist ein Mittel der modernen Gesellschaft, in der Missbrauch von Alkohol und Tabak verbreitet ist. Die Herzbeschwerden verschlimmern sich zumeist bei Ausübung einer körperlich anstrengenden Tätigkeit. Digitalis wirkt herzstärkend und nimmt dem ruhenden Patienten den Eindruck, sein Herz würde aussetzen. Dieses Symptom ist in der Regel von großer körperlicher Schwäche und einem ausgeprägten Angstgefühl zu sterben begleitet.

Einsatzgebiete

Großes Herzmittel: Herzrhythmusstörungen, Herzrasen, aber auch zu niedriger Puls. Allgemein zur Herzstärkung und gegen Herzangst. Organische Kardiopathien, die häufig mit Ödembildung einhergehen. Nierenentzündungen mit Herzsymptomen und Extrasystolen als Begleiterscheinungen. Herzinsuffizienz, Vorhofflimmern, Angina pectoris, Herzasthma, Herzmuskelentzündung. Ausgeprägtes Schwächegefühl in der Brust, Schwächeanfälle. Schwindel mit Angst, ohnmächtig zu werden, Zyanose wegen Sauerstoffmangel.

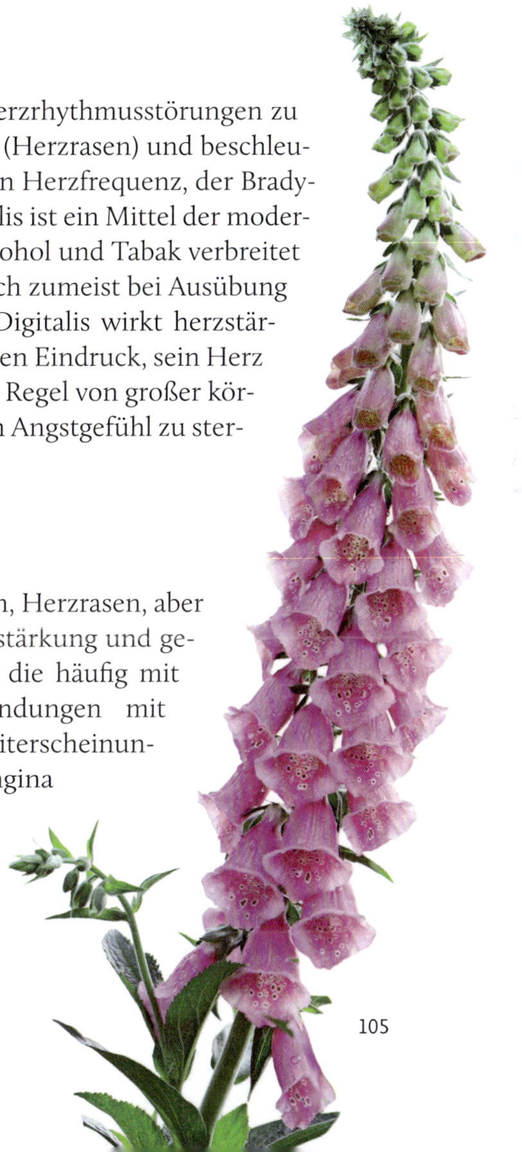

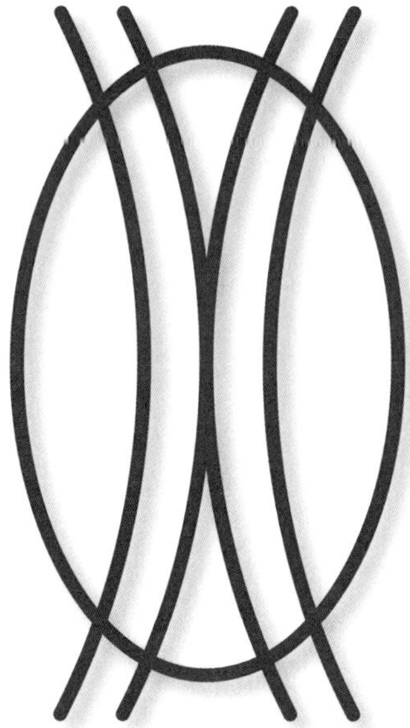

Dulcamara

Bittersüßer Nachtschatten

Das Seelenwesen

Du hast dein eigenes Territorium und deinen eigenen Standpunkt eingenommen und bewachst die Außengrenzen manchmal allzu misstrauisch. Hast du bemerkt, dass du ein Teil des Ganzen bist und dass jetzt alle Menschen mehr denn je auf ein gemeinsames Ziel hinarbeiten sollten? So gewinne Vertrauen in die Zukunft, in dich und die anderen, und werde zum Magneten für ein neues Bewusstsein des Friedens. Erwache aus deinem Dornröschenschlaf, öffne deine Augen, blick dem klaren Himmel entgegen, und gestalte die Realität des Lebens bewusst mit. Die Transformation ist schon im Gange. Geh mit! Ja, das Leben ist bittersüß – mal so, mal so. Aber jede Medaille hat nun mal zwei Seiten, und das macht sie so wertvoll. Betrachte jede Seite mit Muße und Ehrfurcht, und Wunder können möglich sein.

Meine Schwingungen
gehen in Resonanz mit der Erde.

Substanz

Solanum dulcamara, der Bittersüß, gehört zu den Nachtschattengewächsen. Er ist über weite Teile Nordafrikas, Asiens und Europas verbreitet. Aus seinen violetten Blüten entwickeln sich längliche Beeren, deren Gehalt an toxischen Alkaloiden und Saponinen mit der Reife immer mehr zurückgeht, sodass die voll ausgebildeten Früchte kaum noch Giftstoffe enthalten. Im Mund entwickeln sie einen zunächst bitteren, nachfolgend aber umso süßeren Geschmack. Daher der Name »Bittersüß«.

Charakter

Ein Dulcamara-Patient ist häufig blond oder rothaarig, hat Sommersprossen und neigt zu Fettleibigkeit, auch weil er sich wenig bewegen mag. Aus Selbstschutz und Unsicherheit reagiert dieser Typus oft barsch und unfreundlich auf seine Mitmenschen. Sobald man ihn näher kennt, kann er auch seine mitfühlende Seite zeigen und dann sogar liebenswert sein. Er reagiert ausgesprochen empfindlich auf Kälte und Nässe und ist überhaupt sehr wetterempfindlich. Wenn nach heißen Tagen kalte Nächte folgen oder der Mensch durchnässt wurde, folgen körperliche Probleme unterschiedlichster Art. Dulcamara wurde auch mit Erfolg bei Menschen, die in Sumpfgebieten leben, eingesetzt.

Einsatzgebiete

Erkältungen, Herbstdurchfall und asthmatische oder rheumatische Beschwerden. Lippenherpes, verursacht durch Kälte und Nässe, sowie bei Frauen vor der Regelblutung. Alles ausgelöst oder verschlimmert durch Nässe und Kälte. Besserung durch Wärme. Rheuma, rheumatische Beschwerden und steife Gelenke, die sich durch Nässe und Kälte oder durch feuchte Kleidung verschlechtern. Erkältungen, Mittelohrentzündung, Blasenentzündungen, Hexenschuss, Nervenschmerzen. Wichtiges Mittel bei Entzündungen von Harnwegen und Blase sowie Nierenreizungen.

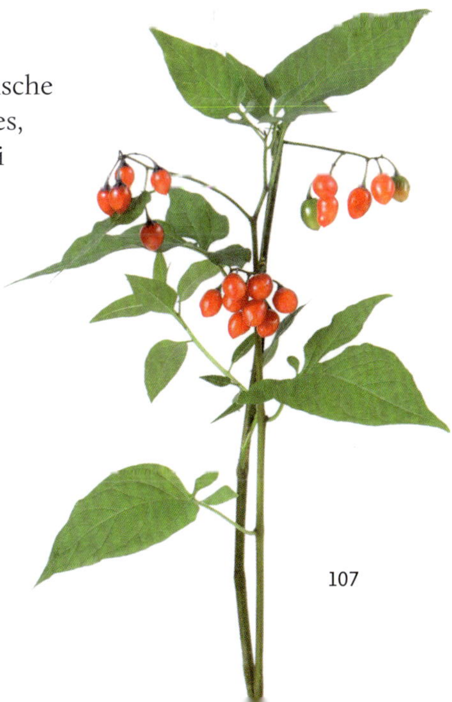

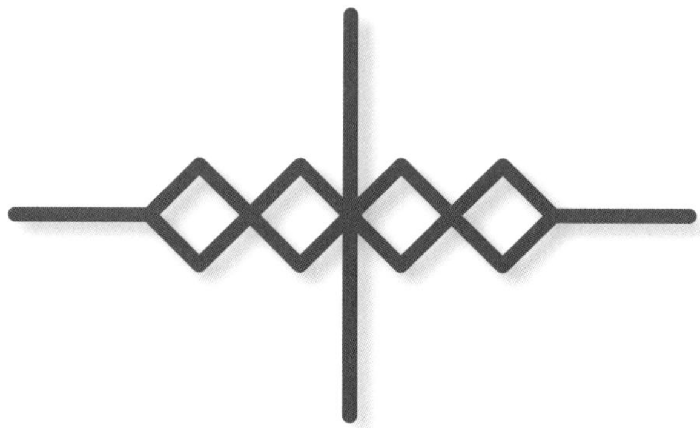

Echinacea

Sonnenhut

Das Seelenwesen

Du darfst jetzt vieles loslassen, was vielleicht schon sehr lange in deinem Inneren schwelt, wie ein Brand, der immer wieder aufflackert. Durch Kontrolle wirst du den Herd nicht löschen können. Das kann sich in schlimmen Infektionen oder einer Immunschwäche äußern. Lass davon ab, nach Rache zu sinnen, das verletzt dich nur selbst, und deine Wunden werden dadurch nur genährt. Entscheide dich jetzt dazu, wirklich und vollständig zu heilen, indem du die Vergangenheit loslässt, so schwer sie auch gewesen sein mochte. Erinnere dich an deine Wurzeln und dass sie tief in Mutter Erde verankert sind. Stück für Stück gibt dir diese Gewissheit die notwendige Struktur zurück, die dein Körper braucht, um die Reise auf dieser Erde in deiner ganzen Kraft fortzusetzen.

Durch Loslassen
gelange ich auf die nächsthöhere Ebene.

Substanz

Der Sonnenhut gehört zu den Korbblütlern und kommt ursprünglich aus Nordamerika. Echinacea leitet sich vom griechischen Wort für »Igel« ab und deutet auf das igelförmige Blüteninnere. Die Wurzel enthält unter anderem Echinacosid, ätherische Öle und Harze. Die Indianer zerkauten sie, um Hals- und Zahnschmerzen zu lindern. Echinacea ist ein anerkanntes Heilmittel. Die Homöopathie verwendet die ganze frische Pflanze zur Blütezeit.

Charakter

Echinacea-Patienten haben ein schwaches Herz und/oder Schmerzen in der Herzgegend. Sie sind ohne Antrieb, bewegen sich sehr langsam und sind geistig erschöpft. Emotionale und vergangene körperliche Verletzungen heilen schlecht. Echinacea ist ein Stärker der »echten« Abwehrkräfte, also des inneren Immunsystems und nicht nur ein Bewahrer der äußeren Fassade, die der Betroffene sich aufgebaut hat. Diese Fassade aufrechtzuerhalten wird irgendwann sehr anstrengend, weswegen Erschöpfung des ganzen Körper-, Seele- und Geistsystems eintritt. Auch eine Anamnese mit früherer Blutvergiftung weist auf Echinacea als geeignetes Mittel hin.

Einsatzgebiete

Zur Stärkung des Immunsystems. Bei bakteriellen Infektionen, Atemwegserkrankungen, eitrigen Hauterkrankungen und Entzündungen der Lymphgefäße. Generelle Infektanfälligkeit, Müdigkeit, schlecht heilende Wunden, Blutvergiftung. Wiederkehrende Fieberschübe mit deutlichem körperlichem Abbau und Benommenheit. Hautausschläge mit Eiterbildung, Lippen- und Genitalherpes, Herpes zoster (Gürtelrose). Schlecht heilende Haut bei Diabetes, Verbrennungen oder Tierbissen, Eiterbeulen, Furunkel, Karbunkel, Abszesse, Unterschenkelgeschwüre (Ulcus cruris).

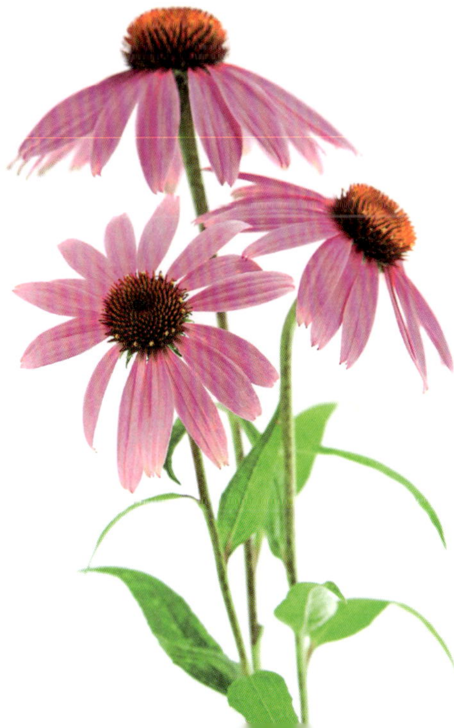

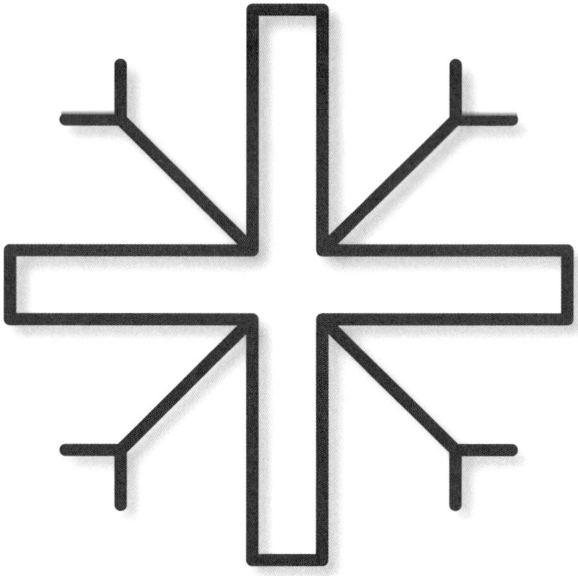

Ferrum metallicum

Eisen

Das Seelenwesen

Du hast bewiesen, dass du es kannst. In deinem Herzen bist du ein Krieger, eine Kriegerin. Was immer du tun wolltest in deinem Leben, hat meistens gut geklappt, und wenn nicht, hast du es vom Tisch gewischt und mit einem noch besseren Konzept aufgewartet, das du dann auch mutig umgesetzt hast. Alle Achtung vor so viel Zielstrebigkeit und Disziplin! Sei achtsam, dass dein Kapital, der starke Wille, nicht überbordet und du dich nicht plötzlich im Kampf befindest und in der Energie des »Dagegenseins«. Der Anflug eines Zweifels mag sich bei dir einstellen, was nicht unbedingt ungesund für dich ist. Zweifel lassen dich nach innen horchen und vielleicht eine leise Stimme entdecken: Es ist die deines Herzens! Wenn du dieser Stimme folgst, wirst du ganz.

Man sieht nur mit dem Herzen gut.

Substanz

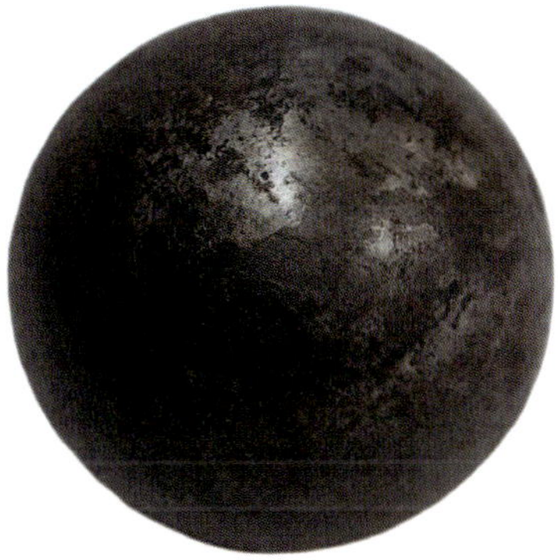

Unter allen Schwermetallen kommt Eisen auf der Erde am häufigsten vor. Es wird aus Erzen gewonnen. Zur Waffenherstellung wurde es bereits im frühen Ägypten genutzt. In kristalliner Form findet es sich in Gesteinen und wird darum auch zu den Mineralien gezählt. Im lebenden Organismus gehört Eisen zu den wichtigsten Grundstoffen, um Sauerstoff zu transportieren und zu speichern.

Charakter

Entsprechend dem Charakter dieses Metalls hat der Ferrum-metallicum-Klient einen »eisernen Willen« und »eiserne Vorsätze«, die es wenn nötig mit »eiserner Faust« durchzusetzen gilt. Widerspruch wird möglichst gar nicht toleriert, denn die eigene Meinung zählt am höchsten. Stur und mit eiserner Disziplin folgt er dem einmal eingeschlagenen Weg. Beharrlichkeit und Routiniertheit zeichnen ihn aus. Die bevorzugten Spiele der Kinder sind Ritterspiele mit Schwert und Rüstungen. Eisen hilft bei Blutarmut und für den Einsatz des homöopathischen Mittels sind plötzliche Rotfärbung des sonst blassen Gesichts, rote Ohren und roter Kopf nach Anstrengung und rote Wangen bei Infekten wegweisend. Die Patienten haben häufig Nasenbluten und Hämatome. Gliederschmerzen treten auf der rechten Seite auf. Nachts verspüren sie tief sitzende Rückenschmerzen, ein Bohren in der Schulter und Reißen in den Extremitäten bei geschwollenen Händen. Es kommt zu nächtlichem Harndrang mit häufigem Einnässen.

Einsatzgebiete

Kopfschmerzen, Husten, Erbrechen, Durchfall, Nervenschmerzen, Atemnot, Bindehautentzündung, Bettnässen, Erschöpfungszustände, rheumatische Beschwerden. Man verwendet das Mittel, um Immunsystem und Blutkreislauf zu unterstützen sowie zur Anregung der Blutbildung. Es hilft bei Kopfschmerz, Schwindel und Verdauungsschwächen, um Knochen, Gelenke und Muskeln zu kräftigen und rheumatische Beschwerden zu lindern. Bei Fieber und Entzündungen wird es in der Anfangsphase verabreicht, um den Krankheitsverlauf abzumildern und die Heilung zu beschleunigen.

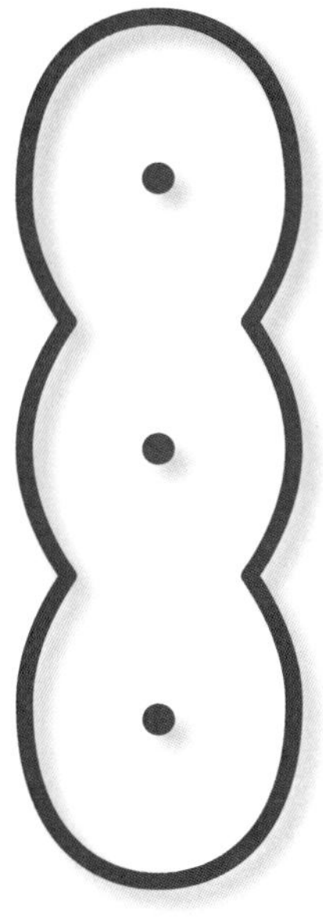

Gelsemium

Gelber Jasmin

Das Seelenwesen

Sitzt du wie ein Häschen in der Grube? Immer zu ängstlich, einen Befreiungssprung zu wagen? Ist dir das nicht langsam zu eng und zu starr? Sieh nach oben, dort ist das Licht, und es ist nicht weit. Nimm einfach Anlauf und los geht's. Spring! Befreie dich von deinen selbst auferlegten Ketten, und überwinde deine Angst vor Situationen, die unweigerlich immer wiederkommen werden. Werde jetzt aktiv, warte nicht länger. Übernimm die Verantwortung für dein Leben, und Selbstregeneration und Selbstheilung werden nicht lange auf sich warten lassen. Du wirst spüren, wie schön es ist, sich der eigenen Identität zu nähern und dein Leben vollumfänglich zu leben. Auch andere wunderbare Häschen sind auf dem Weg hinaus. Sie werden dir begegnen und dir erfreuliche und inspirierende Dinge erzählen!

Ich befreie mich und lebe mein wahres Leben.

Substanz

Obwohl der botanische Name des gelben Jasmins auf seine Ähnlichkeit mit anderen Jasminpflanzen anspielt, ist er mit diesen nicht verwandt. Gelsemium sempervirens ist eine immergrüne Liane. Wegen der Form seiner angenehm riechenden Blüten trägt der gelbe Jasmin den Beinamen »Dufttrichter«. Allerdings kann weder diese schmeichelhafte Bezeichnung noch seine Attraktivität darüber hinwegtäuschen, dass er als »Giftjasmin« starke toxische Eigenschaften besitzt.

Charakter

Die Basis von Gelsemium sind konkrete und lähmende Ängste, die tief in uns verankert sind. Gelsemium hat eine starke Affinität zum Nervensystem; der Betroffene ist nervös, sensibel und reizbar. Seine ständige Furcht zu fallen lässt ihn um sich greifen und nach Halt suchen. Dabei zeigt er körperliche Schwäche, Erschlaffung und vorübergehenden Sehverlust. Schlaf findet Gelsemium vor allem durch Erschöpfung und Gereiztheit, erwacht jedoch häufig in der Annahme, sein Herz bliebe plötzlich stehen. Eventuelle Kopfschmerzen beschreibt er als »zum Wahnsinn treibend«. Der Gelsemium-Klient ist stark erschöpft, merkt aber erst spät, dass er bereits über seine Grenzen gegangen ist, zum Beispiel durch körperliche Symptome wie Lähmungen.

Einsatzgebiete

Erwartungsangst, die lähmt, begleitet vom Gefühl des Versagens und der Ohn-macht, zum Beispiel vor Prüfungen und Bewerbungsgesprächen, oder nach schlechten Nachrichten. Körperliches Merkmal ist das Zittern. Auch geeignet bei Flugangst. Nervöser Durchfall wegen geistiger Anspannung, häufig mit Schweregefühl in den Beinen. Erkältungen und grippale Infekte mit Fieber, Kopfschmerzen, Erschöpfung. Migränemittel, vom Nacken über die Stirn zu den Augen ziehende Schmerzen, Lähmungserscheinungen, schwere, herabfallende Augenlider.

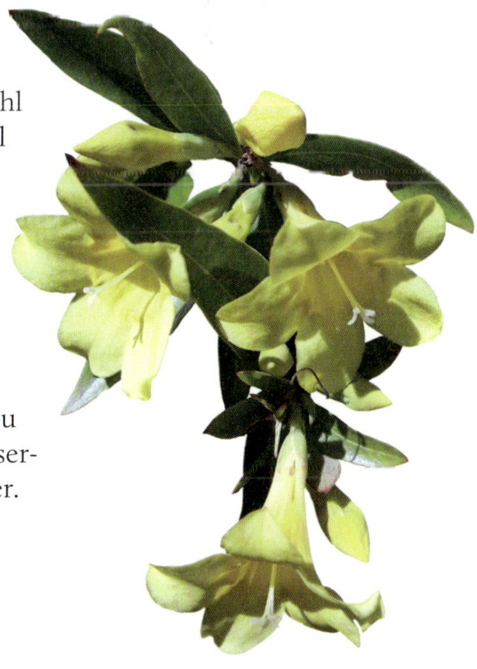

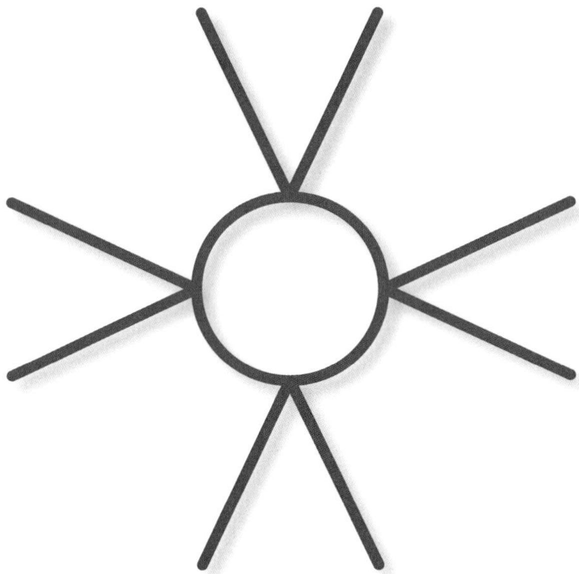

Glonoinum

Nitroglyzerin

Das Seelenwesen

Erlaube dir, dich aus der Hitze des Gefechts zu entfernen. Krieg, Zerstörung und Aggression haben schon genügend Schaden angerichtet, und es hilft weder dir noch anderen, wenn du noch länger verweilst. Auch wenn es manchmal so erscheint: Kriege und Aggressionen gehören nicht unbedingt zum menschlichen Zusammenleben dazu. Frieden ist möglich. So gehe jetzt einen anderen Weg, sonst könnte die Erschütterung zu groß für dich sein. Dein Erwachen zu dir selbst hat eigentlich schon eine Initialzündung erhalten und dich zur Umkehr aufgefordert. Muss es noch lauter werden, damit du hinhörst? Schüttle die Verwirrung ab, erweitere dein Herz, konzentriere dich auf das Wesentliche, und finde die Erlösung, derer du bedarfst. Das ist der beste Schutz vor weiteren Erschütterungen in deinem Leben.

Ich tauche ein in die Kühle des Stroms und kläre mich.

Substanz

Nitroglyzerin ist ein Gemisch aus Schwefel- und Salpetersäure und Glyzerin. Die farb- und geruchlose Flüssigkeit kann binnen kürzester Zeit in einen gasförmigen Zustand übertreten und ist daher hochexplosiv. Ihre Entdeckung geht auf den italienischen Chemiker Ascanio Sobrero zurück, der sie aufgrund ihrer extremen Schlag- und Feuerempfindlichkeit jedoch für unnütz hielt. Erst sein Studienfreund Alfred Nobel entwickelte aus Nitroglyzerin und Kieselgur einen Sprengstoff namens Dynamit, den er 1867 zum Patent anmeldete.

Charakter

Typische Glonoinum-Patienten sind ähnlich explosiv wie das Mittel: Sie sprechen viel und sind voller Ideen, aber auch schnell gereizt und regen sich bereits bei Kleinigkeiten übermäßig auf und explodieren dann förmlich. In diesem Zustand leiden sie häufig unter Kopfschmerzen beziehungsweise dem Gefühl, dass ihr Haupt riesig ist und ihr Gehirn Wellen schlägt. Sie sind stets unruhig und möchten immerzu herumlaufen. Ihr in Wallung geratenes Blut verursacht Gesichtsröte, Brusthitze und Ohnmachtsanfälle. Das Herz poltert, flattert und ändert seinen Rhythmus; mitunter ist es bis in die Fingerspitzen zu spüren. Gut für Menschen, die in einer heißen Umgebung oder unter starkem Licht arbeiten.

Einsatzgebiete

Beschwerden, die durch Hitze ausgelöst werden. Sonnenstich, Hitzschlag, Hitzewallungen, Bluthochdruck. Zur Regulierung des Blutkreislaufes zwischen Kopf und Herz, auch bei Schlaganfall oder Herzinfarkt. Verwirrungszustände mit Schwindel und eingeschränkter Orientierung. Pulsationen mit klopfenden Kopfschmerzen. Spontane Migräne mit pochendem Nackenkopfschmerz und Sehstörungen (Flimmern). Krampfartige Herzschmerzen (Angina pectoris) mit Ausstrahlung in andere Körperteile, Atemnot und Angst. Heiß einschießende Gesichtsröte.

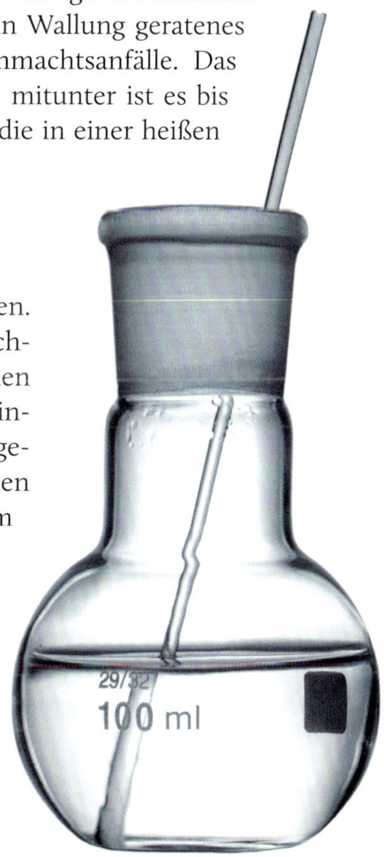

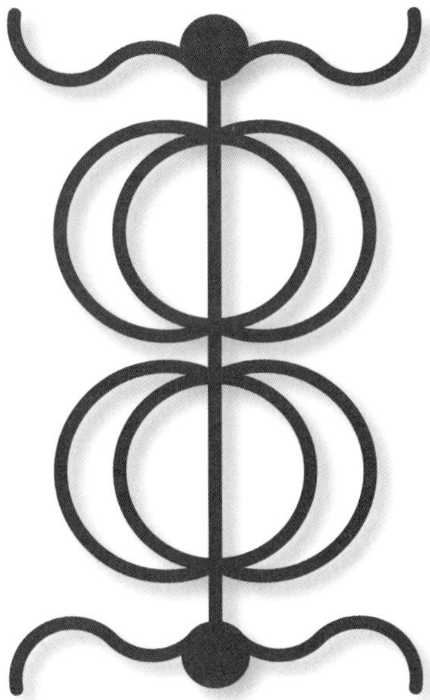

Glycyrrhiza

Süßholz

Das Seelenwesen

Bist du noch immer verärgert darüber, dass so vieles in deinem Leben nicht so funktioniert hat, wie du dir das vorgestellt hattest? Sei unbesorgt – damit bist du nicht allein. Aber nur weil die meisten Menschen das Vergangene nicht loslassen können, musst nicht auch du die gleiche Verarbeitungsstrategie des Nicht-Loslassen-Könnens wählen – zumal diese Strategie seit jeher nutzlos ist. Es ist ganz einfach deine Entscheidung, die zermürbenden Gedanken hinter dir zu lassen. Sage dir »Vielen Dank, ich brauche euch nicht mehr, und meine Schuldgefühle lasse ich auch gleich bei euch – auf Nimmerwiedersehen!«, und dann wende dich um, und gehe in Richtung der Süße des Lebens. Trau dich ruhig auch einmal, »Süßholz zu raspeln« und deine Lieben so richtig zu verwöhnen.

Ich lasse los und genieße die Süße des Lebens.

Substanz

Echtes Süßholz gehört zur Familie der Schmetterlingsblütler. Am bekanntesten ist es durch die aus der Pflanze gewonnene Süßigkeit »Lakritze«. Es kommt vor allem im Mittelmeergebiet, in Westasien und seltener kultiviert in europäischen Ländern vor. Die Wurzeln werden im Herbst geerntet. Lakritze enthält Glycyrrhizin, ein Gemisch aus Ammonium- und Calciumsalzen. Dieses Glykosid, das der Lakritze ihren Geschmack verleiht, besitzt etwa die 50-fache Süßkraft von Rohrzucker.

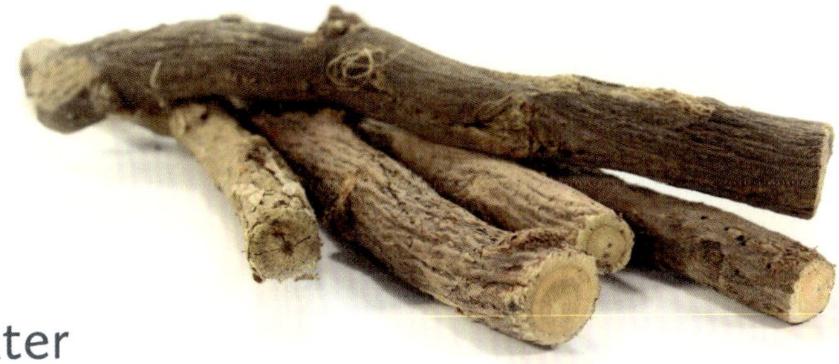

Charakter

Glycyrrhiza kann ein wunderbares Mittel sein, wenn der Patient sich von einer schweren Krankheit erholen muss und die Rekonvaleszenz nicht so richtig vorankommt. Er ist müde und schlapp, und es fehlt ihm jegliche Energie, sich zu irgendeiner Tätigkeit aufzuraffen. Ursache kann auch ein ermüdetes oder aufgrund von ständiger Überreizung erschöpftes Nervensystem sein. Typische Träume sind, vor Verfolgern wegrennen zu wollen, aber nicht von der Stelle zu kommen oder im Morast festzustecken und immer tiefer zu sinken, oder die Beine bewegen sich in Zeitlupe oder kommen nicht von der Stelle. Ein verstärktes Verlangen nach Lakritze kann ein Hinweis auf Süßholz sein.

Einsatzgebiete

Katarrhe der oberen Luftwege. Entzündungshemmende und krampflösende Wirkung. Atembeschwerden, Atmungseinschränkung, Lungenödem, bräunlich gefärbter Auswurf bei Husten. Übersäuerter Magen, Magendrücken, Magenbeschwerden. Verdauungsbeschwerden, Schleimhautentzündungen, Darmentzündungen. Zur unterstützenden Therapie bei Magen- und Zwölffingerdarmgeschwüren sowie bei Magenschleimhautentzündung. Nervöse Erschöpfung, Taubheitsgefühle, Kribbeln in Fingern und Händen.

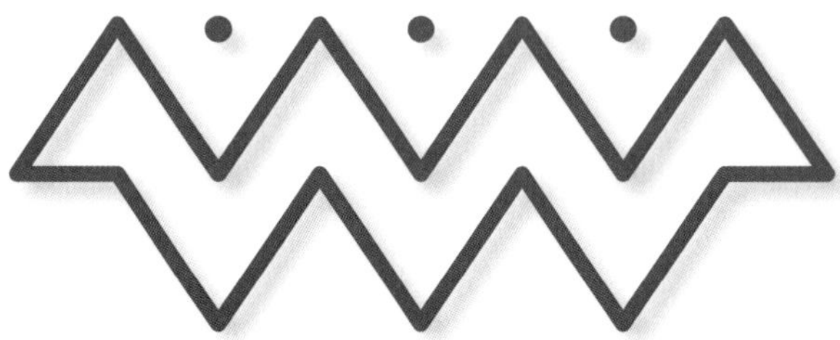

Hekla lava

Lava aus Island

Das Seelenwesen

Der Schlund der Hölle befindet sich nicht in den Tiefen von Mutter Erde, wohl aber eine extrem große Kraft, die den Mächtigen aller Zeiten so gewaltig erschien, dass sie dir einreden wollten, es wäre gefährlich für dich, sie zu nutzen. DU selbst bist aber diese Kraft! So lass dich nicht länger belügen, und erinnere dich an den feurigen fließenden Strom in deinem Inneren. Er ist dein Reservoir für Lebenskraft und speist sich aus der unendlichen Energie des Universums. Nimm dir dein Wissen und dein Recht zurück, und nutze ab jetzt dein *ganzes* Potenzial. Befreie dich von allen, die dich davon abhalten wollen! Spüre dich wieder mehr selber, indem du mehr Sport oder Körperübungen machst, in Wald und Wiesen oder am See unterwegs bist und regelmäßig deine Muskeln fühlst. Die bessere Körperenergie wird dich auch zufriedener im Geist machen.

Ich bin Teil der gewaltigen Kraft der Mutter Erde.

Substanz

Hekla lava findet sich ausschließlich am Vulkan Hekla auf Island. Die Asche enthält reichlich Eisenoxid, Magnesium-, Aluminium- und Calciumsilikate. Eine Studie, die sich mit den Auswirkungen des Ausbruchs auf die Natur beschäftigte, wies bei Schafen und Pferden, die nach einem Vulkanausbruch an den Hängen des Vulkans grasten und dadurch Vulkanasche zu sich nahmen, ungewöhnlich häufig Knochenauswüchse vor allem im Kieferbereich nach.

Charakter

Generell weisen die Patienten seit Kindesalter stark kariöse, sehr druckempfindliche Zähne mit gehäuften Zahnwurzel- und Zahnfleischentzündungen auf. Man hat weiche Knochen und neigt zu Knochenbrüchen. Das Mittel beschleunigt Entzündungsprozesse und das Abfließen von Eiter. Begleitend kann Hekla lava bei bösartigen Knochen- und Kiefertumoren angewendet werden. Im Mittelalter wurde am Gipfel der Hekla das Tor zur Hölle vermutet. Das ist unter anderem darauf zurückzuführen, dass ein Ausbruch des Vulkans im Jahre 1104 die Besiedelung eines ganzen Tales, des oberen Þjórsádalur, verhinderte. Im lateinischen Text wird auf die Seelen der Verdammten angespielt, die sich darin befinden sollen.

Einsatzgebiete

Abszesse, Eiteransammlungen an Zahnwurzeln, Rheuma, Fersensporn, Überbeine und andere Knochenauswüchse. Chronische Karieserkrankungen. Tumoren an Nasen- oder Kieferknochen. Überlastung und Entzündung der Kniegelenk-Patella (Morbus Osgood Schlatter), Osteoporose, Rückenschmerzen. Augenentzündungen oder Fisteln an den Augen. Geeignet nach zahnärztlichen oder kieferchirurgischen Eingriffen. Erkrankungen des Stütz- und Bewegungsapparates. Zahn- und Kopfschmerzen treten häufig in Kombination auf.

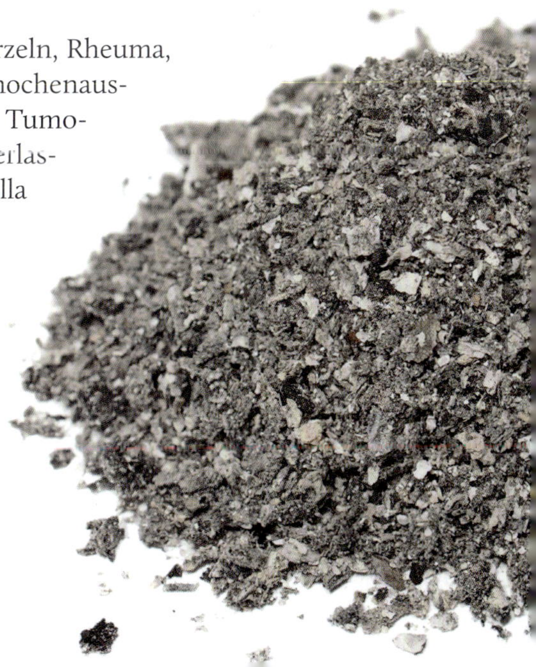

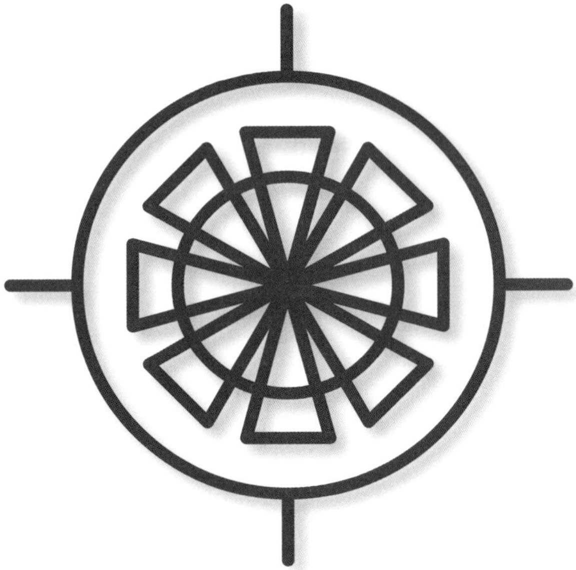

Hypericum

Johanniskraut

Das Seelenwesen

Du bist ein sehr sensibles Wesen, das leicht in die ätherischen Ebenen der Welt entgleiten kann. Das Licht zieht dich an wie die Motten, aber wenn du zu nahe kommst, dann gerätst du in Gefahr. Bodenhaftung ist für dich ebenso wichtig wie deine Höhenflüge, denn du bist auch ein Kind der Erde. Du hast genug Sonne in deinem Herzen, dass du die dunkle Zeit mit Licht erfüllen kannst. Wozu dann die Trauer? Reinige deine negativen Gedanken, und achte auf deine Ausdrucksweise. Hol das Bewusstsein der göttlichen Anbindung in dir hervor, und lebe deine Intuition und deine spirituelle Weisheit. Vielleicht ist es gut, dich eine Zeit lang von negativen Menschen oder krank machenden Situationen ganz zurückzuziehen. Das dient nur deiner vollkommenen Genesung. Du wirst strahlender wieder hervorkommen.

Ich lasse die Sonne in mein Herz
und Licht in all meine Zellen.

Substanz

Hypericum perforatum, das echte Johanniskraut, gehört zu den sogenannten Hartheugewächsen. Als anerkannte Heilpflanze wird Johanniskraut in allen Verbreitungsgebieten landwirtschaftlich angebaut. Die gelben Blätter enthalten den roten Farbstoff Hypericin, der bei Hautkontakt im Sonnenlicht Verfärbungen hinterlässt. Das aus den Blüten gewonnene Rotöl kommt im äußerlichen Gebrauch zur Anwendung.

Charakter

Heute gilt Johanniskraut als DAS Mittel gegen leichte bis mittelschwere Depressionen. Hypericum hilft bei der Heilung körperlicher und seelischer Wunden und wird auch in der Schwangerschaft oder im Wochenbett bei depressiven Verstimmungen gegeben. Entsprechend der volkstümlichen Verwendung von Johanniskraut leiden Hypericum-Patienten unter starken, nervösen Depressionen mit Gedächtnisschwäche. Sie vergessen häufig, was sie sagen wollten, und haben das Gefühl, in die Luft gehoben zu werden beziehungsweise aus großer Höhe herabzufallen. In der Polarität zwischen spiritueller Sonnen- und Lichtanbetung und Umgang mit Kälte, Winter und »grauem Alltag« werden sie hin- und hergerissen.

Einsatzgebiete

Sehr schmerzhafte Verletzungen der Nerven, Quetschungen, Stichwunden, Tierbisse. Gehirnerschütterung, Asthma, Sonnenallergie, Zahnschmerzen, Nachwehen. Verletzungen des Steißbeins (durch Sturz), des Gehirns und des Spinalkanals. Bei Folgen von operativen Eingriffen oder Gewalteinwirkungen. Nervenverletzungen, Verstauchungen und Prellungen der Wirbelsäule. Steißbeinprellung sowie geprellte oder eingequetschte Finger und Zehen. Zahnschmerzen: Schmerzen strahlen in den Ober- oder Unterkiefer aus, obwohl der Zahn entfernt wurde.

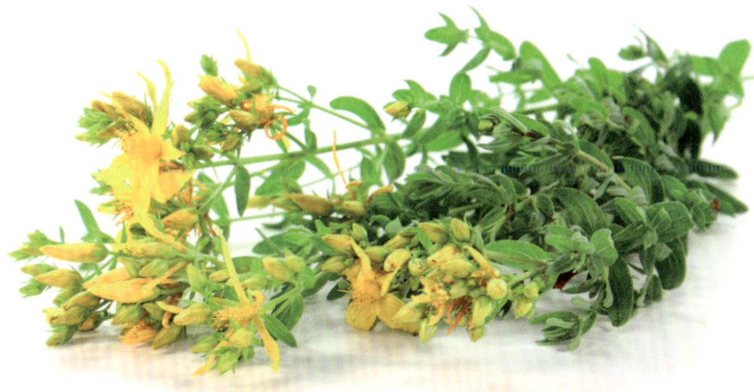

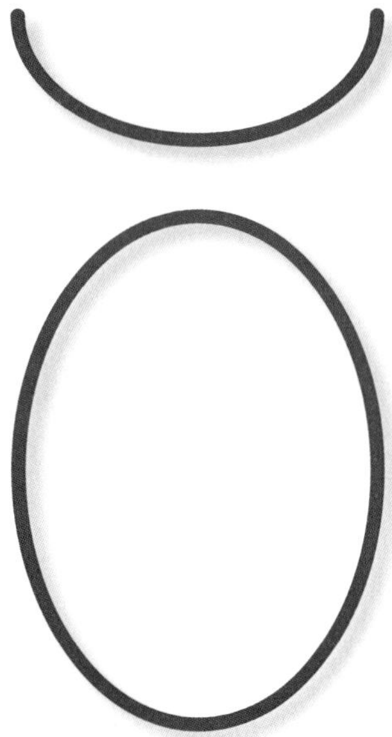

Ignatia

Ignatiusbohne

Das Seelenwesen

Dein Hunger nach Liebe, Verbundenheit und einem intensiven Leben ist riesengroß. Verständlich, denn du erinnerst dich an die Urtrennung von deiner einstigen Liebe am Anfang aller Zeiten. Im Laufe deiner Leben hast du viel Kampf und Drama um dieses Thema aufgebaut und dabei vergessen, dass DU alles bist! Nun hast du dich im Kämpfen erschöpft, und es wird Zeit, dass du Schein und Sein unterscheiden lernst. Erkenne, dass auch Leiden nur eine Idee ist und du jetzt eine wichtige Entscheidung treffen kannst: DICH selbst zu lieben, weil DU ganz bist und dein bester Partner aller Zeiten! Lerne die Wellen deiner Emotionen zu lenken und für deine Kreativität zu nutzen. Ein großes Potenzial schlummert in dir! Erkenne es, vertrau deiner Intuition immer mehr und schule sie weiter.

Ich reite auf der Welle meiner Gefühle und beherrsche sie.

Substanz

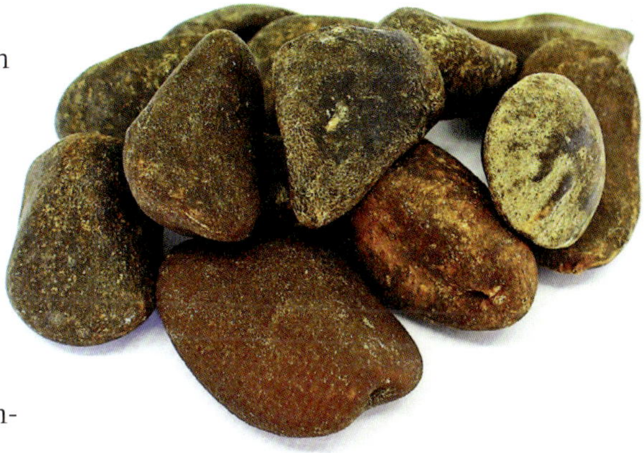

Ignatia, der Ignatiusbohnenbaum, ist ein Brechnussgewächs. Die Schlingpflanze ist in tropischen Gebieten beheimatet. Aus seinen traubenartig angeordneten Blüten entwickeln sich bitter schmeckende Beerenfrüchte wie harte Bohnen. Diese Ignatiusbohnen verdanken ihren Namen dem spanischen Priester Ignatius von Loyola, der sie gegen Beschwerden im gesamten Verdauungssystem einsetzte.

Charakter

Die Betroffenen richten an sich und ihr Umfeld hohe Erwartungen und reagieren mit Kränkung und Rückzug, wenn diese nicht erfüllt werden. Sie verfügen über eine labile Seele und ein rasches Auffassungsvermögen. Der Beiname »Mittel der Widersprüche« charakterisiert sowohl das Anwendungsgebiet als auch den typischen Ignatius-Menschen: Unterdrückte Wut, verdrängter Kummer und Enttäuschung lösen mentale, psychische und physische Erschöpfung aus. Dabei wechseln positive und negative Empfindungen einander in rascher Folge ab, können jedoch schlecht ausgedrückt werden. Paradox: Kältegefühl steigert den Durst, Übelkeit verschwindet durch Essen, und Kummer wird durch Trost verstärkt.

Einsatzgebiete

Beschwerden, die durch emotionale Belastungen ausgelöst werden, durch Liebeskummer, Trennungen o. Ä. Kummer, Migräne, Krämpfe, nervöse Magenbeschwerden, Kloßgefühl im Hals, Menstruationsbeschwerden, Schlafstörungen. Starke Reizbarkeit und Nervosität. Man möchte Tränen zurückhalten, was zu Schluchzen führt. Die Stimmung ist wechselhaft mit hysterischen Reaktionen. Körperlich kann es zu Muskelzuckungen und Spasmen im Gesicht, Hals- und Brustbereich kommen. Schlafstörungen und sehr leichter Schlaf durch Kummer.

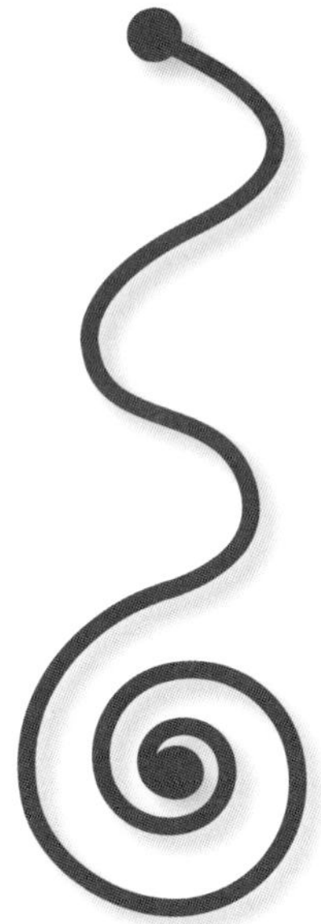

Lachesis

Gift der Buschmeisterschlange

Das Seelenwesen

Die Schicksalsgöttin Lachesis bringt alles wieder ins Fließen, was bisher bei dir gestaut oder gespalten war. Gefäße, Dualitätsdenken, Sexualität, Eifersucht. Schließe dich wieder an die Schöpfungsgeschichte an, nasche vom echten Baum der Erkenntnis und wisse, dass alles Eins ist und du deshalb niemals etwas falsch machen kannst. Du bist von Geburt an erlöst. Vertraue. Es ist die Wahrheit. Vielleicht fühlst du dich öfter vom Schicksal oder von deinem Alltagsgeschehen hin- und hergeworfen oder dir fallen Entscheidungen schwer. Mach dich vertraut mit meditativen Techniken, die dir helfen, immer wieder in deine Mitte zu finden. Jedes Gift hat auch eine große Heilkraft in sich. Du kannst dich heranwagen, aber nur wohldosiert! »Die Dosis macht das Gift.« Also wäge genau ab.

Die Extreme in mir
dürfen sich jetzt einander annähern.

Substanz

Lachesis wird aus dem Gift der in Mittel- und Südamerika heimischen Buschmeisterschlange hergestellt. Der Biss dieser Schlange kann tödlich sein. Das Gift führt zur Zersetzung des Blutes und zur Blutgerinnung innerhalb der Blutgefäße (Thrombose), aber auch zu vermehrten Blutungen. Die Bisswunde selbst verfärbt sich bläulich-rot und geht oft in einen heftigen Entzündungszustand über.

Charakter

Lachesis ist eine Arznei, die oft bei chronischen Erkrankungen eingesetzt wird, zum Beispiel bei Entzündungszuständen bis hin zur Sepsis. Lachesis-Patienten stehen unter großer innerer Spannung und versuchen, diese durch viel Reden abzubauen. Dabei springen sie gern von einem Thema zum nächsten. Sie neigen zu blauen Flecken und Blutungen und haben oft bläulich-purpurfarbene Schleimhäute. Kühle, frische Luft bessert, Enge am Hals, enge Kleidung, Hitze, Wechseljahre, Wetterumschwung ins Warme verschlechtern. Die Überempfindlichkeit gegen physischen oder psychischen Druck findet durch Ausscheidungen jeder Art Linderung.

Einsatzgebiete

Beschwerden während Pubertät und Klimakterium, Schwellungen, Hitzewallungen, Halsschmerzen, Heuschnupfen, allergischer Schnupfen, Krampfadern, bläulich-rote Entzündungen. Typisch sind linksseitige Beschwerden oder Beginn links mit Ausbreitung nach rechts. Hitzewallungen, Schweißausbrüche. Unregelmäßige Periode, die vor allem bei Verspätung zu Gereiztheit, Unterleibs- und Kopfschmerzen führt, die bei Einsetzen der Blutung schlagartig aufhören.

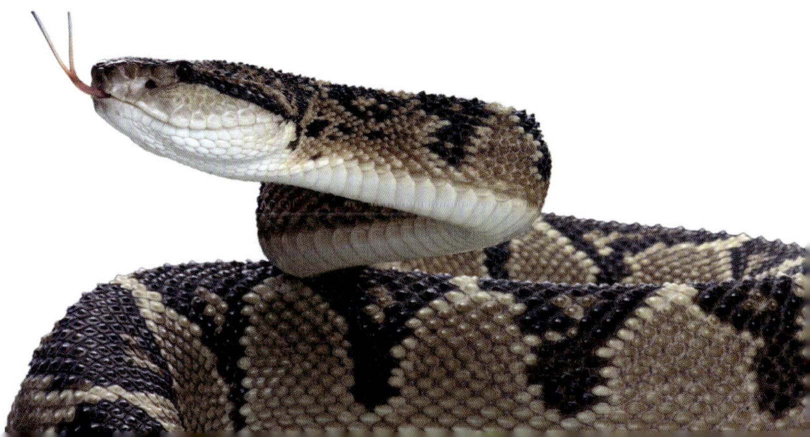

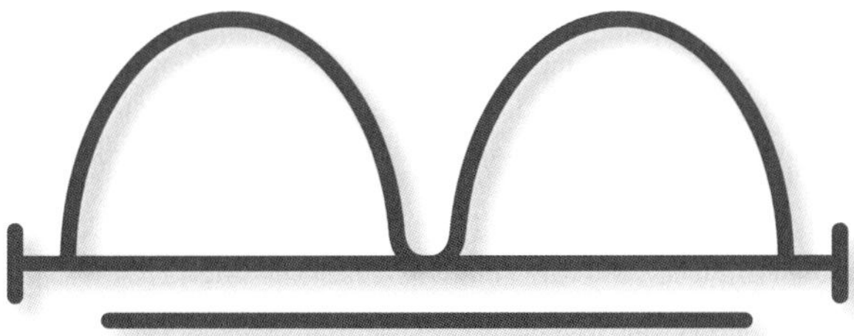

Ledum

Sumpfporst

Das Seelenwesen

Wer hat dir eingeredet, dass du klein bist? Spüre die Stimme in dir und erkenne, dass es nicht deine eigene ist. Der Missmut, der in dir lebt und dich nicht zur Ruhe kommen lässt, gehört deinem Vater oder einem deiner Vorfahren. Gebiete ihnen, jetzt zu schweigen, damit du endlich deinen eigenen Weg gehen kannst. Setze einen Schritt vor den anderen, und nimm auch die Menschen wieder wahr, die dich begleiten und wertvolle Geschenke für dich bereithalten. Du bist ein großer Geist und eine wunderbare Seele. Was brauchst du mehr, um glücklich zu sein? Alles Weitere geschieht ganz von selbst! Beschäftige dich mit dem Element des Wassers. Wie geht es dir mit trübem, braunem Wasser? Ja, es ist schlammig und unwägbar, aber es mag heilenden Schlamm enthalten. So ergründe, welche Wahrheit es enthält, auch das Wasser in dir.

Ich bin groß genug
und muss niemandem mehr etwas beweisen.

Substanz

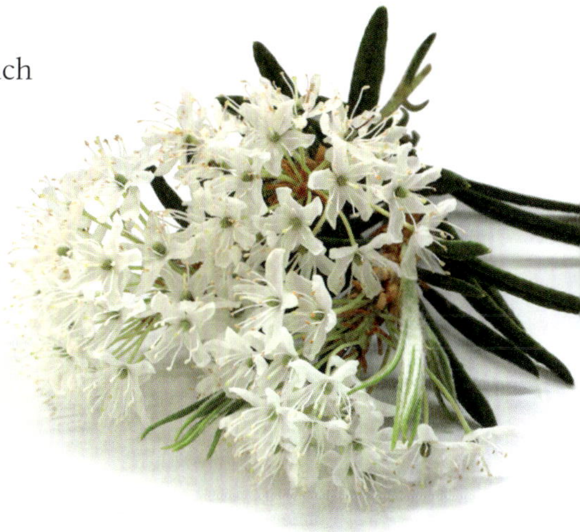

Der Sumpfporst ist ein immergrüner Strauch aus der Familie der Heidekrautgewächse. Er enthält ätherische Öle und verströmt einen angenehmen, kampferartigen Duft, der beim Einatmen Schwindel- und Rauschzustände auslöst. Diese Wirkung wurde bereits im 15. Jahrhundert zur Verstärkung der alkoholischen Wirkung beim Bierbrauen genutzt. Später fand Sumpfporst Einsatz als Mittel gegen Ungezieferbefall, Krätze und Gelenkbeschwerden.

Charakter

Ein Ledum-Patient ist ein nach außen hin erfolgreicher Typ, der gern beliebt sein möchte, zu Hause aber seinen inneren Dampf ablässt. Innerlich fühlt er sich klein, weil er einfachen Verhältnissen entstammt, für die er sich schämt, und sich sein ganzes Leben lang anstrengt hat, dem zu entwachsen. Beruflicher Aufstieg und Status sind ihm sehr wichtig, und so strampelt er in der immer gleichen Tretmühle. Die anstehenden Aufgaben rauben ihm den Schlaf, weil er sich innerlich eigentlich schwach und feige fühlt, und das kompensatorische Essverhalten und Alkohol führen letztendlich zu seinen körperlichen und psychischen »Wohlstandssymptomen«.

Einsatzgebiete

Gicht, Rheuma, Gelenkbeschwerden. Gichtschmerzen beginnen an den Füßen und steigen von unten nach oben. Häufig ziehen die Schmerzen vom Rücken über die rechte Hüfte in die linke Schulter. Üble Folgen von Insektenstichen, Tierbissen, Zecken usw., Wundinfektionen, auch bei Stichverletzungen. Insbesondere bei Zeckenbissen ist das Mittel sowohl als Soforthilfe als auch zur weiterführenden Behandlung angezeigt. Wasseransammlungen, ödematös geschwollene Gelenke und Gichtanfälle. Gequetschte, geschwollene und blaurot verfärbte Haut; beschleunigt das Abklingen »blauer Augen«.

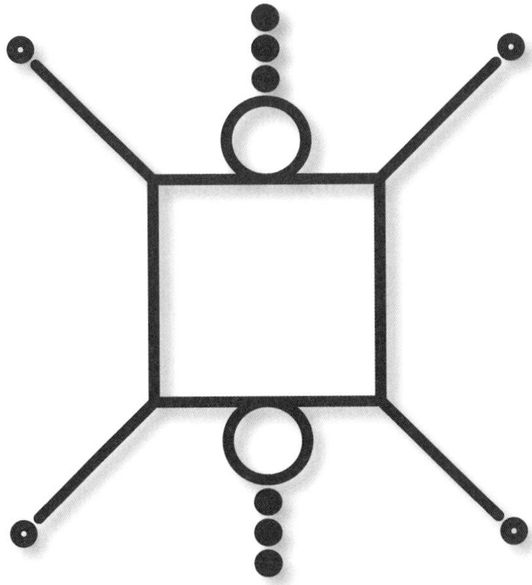

Lycopodium

Bärlapp

Das Seelenwesen

Das Kind in dir ist unsicher, ob es den Anforderungen der »großen weiten Welt« genügen kann. Nimm es an die Hand, und es wird sich wieder sicher fühlen können, dass es gut geführt wird durch neue Erfahrungen und Herausforderungen. Erkläre ihm, dass die Großen dazu da sind, die Kleinen zu unterrichten und zu beschützen, wenn es Neues zu entdecken gilt. Lass ihm Zeit, dies alles zu verdauen, und hetze es nicht. Zeige deinem Kind, dass es genauso wertvoll ist wie die Großen und dass es nicht warten muss, bis es fertig ist, denn es hat bereits alles, was es braucht. Den Rest kann es lernen so wie du! Du bist jetzt groß genug, um folgendes Spiel zu unterlassen: nach oben buckeln und nach unten treten. Überlege dir, wo du dies noch tust, und ob du nicht durch das Prinzip der Achtung, Toleranz und Aufmerksamkeit mehr erreichen kannst.

Groß und Klein sind gleich viel wert.

Substanz

Lycopodium clavatum, der Keulenbärlapp, gehört zur Gattung der Gefäßsporenpflanzen. Einst war die Pflanze riesengroß, besteht jetzt aber nur noch aus einem etwa 0,5–4 Meter langen Bodenspross und bis zu 30 Zentimeter hohen Seitenstängeln. Er trägt auch den Beinamen »Wolfsklaue«. Keulenbärlapp bildet in kleinen, gelben Ähren Sporen, die bei Kontakt mit Feuer explosiv sprühende Eigenschaften zeigen und daher von Pyrotechnikern gern als Effektmittel genutzt werden.

Charakter

Ein Lycopodium-Patient ist geistig rege, aber physisch schwach. Ebenso vielfältig wie das Einsatzgebiet von Lycopodium sind die typischen Erscheinungsbilder, die gegensätzlich und paradox wirken: Einerseits rechthaberisch und diktatorisch (in der Familie), leidet er gleichzeitig an mangelndem Selbstvertrauen und fürchtet, Stress nicht bewältigen zu können (in der Firma). Er entzieht sich dann gern der Verantwortung, trennt sich von der Familie oder nimmt sich eine Geliebte. Fühlt er sich wohl, sucht und liebt er die Gesellschaft anderer Menschen und »trumpft auf« bis hin zur Großspurigkeit. Bei Unwohlsein möchte er allein gelassen werden und zieht sich zurück. Letztendlich lässt er niemanden an sein inneres Wesen heran.

Einsatzgebiete

Probleme der Leber, Hepatitis, Fettunverträglichkeit, Aufstoßen, Blähungen, Verstopfung, aufgetriebener Bauch, Völlegefühl, Sodbrennen. Beschwerden durch Gallen- oder Nierensteine. Harndrang, Kurzatmigkeit, Hustenreiz durch Kehlkopfkitzeln. Heißhunger vor allem nachts, nach wenigen Bissen Völlegefühl. Großes Verlangen nach Süßigkeiten und Mehlspeisen. Schlechte Laune, Ängste und Druck, die täglichen Aufgaben oder neue Situationen nicht bewältigen zu können. Haarausfall, Glatze und frühzeitiges Ergrauen der Haare.

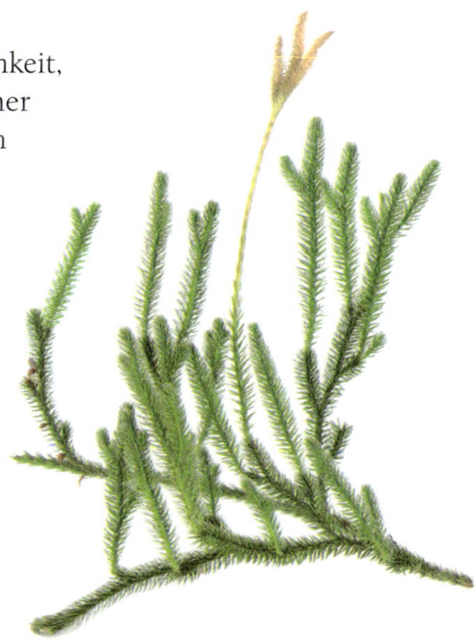

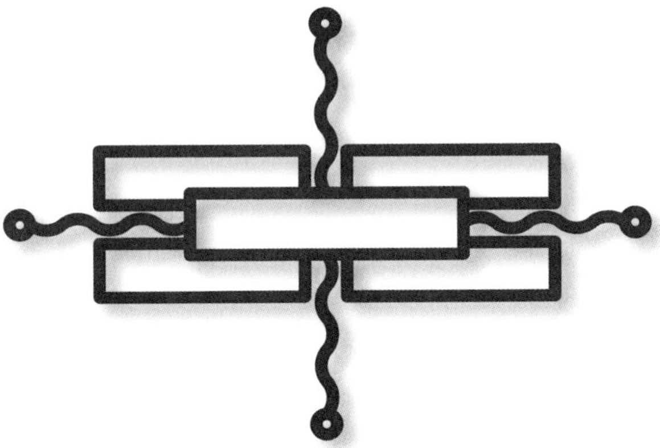

Magnesium phosphoricum

Phosphorsaures Magnesia

Das Seelenwesen

Du bist sehr feinfühlig und nimmst die Schwingungen deiner Umgebung leicht auf. Weil du sie tief und lange in dir abspeicherst, werden sie dir manchmal zur Last. Dann bist du schwerer, als es eigentlich deinem ätherischen Naturell entspricht, oder gar depressiv. Auch kann es sein, dass du dann verkrampfst an Körper, Geist oder Seele. Es tut dir gut, in die grüne Natur zu gehen oder an einen Wasserfall, dem Vogelgezwitscher zu lauschen und die fröhlichen Farben der Blüten zu betrachten. Dort kannst du deine Gedankenkrämpfe, deine unterdrückte Aggression und dein Einsamkeitsgefühl am besten loslassen. Atme ganz tief durch, finde deinen eigenen Schutzraum, nimm dir Zeit für dich selbst, und lebe befreit wie der bunte Schmetterling. So wirst du immer leichter durchs Leben gehen.

Ich stehe zu mir selbst.

Substanz

Magnesiumhydrogenphosphat findet sich zwar im menschlichen Körper und in verschiedenen Lebensmitteln, weist aber keine natürlichen Vorkommen auf. Als sogenannte »unedle Verbindung« kann es nur künstlich beziehungsweise industriell erzeugt werden und wird unter anderem als keramischer Rohstoff oder Flammenschutzmittel verwendet. In der Nahrungsmittelindustrie kommen Magnesiumphosphate als Säureregulatoren oder Trennmittel zum Einsatz.

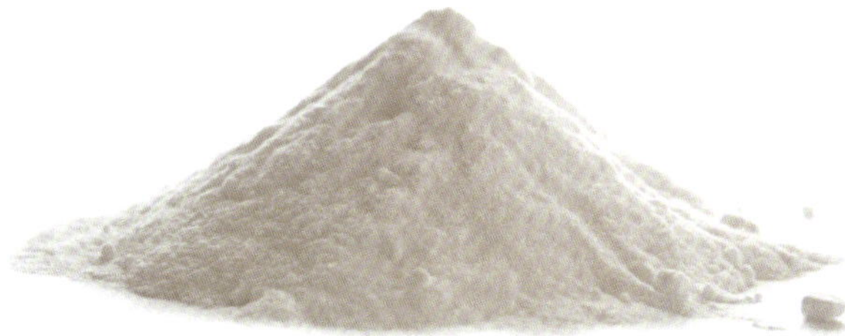

Charakter

Der Magnesium-phosphoricum-Mensch sucht die Harmonie in der Familie. Er ist sehr feinfühlig, und Streit, zum Beispiel zwischen den Eltern, belastet ihn sehr. Tief im Herzen fühlt er sich unverstanden oder sogar ungelitten und versucht, alles richtig zu machen, damit der Frieden wieder einkehrt. Man kann sich gut vorstellen, dass ein Leben im Fluss schwer möglich ist, wenn man krampfhaft und angespannt darauf bedacht ist, ja nichts falsch zu machen. Letztendlich ist der Klient hilflos und weiß nicht, für wen er sich entscheiden soll, was oft das ganze Leben lang anhält. Wenn die Zugehörigkeit noch nicht geklärt ist, zum Beispiel noch Kind oder schon erwachsen in der Pubertät, entstehen Krämpfe psychischer und körperlicher Art.

Einsatzgebiete

Muskulär oder nervlich bedingte Krämpfe aller Art. Typische Einsatzgebiete sind Wadenkrämpfe, Muskelkrämpfe und Krämpfe, die durch einseitige Belastungen wie Schreibarbeiten auftreten. Die Schmerzen beginnen ebenso plötzlich wie sie wieder enden. Bauchschmerzen, Menstruationsbeschwerden (kolikartige Schmerzen, die vor der Periode beginnen und schwächer werden, wenn die Blutung einsetzt). Ohrenschmerzen mit blitzartig einschießenden Schmerzen, zum Beispiel durch Kälte.

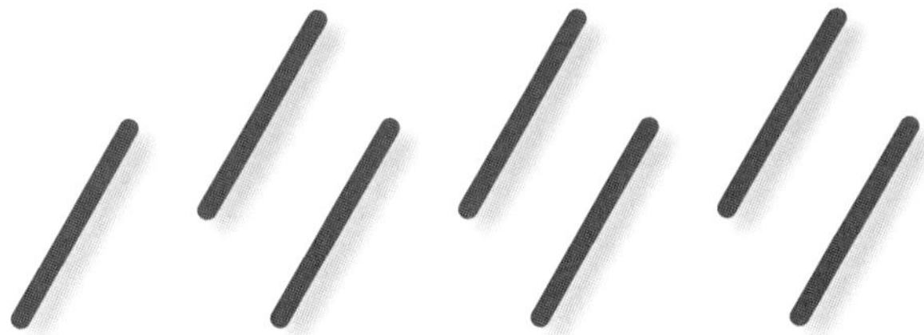

Mercurius solubilis

Quecksilberoxid

Das Seelenwesen

Ein Teil deiner Seele ist im Universum hängen geblieben oder in einer anderen Inkarnation, in der du viel Schmerz erfahren hast. Du konntest dich trotz deiner Wut selbst mit Gewalt nicht daraus befreien. Das hat vielleicht Hilflosigkeit gegenüber den »Mächtigen« hinterlassen. Jetzt weißt du nicht, wie du menschliche liebevolle Gefühle wirklich spüren und leben kannst. Du musst dich immer nur um dich selbst kümmern, denn du merkst, dass dir ein wesentlicher Teil fehlt. Es ist wichtig, dass du dir deine verlorenen Seelenanteile wieder zurückholst. Dazu kannst du dir einfach vorstellen, wie dein Ruf durch alle Zeiten und Räume erschallt und du wie ein Magnet sämtliche Puzzleteile anziehst, die zu dir gehören. Heiße sie willkommen, und sei wieder ganz DU. DU, so wie es dein Recht ist.

Ich habe das Recht, ein ganzer Mensch zu sein.

Substanz

Quecksilberoxid ist ein Schwermetall und das einzige bei Zimmertemperatur flüssige Metall. Früher wurde es in der Medizin innerlich und äußerlich gegen die Syphilis eingesetzt, allerdings mit der Folge schwerer Vergiftungen. Noch heute wird es manchmal in Zahnfüllungen (Amalgam) oder zur Desinfektion verwendet, und zum Beispiel auch als Saatbeizmittel oder Konservierungsstoff, unter anderem für Impfstoffe.

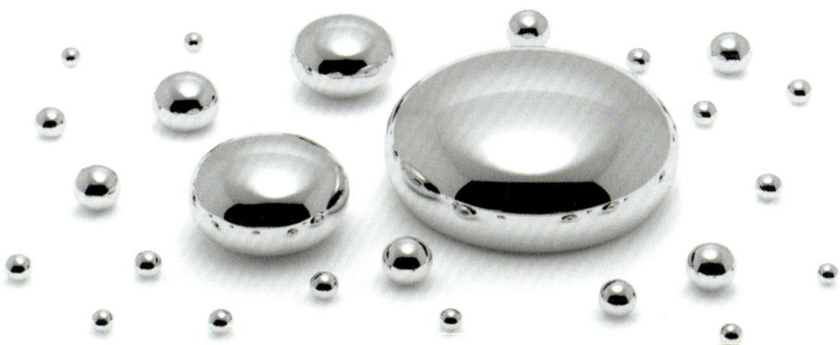

Charakter

Ähnlich einem Thermometer ist der Quecksilber-Patient empfindlich auf Kälte und Wärme. Es ist ein »heftiges« Mittel. Sie erkälten sich leicht, die Symptome setzen sich fest und machen zum Teil schwere Komplikationen. Seelisch-emotional sind es eher destruktive Charaktere mit Unruhe bis hin zu Gewalt, Grausamkeiten und Suizidtendenzen. Häufig sehen sie eher ungepflegt aus oder machen einen regelrecht verlebten Eindruck. Der Klient sieht älter aus, als er ist und zeigt verschiedene Tics, zum Beispiel im Gesicht. Auslöser seiner Symptome sind oft verletzter Stolz, Beleidigungen, Missverständnisse, Missbrauch, Enttäuschungen, Angst bis hin zu Mitansehen von Brutalität (Kriegsopfer).

Einsatzgebiete

Grippale Infekte, schwere Erkältungen, Schnupfen, Halsschmerzen, Mandelentzündungen. Eiternde Wunden, Abmagerung, Zahnschmerzen, rheumatische Beschwerden, übermäßige stinkende Schweißbildung. Die Krankheitsprozesse verlaufen schwer mit Komplikationen wie Eiterungen oder Abszesse. Tränenkanalfisteln, Parodontose und Zahnfleischabszesse. Das zerstörerische Thema zeigt sich auch bei den meisten körperlichen Symptomen bis hin zu Geschwürprozessen. Nicht mit potenziertem Mercurius-Quecksilber ausleiten.

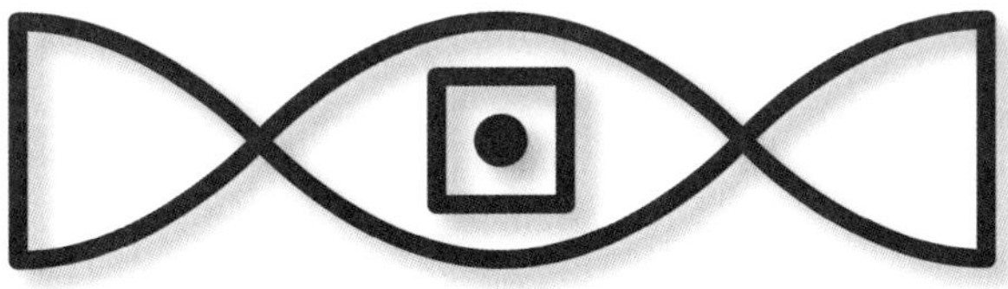

Millefolium

Schafgarbe

Das Seelenwesen

Du bist völlig frei, das zu schaffen, was du dir vorgenommen hast. Emanzipation und Befreiung von gesellschaftlichen Zwängen sind sehr wichtige Themen für dich in diesem Leben. Du hast die Kraft und den Mut, dich zu verwirklichen und energetisch aufzusteigen. Du wirst ein Meister, eine Meisterin werden können, indem du deine Intuition schulst und ihr immer mehr vertrauen lernst. Achte darauf, dass du dabei nicht zu hart wirst gegen dich selbst und andere, die vielleicht nicht so diszipliniert sind wie du. Setze dich an einen klaren Bach und beobachte, wie er es macht. Sei so im Fluss wie er, reinige dich regelmäßig, und sei bereit für fließende Veränderungen in allen deinen Lebensbereichen. Nur im Fließen kannst du dich selbst wieder spüren.

Ich spüre mich selbst
und fließe mit dem Leben mit.

Substanz

Das rosé- oder weißfarbige Korbblütengewächs ist nahezu weltweit verbreitet. Die bekannte Heilpflanze wächst in Straßengräben und Wäldern sowie auf Wiesen. Millefolium enthält neben verschiedenen ätherischen Ölen auch Gerbstoffe, antibiotikaähnliche Substanzen, Aconitsäure, Asparagin und Achillein. Der Legende nach soll der griechische Held Achilles seine Wunden mit der Heilkraft der Schafgarbe behandelt haben.

Charakter

Millefolium-Charaktere sind geprägt durch geringes Schmerzempfinden und eine Fassade von Unverletzlichkeit (»Ein Indianer kennt keinen Schmerz«). Sie verstehen es, ihre verletzlichen Punkte gut zu schützen, aber auch den Gegner an seiner empfindsamen Stelle zu treffen. Millefolium ist ein großes Mittel für Blutungen hellroter Art, das sie schnell stoppen kann. Typisch ist, dass der Patient auch bei großen Blutverlusten relativ gleichgütig bis stoisch bleibt, also nicht so schnell in Angst und Panik verfällt. Millefolium ist eine starke Person mit hohen Ansprüchen und wenig Zimperlichkeit gegen sich selbst und andere, die zum Beispiel auch im Hochleistungssport zu Hause sein kann.

Einsatzgebiete

Die Heilkraft des Mittels wendet sich vorwiegend an Erkrankungen der Blutgefäße: Stoppen von frischen Blutungen, blutige Durchfallerkrankungen, unregelmäßige Regelblutungen, Bluthارn und Nasenbluten. Auch andere Erkrankungen der Atemwege, Mundhöhlen-, Zahnfleisch- und Rachenbeschwerden. Heftige, dumpfe Kopfschmerzen mit starkem Blutschwall in Richtung Kopf mit Schwindelgefühl. Typisch hellrote Blutungen aus den Körperöffnungen, zum Beispiel Nasenbluten. Wunden und auch kleinere Verletzungen bluten lange hellrot nach.

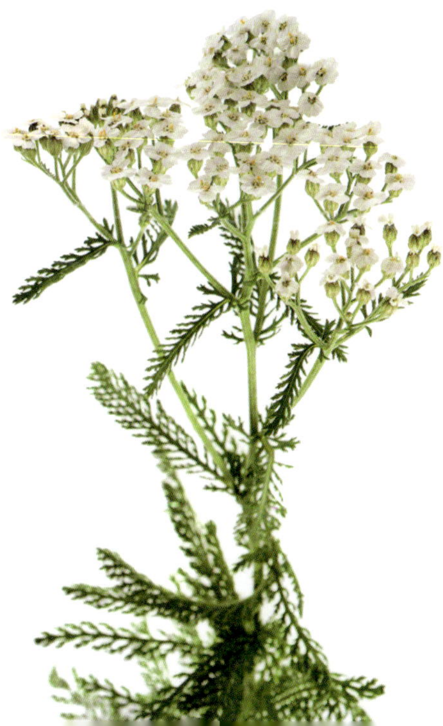

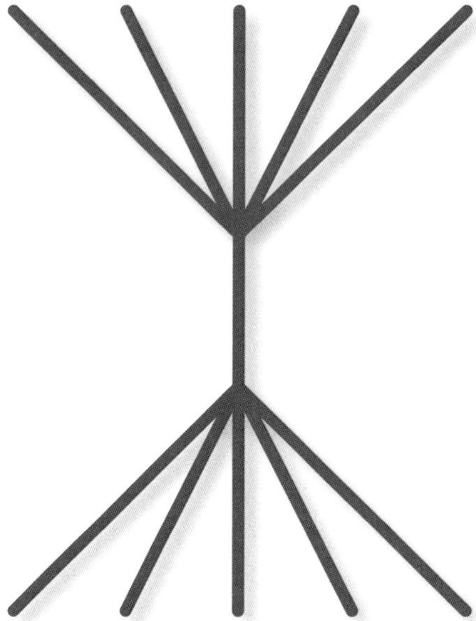

Myristica sebifera

Talgmuskatnussbaum

Das Seelenwesen

In deinem Körpergedächtnis hast du einschneidende Erlebnisse gespeichert, die schon seit längerer Zeit nachwirken, vielleicht sogar, ohne dass du dies bis jetzt bemerkt hättest. Unter einer Oberfläche des »Alles ist in Ordnung« oder der äußerlichen Sauberkeit ist aber etwas, das in aller Ruhe vor sich hin gärt und fault. Schau jetzt hin, bevor es dich auf eine unangenehme Art reizen kann und zerstörerisch zu wirken beginnt. Überprüfe all deine Lebensbereiche, ob es etwas gibt, wo du faule Kompromisse schließt. Entscheide dich dazu, echt und authentisch zu sein und ehrlich das loszulassen, was nicht mehr zu dir gehört. Überall, wo etwas verhärtet ist im Gewebe oder im Denken und Fühlen, besteht die Gefahr, dass sich schwelende Kräfte stauen, deren negatives Potenzial einen Abfluss braucht.

Ich mache keine faulen Kompromisse mehr und verwirkliche mich selbst.

Substanz

Myristica sebifera ist ein homöopathisches Mittel, das aus dem frischen, roten Saft des Talgmuskatnussbaumes gewonnen wird. Der Talgnussbaum ist ein immergrüner Baum, der im tropischen Amerika heimisch ist. Der Saft wird von Einheimischen als Mittel gegen Karies und bei schmerzhaften Schädigungen der Mundschleimhaut, wie beispielsweise Aphthen, verwendet. Myristica heißt auch das »homöopathische Messer«, weil es Abszesse öffnen kann.

Charakter

Die Klienten sind auf der psychischen Ebene relativ lange fixiert auf ein Ereignis oder ein Gespräch aus der Vergangenheit und können ihre Gedanken nur schlecht oder gar nicht mehr davon abbringen. Dadurch wird das Geschehene auf ungesunde Weise im Körpergedächtnis festgehalten, bis es quasi »zu schwelen und zu stinken« anfängt wie ein alter Käse, der zu lange gereift hat. Die Patienten leiden an Entzündungen mit Eiterbildung, die zum Teil recht heftig werden können. Bei einer Entzündung der Finger und Zehen fühlen sich die Hände steif an. Es besteht ein ausgeprägter Schmerz in den Fingernägeln. Es kann sich ein roter Hof um das entzündete Hautareal bilden wie bei einem Zeckenbiss.

Einsatzgebiete

Förderung des eitrigen Einschmelzens des Bindegewebes, um eine spontane Öffnung von Abszessen zu erzielen. Generell bei Abszessen, Eiterungen, Entzündung der Ohrspeicheldrüse, Mittelohrentzündung, Nagelgeschwür und Nagelumlauf, Gelenkentzundung, Knochenhautentzündung, Analfisteln, Karbunkeln, Furunkeln, Wundrose, Bindegewebsentzündung, Geschwüre. Tiefer reichende Geschwüre und Tumoren sind der Behandlung durch einen erfahrenen Mediziner vorbehalten. Myristica treibt die Eiterung voran, verkürzt deren Dauer und hat eine starke antiseptische Kraft.

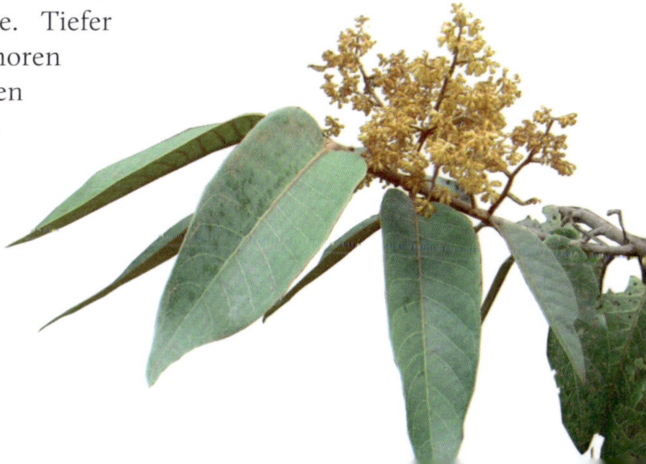

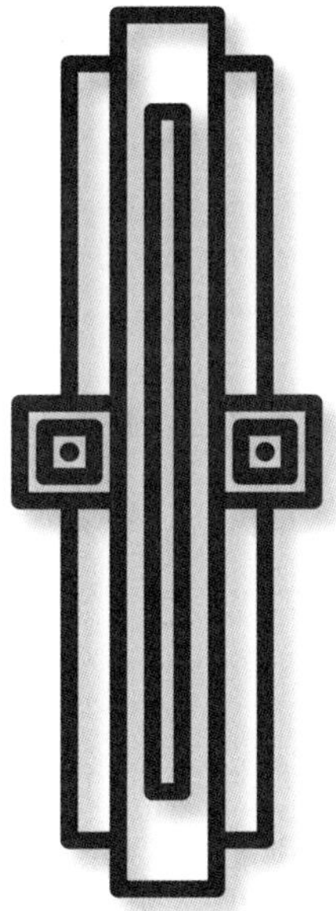

Natrium muriaticum

Kochsalz

Das Seelenwesen

Kannst du dich erinnern an die wunderbaren Märchen, in denen auch Aschenputtel und das hässliche Entlein zur rechten Zeit zum blühenden Leben in wunderschöner Gestalt erwachten? Das Bild des Mauerblümchens und des nicht lebenswerten Lebens, das sie sich von ihrer Welt gemacht hatten, verschwand plötzlich, und sie wurden eines viel Besseren belehrt. So ist es jetzt Zeit, dass du dich endlich aus deinem grauen Kleid herausschälst wie der Schmetterling aus seiner Raupe. Die Schutzhülle hatte wohl ihren Sinn, aber jetzt ist eine andere Zeit. Auch für dich. Erstrahle im Licht, und zeige endlich deine Schönheit! Du bist das Salz des Lebens und damit diene auch deinen Mitmenschen, aber ohne dich aus Mitleid für sie aufzuopfern. Sie haben ihren eigenen Seelenweg, so wie du.

Ich lasse los, was nicht zu mir gehört.

Substanz

Natrium muriaticum, auch bekannt unter Natrium chloratum, ist das Salz der Salzsäure, das als Kochsalz verwendet wird. Es kommt in der Natur als Halit, Steinsalz oder im Meerwasser vor und wird in Bergwerken oder küstennahen Salzgärten gewonnen. Neben der Verwendung als Konservierungs-, Auftau- und Futtermittel oder dem industriellen Einsatz bei elektrolytischen und glasverarbeitenden Verfahren spielt Salz eine wichtige Rolle für den menschlichen Organismus.

Charakter

Natrium muriaticum kommt bei Menschen zum Einsatz, die durch lange andauernden Kummer Beschwerden entwickeln. Sie sind stets bemüht, ihre Gefühle unter Kontrolle zu halten, neigen dadurch jedoch zu Launenhaftigkeit und verbergen sich häufig hinter einem emotionalen Schutzwall. Obwohl sie Beachtung wünschen und bei Nichtbeachtung reizbar und nachtragend reagieren, meiden sie soziale Situationen und ziehen sich häufig zurück. Die meisten Salz-Patienten lieben zwar das Meer, Aufenthalte in Seeluft führen jedoch oft zu einer Verschlimmerung der Beschwerden. Als weitere Faktoren gelten Hitze, Sonneneinstrahlung, Schwitzen und körperliche Anstrengung. Durch Verzicht auf Nahrung (Fasten) sowie durch frische Luft tritt Besserung ein.

Einsatzgebiete

Erkältungen mit Fließschnupfen oder Scheidenausfluss mit eiweißartigem Schleim, Niesattacken, Heuschnupfen, Allergien. Vielerlei Hautsymptome wie Schuppenflechte, Neurodermitis und Lippenherpes. Des Weiteren hilft Salz bei Verstopfungen und saurem Aufstoßen, Kopfschmerzen, depressiven Verstimmungen, Ängsten, Schlafstörungen und Herzbeschwerden oder Haarausfall aufgrund von Kummer. Die psychische Ebene zeigt depressive Verstimmungen mit großer Trauer, aber einer Unfähigkeit zu weinen. Häufig impulsive und unüberlegte Handlungen.

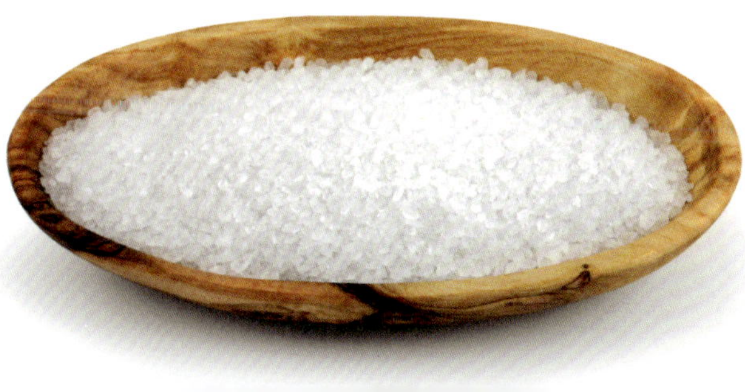

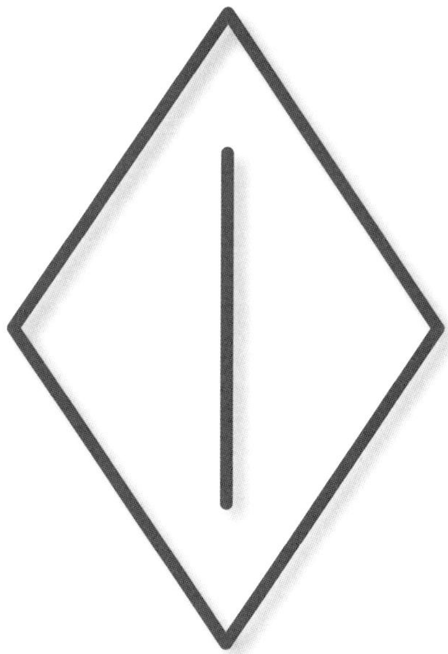

Nux vomica

Brechnuss

Das Seelenwesen

Was hast du nicht alles herunterschlucken müssen in deinem Leben. Jetzt ist dir alles zu viel geworden, und du willst alles, was angestaut ist in dir, einfach nur noch loswerden. Dabei wirfst du wahllos um dich und triffst immer wieder Unschuldige. Sie können nichts dafür, dass du verletzt wurdest, und du meinst, andere würden mehr geliebt als du. Auch dir selbst ist es nicht wirklich nützlich, wenn du zu viel Porzellan zerschlägst. Am Ende hast du keinen Teller mehr. Begegne den Erschütterungen deiner Existenz mit mehr Ruhe, Überlegung und Vernunft, um negative, gesundheitsschädigende Gefühle wie Groll zu vermeiden. Erlaube dir, wieder bei null anzufangen und die Ruhe, den Frieden, die Heiterkeit und die Zeit für dich wiederzufinden. Lerne, deine große Energie in sinnvolle Bahnen zu lenken.

Ich bin es wert, mich selbst zu lieben.

Substanz

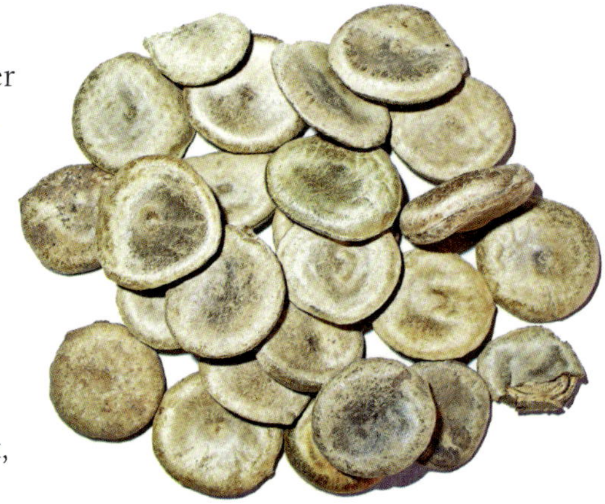

Die Brechnuss gehört zur Gattung der Strychnos-Pflanzen und wächst als Baum, der bis zu 20 Meter hoch werden kann. Wie der Name bereits verrät, enthält die Brechnuss Strychnin, das in hohen Dosen giftig ist. Vor 300 Jahren wurde Nux vomica daher benutzt, um kleine Tiere zu vergiften. In Indien wird Nux vomica schon seit Jahrhunderten als Heilmittel gegen Übelkeit und Erbrechen eingesetzt, ebenso heutzutage in der Homöopathie.

Charakter

Nux vomica ist der gestresste Geschäftstyp und Anführer schlechthin. Er boxt sich in der Welt der Konkurrenz unerbittlich und besserwisserisch durch und duldet niemanden, der ihm das Feld des Erfolgs streitig machen könnte. Auch im Privatleben wittert er Nebenbuhler, und seine latente Eifersucht macht ihn anfällig für Wutausbrüche und Dramen, bei denen er immer recht haben möchte. Seinen Stress versucht er, mit ungesunder Lebensweise, Alkohol und allerlei Ablenkungsmanövern zu unterdrücken, wodurch aber der Stresslevel nur weiter ansteigt. Mittel- und längerfristig ist die Dauerspannung aber nicht mehr zu unterdrücken, und es kommt zu vielerlei Verdauungsbeschwerden, Bluthochdruck und Herzüberlastung.

Einsatzgebiete

Übelkeit, Erbrechen, Magen- und Darmkrämpfe, Verstopfung, Erschöpfungszustände, auch akut nach zu viel Essen oder Alkohol (»Katermittel«). Rückenschmerzen bei Menschen, die viel Stress aushalten müssen, viel arbeiten, nervös sind und auf Kritik empfindlich reagieren. Gallenbeschwerden, Hämorrhoiden aufgrund sitzender Tätigkeit und übermäßigen Alkohol-, Nikotin- oder Kaffeekonsums. Hexenschuss durch Stress, Wut, Ungeduld oder Überarbeitung. Nux vomica eignet sich auch bei leichten Vergiftungen oder Übelkeit aufgrund von Chemotherapie.

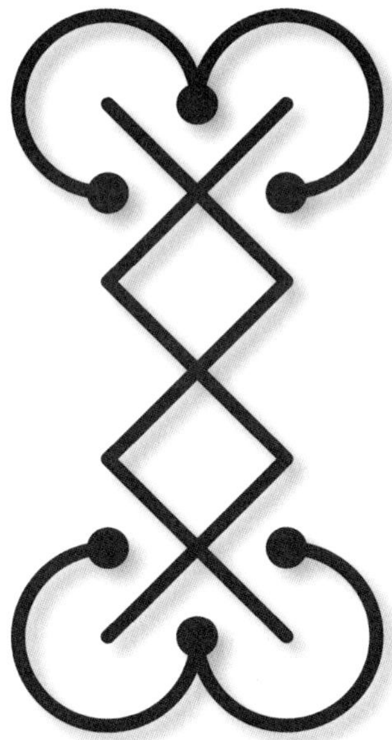

Okoubaka

Okoubakabaum

Das Seelenwesen

Der Darm ist das Multitalent in der Mitte deines Leibes. Er zieht die Nährstoffe aus den Lebensmitteln und liefert dir die Energie, die du täglich brauchst. Seine Oberfläche ist so groß wie ein Fußballfeld, also riesig! Außerdem reguliert der Darm maßgeblich das Immunsystem, denn 70 % der Abwehrzellen sind im Darm angesiedelt. Doch das wichtige Organ ist anfällig und reagiert sehr sensibel auf Störungen. Auf der Seelenebene ist der Bauch deine Mitte und der Darm die Erde, die dir hilft, Wichtiges von Unwichtigem zu unterscheiden. Es trennt auch Eindrücke und Erlebnisse aus früheren Leben von deinem jetzigen Leben. Wenn noch etwas unverdaut ist, so muss es jetzt losgelassen werden. So verbinde dich bewusst mit der Erde und dem Irdischen und übergib allen alten Ballast.

Ich bin auf dieser Erde zu Hause
und verbinde mich mit ihrer Substanz.

Substanz

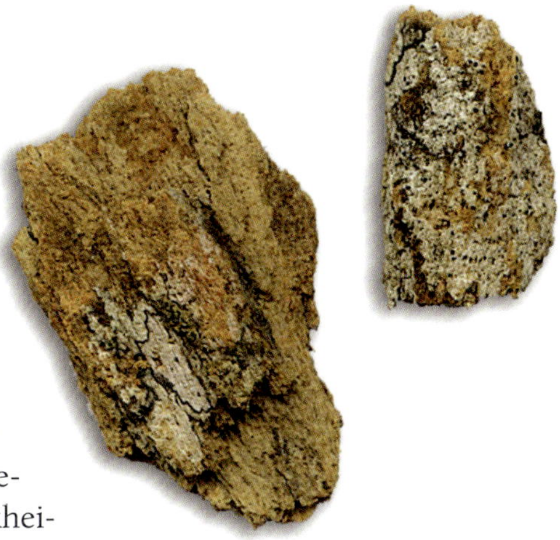

Okoubaka ist ein Baum aus Westafrika, dessen Verwendung der Rinde als Arznei auf die dortige Volksmedizin zurückgeht. »Okou baka« bedeutet in Agni, einem Dialekt der Elfenbeinküste, »death tree«, Todesbaum. Tatsächlich verhindert der Okoubakabaum so gut wie jedes Baumwachstum in einem Radius von 25 Metern. Die Rinde enthält neben Sterinen und Säuren vor allem Gerbstoffe, die zum Schutz vor Vergiftungen beziehungsweise zur Behandlung von Lepra und Geschlechtskrankheiten verwendet werden.

Charakter

Okoubaka ist eines der »späten« homöopathischen Mittel. Es wurde erst in den 1970er-Jahren entdeckt. Okoubaka ist sehr geeignet auf Reisen und kann auch vorbeugend eingenommen werden. Der Patient fühlt sich appetitlos, schwach und müde. Die Rinde kann den gesamten Verdauungstrakt entgiften, wirkt antibakteriell und entzündungshemmend. Wenn es dem Klienten körperlich schlecht geht, zum Beispiel nach verdorbener Speise, kann sein Gemüt gleichermaßen zornig und reizbar wie depressiv sein. Okoubaka ist ein unverzichtbarer Begleiter auf Fernreisen, bei denen man ungewohnte Speisen zu sich nimmt. Auch bei Lebensmittelallergien und zur Darmsanierung nach der Einnahme von Antibiotika hat es sich bewährt.

Einsatzgebiete

Okoubaka zeichnet sich vor allem bei Beschwerden im Magen-Darm-Trakt oder Bauchbereich aus, bei Magen-Darm-Infekten und Lebensmittelvergiftung. Gegen Erkrankungen auf Fernreisen mit Übelkeit, Blähungen, Krämpfen, Durchfall oder Verstopfung durch Nahrungsmittelunverträglichkeit oder verdorbene Speisen. Auf der Haut kann es infolge der Vergiftung zu Ausschlägen, Juckreiz und Ekzemen kommen.

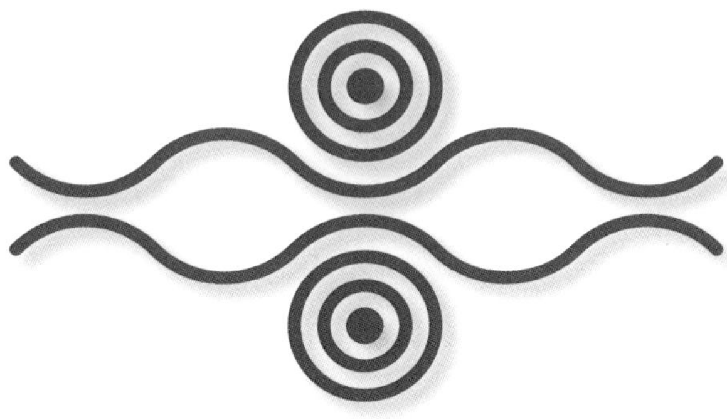

Petroselinum

Petersilie

Das Seelenwesen

Gefühle zu kontrollieren ist manchmal sinnvoll, nämlich dann, wenn du durch überschäumende Emotionen jemand anderen über Gebühr verletzen würdest. Meistens ist es einfach nicht so gemeint, wie du es auffasst. Gefühle ganz auszuschalten, so wie du es mit einem heiß gelaufenen Motor tun würdest, wäre aber trotzdem nicht empfehlenswert. Schließlich sind sie auch hilfreich und nützlich, damit du das Leben in all seinen Facetten genießen kannst. Manchmal hast du Gefühle der Wut und der Trauer, und du wirst lernen können, damit umzugehen, ohne sie zu verdrängen. Manchmal hast du Gefühle der Freude und der Liebe, und du wirst lernen, sie zu genießen, ohne dich dafür schuldig zu fühlen. Ist das nicht wunderbar? Alles ist da! Greife auf die Fülle des Lebens zu, und sei dankbar dafür.

Ich springe freudig in den Fluss des Lebens.

Substanz

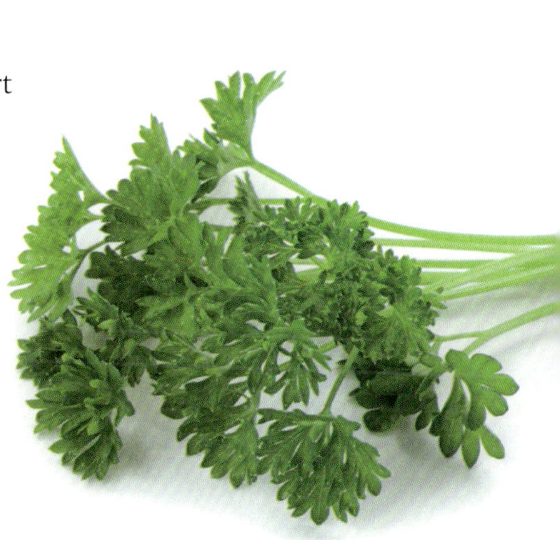

Petroselinum crispum, die Petersilie, gehört zur Familie der Doldenblütler. Die vermutlich im östlichen Mittelmeerraum oder in Westasien beheimatete Pflanze kommt nur selten in wildwachsenden Beständen vor, wird jedoch in ganz Mitteleuropa als Küchenkraut kultiviert. In Griechenland galt sie als heiliges Symbol der Kalypso – jener Nymphe, die den Helden Odysseus jahrelang auf ihrer Insel gefangen hielt. Zur Nutzpflanze wurde Petersilie erst im Mittelalter.

Charakter

Der Petroselinum-Klient hat Merkmale einer verschlossenen und zurückhaltenden Persönlichkeit, die ihre Gefühle nicht gern zeigen mag. So wirkt er oft eigensinnig bis hin zur Sturheit. Kinder sind spät entwickelt und hängen gern am Rockzipfel der Mutter. Wie als Ausgleich zur emotionalen Kontrolle können sie aber als Kinder oder auch als ältere Menschen eines nur schwer zurückhalten: den Harndrang. So ist der besondere Schwachpunkt der Petersilien-Menschen die Blase und wirkt entsprechend bei Inkontinenz alter Menschen oder bei Kindern, die vor lauter Ablenkung die Toilette nicht rechtzeitig erreichen.

Einsatzgebiete

Verdauungsbeschwerden sowie Harnwegs- und Nierenerkrankungen, zum Beispiel Blähungen, Magendrücken, Reizblase sowie Blasen- und Harnröhrenkatarrh, Inkontinenz. Des Weiteren kommt Petersilie bei Gonorrhöe, Lebererkrankungen und tonartig verfärbtem Stuhl oder Harn zur Anwendung. Allgemein verdauungsfördernde und harntreibende Eigenschaften. Ihre Wirkung auf die weiblichen Fortpflanzungsorgane machte sie lange Zeit zu einem beliebten Gegenmittel bei verhaltener Menstruations- oder Wehentätigkeit; in größeren Mengen kann Petersilie jedoch abortiv wirken.

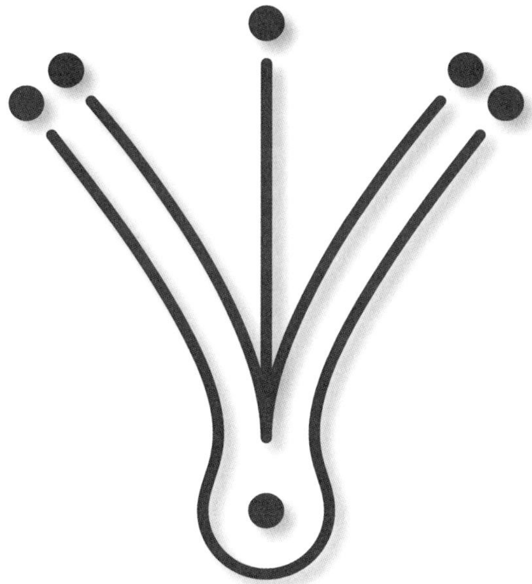

Phosphorus

Gelber Phosphor

Das Seelenwesen

Deine Begeisterung ist wundervoll und ansteckend. Du bist quirlig und lebendig im Inneren und Äußeren. Wie ein Zündholz bist du schnell entflammt von neuen Ideen, interessanten Menschen und neuen Projekten. Wenn sich dann andere für dich erwärmen und mit dir sein möchten, wissen sie noch nicht, dass dein Funke vielleicht genauso schnell abgebrannt ist, wie er entstanden sein mag. Sie möchten sich gern in deinem Licht und deiner Helligkeit sonnen, was aber nicht der Zweck deines Daseins ist. Du gehst weiter und verbreitest deine Ideen auf neuen Wegen. Versuche, dein Lebensprinzip zu verstehen und es behutsam anderen zu erklären, damit sie nicht allzu enttäuscht sind. Dann gehe weiter, lebe dein Licht, und verschenke es großzügig. Du brauchst diese Art von Freiheit, um ganz DU zu sein.

Das ätherische Sein durchdringt
mein leibliches Weltenkleid.

Substanz

Phosphor kommt in der Natur ausschließlich in Form von Phosphaten (Salzen) vor, die an andere Mineralien gebunden sind. Das ab 1400 °C austretende Gas wird zu weißem Phosphor kondensiert. Ihre hauptsächliche Verwendung finden Phosphate als Dünge-, Trocken- und Flammschutzmittel, Munition und Streichholzköpfe. In biologischen Organismen ist Phosphor für den Aufbau von Muskeln und Knochen zentraler Bestandteil und für die Aufrechterhaltung ihrer Funktion verantwortlich.

Charakter

Entsprechend der Leuchtkraft des Phosphors »strahlen« auch typische Phosphorus-Patienten. Sie sind angenehme, offene und liebenswürdige Menschen, die schon auf den ersten Blick sympathisch wirken. Da sie gern ihre Gefühle zeigen, sind sie leicht zu verletzen und verlangen dann viel Trost. Sie sind Gruppenmenschen und wollen nicht allein sein. Äußerlich fällt Phosphorus durch einen hohen, feingliedrigen Körperbau und rötliches oder rot-blondes Haar auf. Er leidet unter diversen Ängsten, macht sich Sorgen um seine Gesundheit und fürchtet sich vor Gewitter, Dunkelheit oder Alleinsein. Als besonders typisch gelten eine ausgeprägte Blutungsneigung und die rasche Ausbildung von blauen Flecken.

Einsatzgebiete

Ängste, Nasenbluten, Schlafstörungen, Erschöpfungszustände, Heuschnupfen, Magen- und Darmbeschwerden. Lang anhaltende, schwer zu stillende Blutungen. Erbrechen durch warme Speisen oder Getränke. Durst auf kaltes Wasser, das erbrochen wird, sobald es sich im Magen erwärmt. Schmerzhafte Heiserkeit bis zur Stimmlosigkeit. Trockener, harter Reizhusten. Überempfindlichkeit gegen Licht und Geräusche. Menstruationsbeschwerden mit hellroten, lang anhaltenden Blutungen. Kopfschmerzen in Verbindung mit Übelkeit, Erbrechen und Schwindel, Sehstörungen wie Flackern und Blitze.

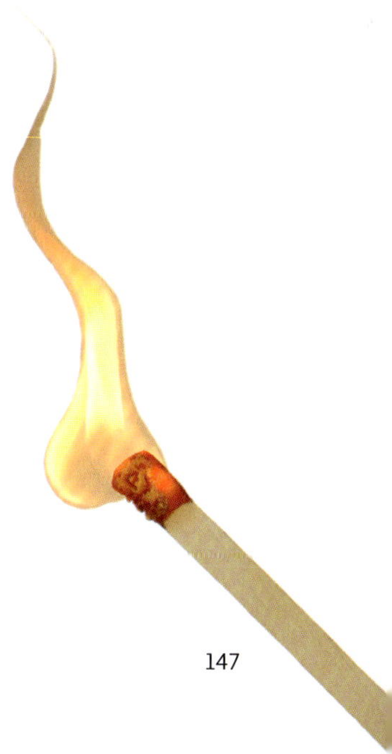

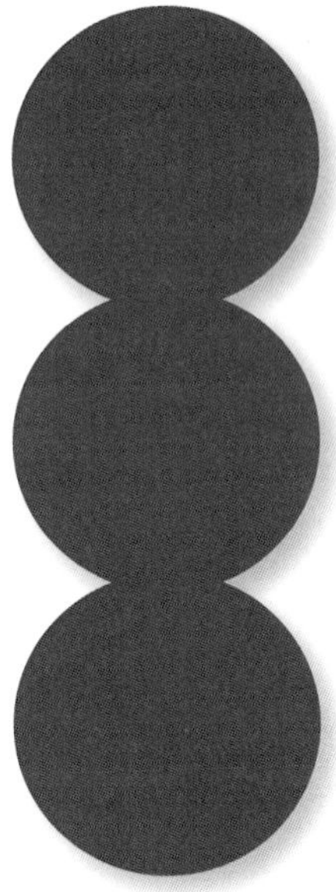

Plumbum

Blei

Das Seelenwesen

Du empfindest das Leben als schwer und hast Mühe voranzukommen. Viele Dinge fühlen sich wie erstarrt an, und oft liegt eine bleierne Schwere über den Aktivitäten, die du versuchst zu unternehmen. Was hat dich emotional so gelähmt, dass du derart erstarrt bist? Lass die Bilder deiner Vergangenheit an dir vorbeiziehen wie einen Film, und bringe Licht ins Dunkel. Artikuliere das, was dich hindert oder behindert hat – zunächst einfach nur für dich. Du brauchst gar nichts Anstrengendes zu unternehmen, um dich wieder ins Fließen zu bringen. Stell dir vor, wie du die Ketten abstreifst, die vielleicht schon seit vielen Inkarnationen an dir hängen. Das können auch Verstorbene oder die Erwartungen deiner Mitmenschen sein. Die Klarheit des Geistes folgt automatisch der Erkenntnis, dass du jetzt leicht sein darfst.

Ich lerne, mich auf meine Weise auszudrücken.

Substanz

Blei ist ein weiches, leicht zu verbiegendes und gut dehnbares Metall. Blei diente schon in der Bronzezeit zur Herstellung von Legierungen für Waffen, Gefäße, Wasserleitungen und Särge. Trotz seiner langen und umfangreichen Verwendung ist die toxische Wirkung von Blei erst seit dem 20. Jahrhundert bekannt. Über die Nahrung oder die Atemluft aufgenommen, lagert es sich in Knochen, Zähnen und Gehirn ab, behindert die Aufnahme von Eisen und stört so die Sauerstoffversorgung des Organismus.

Charakter

Ein Plumbum-Klient steht unter immenser innerer Anspannung, um seiner Mitwelt seine Omnipotenz zu beweisen. Er hat eine sehr hohe Erwartungshaltung an sich selbst und versucht, mit Härte bis hin zur Egomanie und Rücksichtslosigkeit seinen Weg zu gehen. Dabei werden seine Gefühlsregungen quasi immer mehr gelähmt wie auch seine körperlichen Symptome. Im Extremen versucht er, durch Rauchen, Alkohol und Drogenkonsum beweglich zu bleiben, was aber zu noch mehr Unbeweglichkeit führt. Die Patienten zeigen in der Folge unbestimmte Ängste und Depressionen und eine zunehmende geistige Schwäche. Die damit verbundenen Unsicherheiten und Einschränkungen lähmen buchstäblich den gesamten Körper.

Einsatzgebiete

Lähmungen (auch nach Schlaganfall), Morbus Parkinson, Alzheimer, progressive Ataxie. Chronische Verstopfung und Darmverschluss, Hämorrhoiden, Koliken. Erhöhter Blutdruck bei eher blasser Hautfarbe, häufig einhergehender harter Puls. Krampfartige Bauchschmerzen mit Krämpfen, Zittern und Muskelschwäche. Kolikartige Leibschmerzen mit Verstopfungen. Gefühl, dass einzelne Körperteile besonders schwer, extrem verkürzt oder zusammengezogen seien. Die Beschwerden verstärken sich durch jede Art von Bewegung, besonders dann, wenn die betroffenen Partien beansprucht werden.

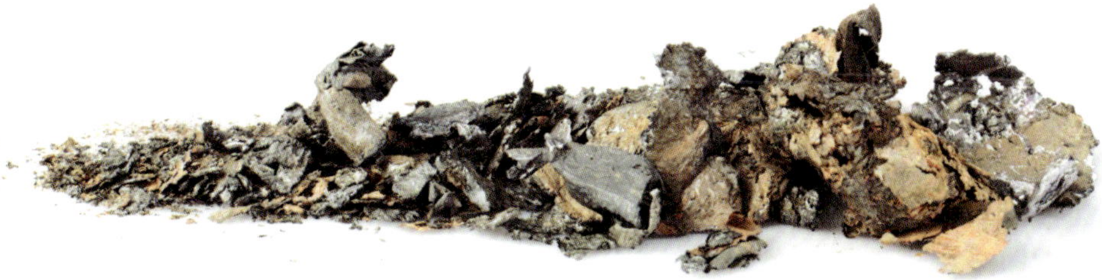

Pulsatilla

Küchenschelle

Das Seelenwesen

Du bist Teil einer unendlichen Geschichte. Es ist die Geschichte von Heimat und Familie, von Trennung und Verlust, und vom Wiederfinden deiner Familie. Diese Geschichte leben alle Menschen. Das mag ein Trost sein für dich, denn du bist damit nicht allein. Du bist immer verbunden mit der Existenz und mit dem ganzen Potenzial an Möglichkeiten. So lege alle Schuldzuweisungen dir selbst gegenüber ab. Du bist weder schlecht noch klein noch bedürftig. Dein inneres Kind trägst du immer bei dir, und du bist die Erwachsene, die es lehrt zu leben. Lebe Hingabe, Lachen und Zärtlichkeit erst einmal dir selbst gegenüber. Sei gut zu dir, und nähre dich mit allem, was die Erde dir gibt. Du bist gut versorgt in allen Dingen! Wenn du dieses Vertrauen wiedergewinnst, kannst du Geborgenheit finden.

Ich finde Halt in mir und anderen.

Substanz

Pulsatilla, die Kuh- oder Küchenschelle, ist ein Hahnenfußgewächs. Ihre rosettenförmig angeordneten Blätter erscheinen gleichzeitig mit der purpurfarbenen Blüte. Trotz der beinahe liebevollen Namensgebung betrachtete man die Pulsatilla in früheren Zeiten mit Unbehagen. Die zusätzlichen volkstümlichen Bezeichnungen Teufelsbart und Bocksbart zeugen von der widersprüchlichen Abneigung, die man der Pflanze entgegenbrachte.

Charakter

So wie die Pflanze einen weichen und schwachen Stängel hat, der Halt braucht, und eine hervorstechende große Blüte, so ist auch das Verhalten des Pulsatilla-Menschen oft widersprüchlich. Dem wechselhaften Verhalten entsprechend findet Pulsatilla Anwendung bei Beschwerden mit äußerst sprunghaften Symptomen. Schmerzen tauchen an verschiedenen Stellen auf und verschwinden dann wieder. Die Haut ist blass, dann wieder gerötet. Erst hat der Klient Durchfall, dann wieder Verstopfung usw. Das wetterwendische Temperament zeigt sich auch im Psychischen in »typischen« Frauenleiden wie Stimmungsschwankungen, Schüchternheit, Weinerlichkeit, Anhänglichkeit, abwechselnd mit Zorn oder Sturheit.

Einsatzgebiete

Wandernde Schmerzen und Symptome. Gut geeignet für Kinder, die weinerlich und anhänglich sind. Erkältungen, Kopfschmerzen, Ohrenentzündungen. Magenverstimmung durch Überessen und zu viel Fett, Blasenentzündung, Menstruationsbeschwerden. Akne bei Teenagern, vor allem bei Mädchen. Arthritis, Bindehautentzündung, verklebte Augenlider. Ungeplantes Wasserlassen durch Husten oder Lachen, nervöse Reizblase. Krampfadern, gestaute Venen mit schweren, müden und geschwollenen Beinen. Gefühl, das Ohr sei verstopft mit Schwerhörigkeit.

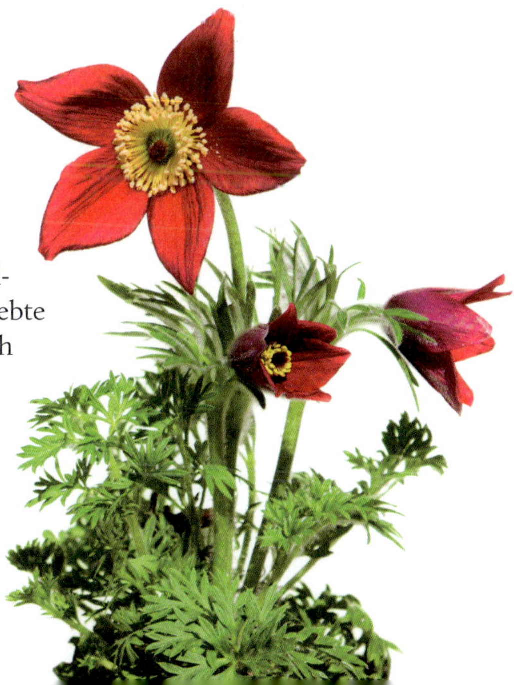

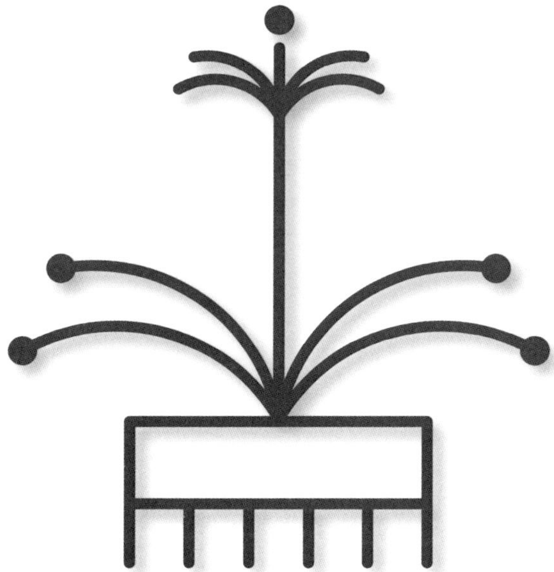

Rauwolfia

Schlangenwurz

Das Seelenwesen

Die raue Wirklichkeit erscheint dir *zu* rau? Mit all ihrer Hektik, dem Geschäftsgetriebe und einer Geschwindigkeit, mit der du versuchst mitzukommen – wem sollte davon nicht schwindlig werden. Auch wenn alle rennen, musst du es ihnen nicht gleichtun. Es gibt noch eine andere Wirklichkeit, und die findest du nicht im Außen des Alltags. Es ist die heilige Mitte in dir, der stille Tempel deines Herzens. Hier ist deine Mitte, und hier kannst du wieder zur Ruhe und zu dir selbst kommen. So erinnere dich an diesen Ort, und mach dich auf den Weg. Es ist nicht weit, und es bedarf keiner Anstrengung. Tanke hier neue Energie, ruhe dich aus, und vergiss die Zeit, denn hier spielt sie keine Rolle. Hier bist du verbunden mit der Ewigkeit. Hier findest du deinen inneren Tempel, wo Heilung geschieht.

Ich betrete meinen inneren Tempel
und finde mich.

Substanz

Der Namensgeber war Leonard Rauwolf, der die Pflanze entdeckt hat. Die Rauwolfia als Heilpflanze wird schon in Texten aus dem 7. Jahrhundert vor Christi erwähnt, in Aufzeichnungen der alten vedischen Medizin, wo sie gegen Schlafbeschwerden und Nervenerkrankungen eingesetzt wurde. Heutzutage erweist sich Rauwolfia immer mehr als Heilpflanze gegen Herzerkrankungen. Die Rauwolfia ist sehr heilstark, aber auch giftig, deshalb sollte man sie nur nach fachmännischer Anleitung verwenden!

Charakter

Der Rauwolfia-Klient kann schlecht entspannen und vom Alltagsstress abschalten. Alles nimmt er sich »zu Herzen«, regt sich noch nachträglich darüber auf und denkt lange über Geschehnisse nach, was ihn in der Nacht schlaflos macht. Das führt zu Herzklopfen, Blutandrang im Kopf und Bluthochdruck. Alle Beschwerden bessern sich durch ruhige Spaziergänge an der frischen Luft oder durch kühle Umschläge. Diese beruhigen und entspannen den Patienten. Die Anwendung erfolgt vor allem bei psychosomatischen Herzbeschwerden, also wenn seelische Probleme mit den Herzbeschwerden einhergehen. Auch bei Hitzegefühl am ganzen Körper mit Schweißausbrüchen an Händen, Achselhöhlen und Füßen.

Einsatzgebiete

Erhöhter oder niedriger Blutdruck, die Wurzel wirkt dabei ausgleichend. Sehr beruhigende Wirkung, hellt die Stimmung auf. Wirkt abführend, und Krämpfe werden gelöst. Mittel gegen Depressionen, gegen den Winterblues aufgrund von Grübeln oder Ängsten. Allergien, Angst, Asthma, Depressionen, Ekzeme, Epilepsie, Fieber, Heuschnupfen. Hypochondrie, Insektenstiche, Magengeschwür, Nervosität, niedriger Blutdruck, Ödeme, Schlaflosigkeit, Schlangenbisse, Unruhe, Verstopfung, Wechseljahresbeschwerden, Würmer.

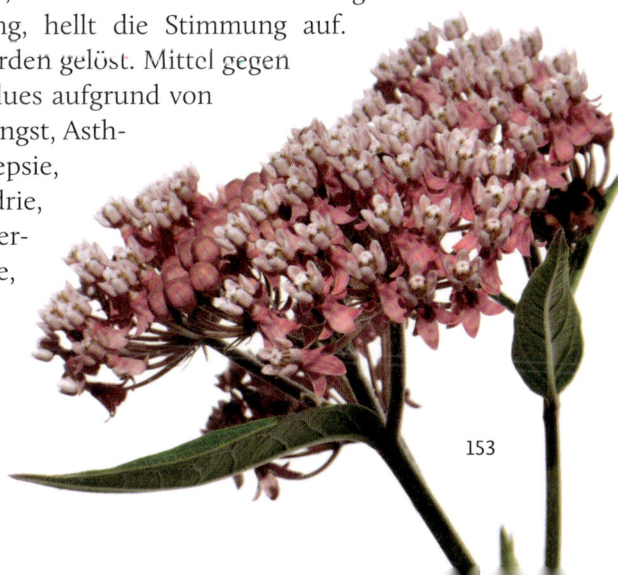

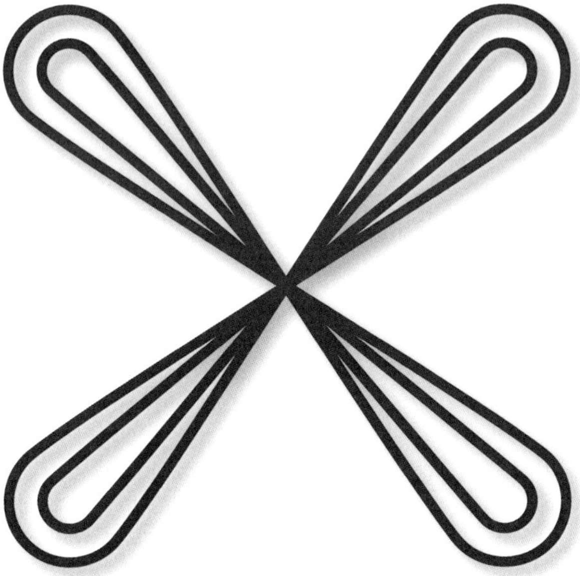

Rhododendron

Goldgelbe Alpenrose

Das Seelenwesen

Du kannst Veränderungen in der Atmosphäre sehr stark spüren. Damit ist nicht nur das Wetter gemeint, sondern auch das feine ätherische Feld, das uns alle umgibt, die Aura jedes Lebewesens. Auch wenn etwas zwischen Menschen oder in bestimmten Situationen nicht »in Ordnung« ist, kannst du es gut wahrnehmen. Wichtig ist, dass du bei diesen Arten von Schwingungsveränderungen unterscheiden lernst, ob du dich dem anpassen sollst oder nicht. Was andere Menschen unter sich ausmachen müssen, das lass ihnen auch; mach es nicht zu deinen Problemen. Wenn sich aber die Erdfrequenz oder eine kosmische Frequenz verändert, dann kann eine Anpassung deines Körpers und deiner Energiezentren notwendig sein. Stell dir einfach vor, wie du die passende Frequenz in deinen Körper lädst.

Meine Fühligkeit ist meine Stärke.

Substanz

Die Goldgelbe Alpenrose oder Sibirische Schneerose ist ein immergrüner Strauch, der in den Gebirgen Zentral- und Ostasiens beheimatet ist. Sie gehört zur Familie der Heidekrautgewächse (Ericaceae) und zeichnet sich durch goldgelbe Blüten aus. Die Strauchpflanze enthält verschiedene Toxine, unter anderem Acetylandromedol, Flavonolglykoside, Arbutin, Triterpene. Volkstümlich wurde sie bei Fieber, Gicht, Rheuma und Magen-Darm-Infekten verwendet.

Charakter

Rhododendron ist ein Akutmittel für Beschwerden durch Rheumatismus und Gicht. Rhododendron-Patienten sind extrem wetterfühlig, und jeder Temperaturumschwung zu nasskaltem Wetter und jedes Gewitter werden bereits im Vorfeld bemerkt. Typisch ist die Angst bei Gewitter, da sie sehr geräuschempfindlich sind. Allgemein sind sie sehr nervös, unruhig, eher chaotisch und haben eine Abneigung gegen Berührung. Wenn sie verletzt sind, Schmerzen haben und es ihnen nicht gut geht, wollen sie allein sein, nicht berührt und nicht angesehen werden. Rhododendron ist gezeichnet von Schläfrigkeit und fehlendem Antrieb. Man fühlt sich eingeschnürt und beengt, kann nicht tief durchatmen, nimmt nur kleine Portionen Nahrung zu sich, aber überreichlich Fleisch.

Einsatzgebiete

Die Gichtrose wirkt auf Gelenke, Muskeln und Nerven sowie auf die männlichen Geschlechtsorgane. Rheuma, Arthrose, Nervenschmerzen, Sehnenentzündung. Man gibt das Mittel bei rheumatischen Beschwerden der Kleingelenke und bei Trigeminusneuralgien, die Ohren-, Zahn- und Gesichtsschmerzen bereiten. Schmerzhafte Schwellungen über den kleinen Gelenken und dem Kniegelenk und Steifheit im unteren Rücken. Bei Geschlechtskrankheiten, Hoden- und Nebenhodenentzündungen sowie Hydrozele (Wasserbruch).

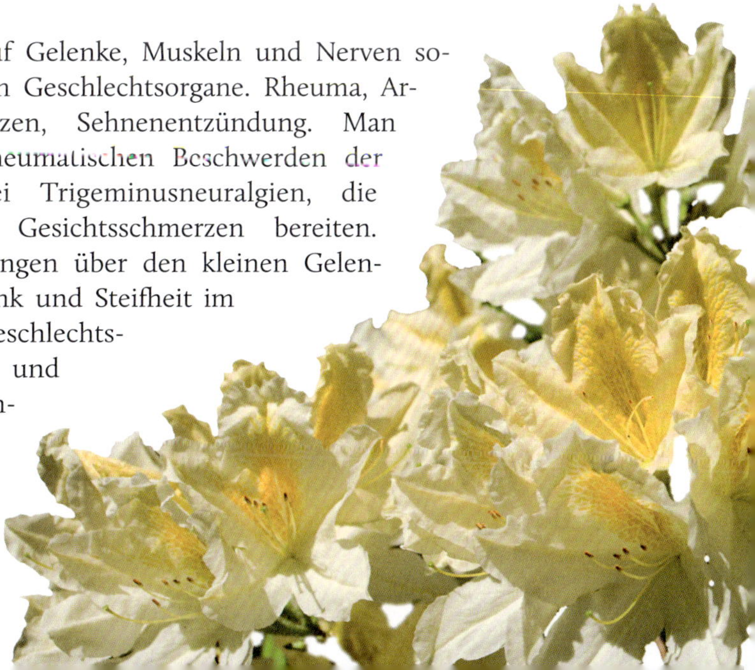

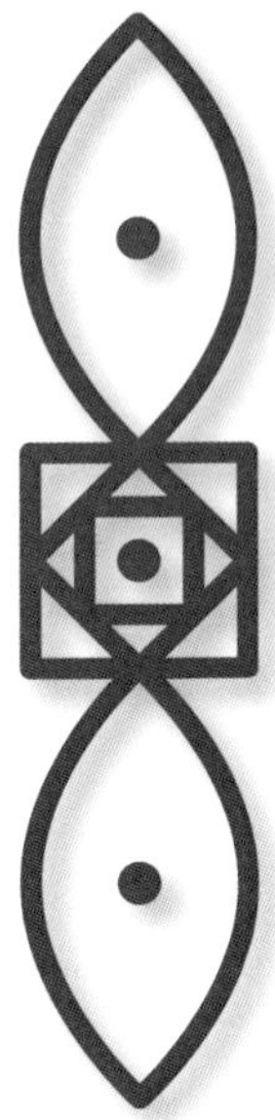

Rhus toxicodendron

Giftsumach

Das Seelenwesen

Du bist flink und schnell im Leben unterwegs. Rasch und effektiv erledigst du die Dinge, die getan werden müssen, und bist oft ungeduldig mit langsameren Menschen. Nur ist die Quantität die eine Seite der Medaille. Die andere Seite hast du in letzter Zeit oder schon länger vernachlässigt: die Lebensqualität. Echte Bewegungsfreiheit erlangst du erst dann, wenn du die Begrenzung deiner Routine durchbrichst und einmal eine ganz andere Erfahrung in dein Leben hineinlässt. Vielleicht steht diese ja schon vor deiner Tür. Zu viel Anstrengung und Überanstrengung ist für den Fluss liebevoller Gefühle hinderlich. Also betäube dich nicht länger, indem du davonrennst. Öffne deine Arme für die Liebe, und sei frei. Genieße die schönen Begegnungen auf diesem neuen Weg.

Ich bewege mich mit Leichtigkeit durchs Leben.

Substanz

Rhus toxicodendron, der eichenblättrige Giftsumach, ist in Nordamerika beheimatet. Durch bloßes Berühren verursacht er juckende Hautausschläge mit Blasenbildung. Bei Verzehr führen die öligen Bestandteile der Blätter, Zweige und Früchte zu Erbrechen, Magen- und Darmentzündungen oder Koliken. Die toxische Wirkung ähnelt der der Tollkirsche und lähmt den sogenannten Ruhenerv, was zu Verlust der Kontrolle über Körperbewegungen und -ausscheidungen führt.

Charakter

Rhus toxicodendron wird vor allem eingesetzt bei körperlichen und emotionalen Beschwerden, die mit einer großen Ruhelosigkeit einhergehen. Die Patienten sind reizbar und ungeduldig, auch was den Heilungsprozess betrifft. Häufig sind sie abergläubisch und unflexibel, sie leben fast wie mechanisch vor sich hin. Sie brauchen ihre Rituale, zum Beispiel das morgendliche Joggen. Der Patient verspürt generell einen großen Bewegungsdrang. Die emotional-geistige Anwendung richtet sich dementsprechend an innere Unruhe und Verstimmung. Ruhelosigkeit, Sorgen und Ängste kommen vor allem nachts. Der Patient versucht, wach zu bleiben aus Angst vor Gefahren.

Einsatzgebiete

Bläschenartige und juckende Hautausschläge, Lippenherpes zusammen mit fieberhaften Infekten oder bei Magen-Darm-Infekten. Verbrennungen 2. Grades, Windpocken, Gürtelrose. Rückenschmerzen, Hexenschuss, Arthritis, Muskel- und Sehnenbeschwerden wie Verrenkungen und Verstauchungen oder Rücken- und Gliederschmerzen. Steifigkeit in Bändern, Sehnen und Knochen mit dem Gefühl, als hätte man sich verrenkt. Arthrose und Nackensteife, Rheuma, Ischias, Hexenschuss. Bindehautentzündung als Folge einer Erkältung bei nasskaltem Wetter. Augen sind morgens eitrig verklebt.

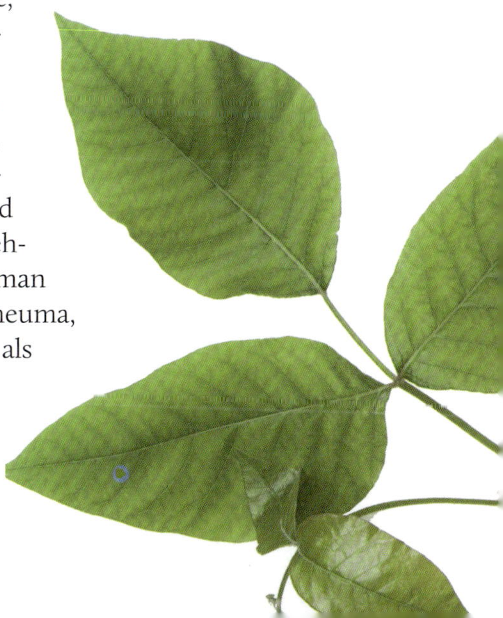

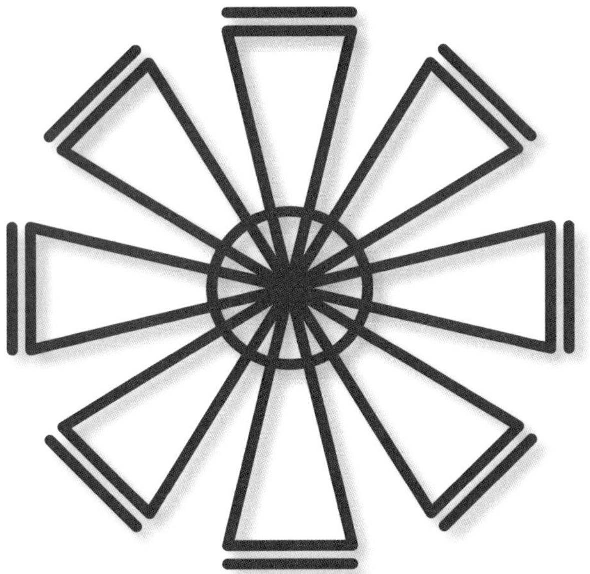

Sambucus nigra

Schwarzer Holunder

Das Seelenwesen

Im Holunderbaum wohnt die Frau Holle, die Beschützerin von Haus und Grund und die Erdenmutter, die dich begleitet. Sie ist seit Anbeginn der Zeit deine Begleiterin durch alle Inkarnationen hindurch. Du solltest sie wieder kennen- und schätzenlernen, denn sie kann sehr viel Gutes für dich tun. Sie befreit dich vom Erbe der Vergangenheit und des Karmas und begleitet dich auf dem Weg deiner Selbstverwirklichung. Sie bietet dir guten Schutz vor äußeren Einflüssen und vor Manipulationen. Sie wandelt dunkle, zerstörerische Energien in Lichtenergien um und sorgt für Erneuerung und Zellregenerierung in deinem Körper. Sie tut es nur, wenn du es willst und bereit bist, diese Reinigung und neue Chance des Lebens zu empfangen. Frau Holle ist freigiebig und breitet ihre Arme für dich aus.

Ich befreie mich von Anhaftungen und passe auf mich auf.

Substanz

Der schwarze Holunder kommt in ganz Europa und im mittleren Asien vor. Er ist anspruchslos und robust. Von Mai bis Juli steht der weitverzweigte Busch in Blüte. Diese wandeln sich später zu fast schwarzen Beeren, aus welchen der bekannte Holundersaft gepresst wird. Die Pflanzenteile sind im Rohzustand unbekömmlich bis giftig. Gekocht werden Blüten und Beeren als Lebensmittel oder Getränke verwendet. Besonders geschätzt ist der hohe Anteil an Vitamin C in den Früchten.

Charakter

Die Patienten berichten über erhöhte Ganzkörperhitze in der Nacht, ohne dabei zu schwitzen. Extreme Schweißausbrüche treten hingegen tagsüber oder unmittelbar nach dem Aufwachen auf. Sambucus-Menschen leiden unter starken Wassereinlagerungen (Ödeme) an Beinen und Füßen. Rheumatische Beschwerden an Muskeln und Gelenken sind von Fieber begleitet. Gleichzeitig kommt es zu übermäßiger Harnausscheidung. Kinder sind häufig erkältet. Säuglinge haben Probleme beim Saugen, weil die Nase verstopft ist. Bei nächtlichen Asthma-Anfällen kann Sambucus nigra angewendet werden. Die Kinder werden blau im Gesicht, ringen nach Luft und schlafen während des Anfalls ein.

Einsatzgebiete

Der schwarze Holunder wirkt schweißtreibend und wasserausscheidend. Er wird angewendet bei akuten Erkältungen, die mit Fieber und trockenem Husten einhergehen. Er löst zähen Schleim aus den Atemwegen. Asthma, Heiserkeit, Schwitzen, Kopfschmerzen. Anfallsweise Atemnot, begleitet mit Heiserkeit und zäher Sekretabsonderung. Das homöopathische Mittel gilt als bewährtes Mittel zur Behandlung von Säuglingsschnupfen. Die Nase ist trocken und verstopft. Die Atmung und das Trinken an der Brust sind eingeschränkt.

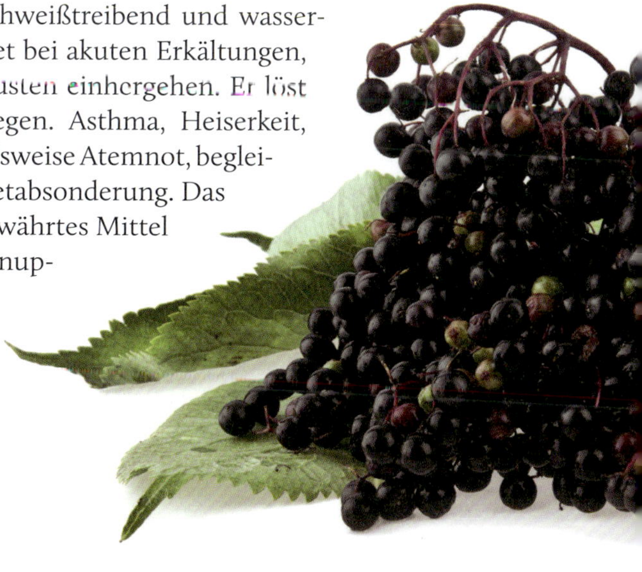

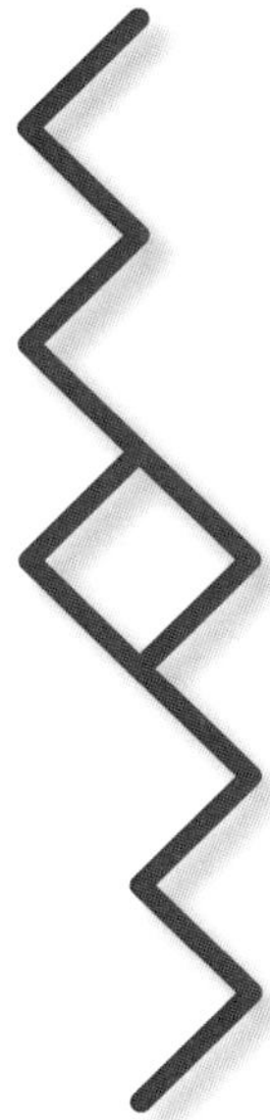

Sepia

Tinte des Tintenfisches

Das Seelenwesen

Du musst dir nichts beweisen. Du bist ein wunderbarer Mensch, selbst wenn du nichts dafür »leisten« würdest. Ist dieser Gedanke fremd für dich? Schau dir deine wahre Mutter an, es ist die Erde. Sie stellt dir alles an Nahrung zur Verfügung was du brauchst: all die Früchte, das Wasser, die Kräuter, den Wald ... all das schenkt sie dir gern. Du musst es dir nicht verdienen. Du brauchst es aber nicht einmal zu nehmen, selbst das ist völlig freiwillig. Alles, was liegen bleibt, wird sie wieder in ihren Leib aufnehmen. Das ist der Kreislauf des Lebens. Also entspanne dich, und meditiere über das Rad von Geburt, Leben, Tod und Wiedergeburt. Und wenn dir das zu langweilig oder sinnlos erscheint, dann spüre das im Hals oder im Genitalbereich unermüdliche Klopfen deines Herzens. Und danke ihm für diese Selbstverständlichkeit.

Ich gebe mich der Polarität des Lebens hin und entspanne mich dabei.

Substanz

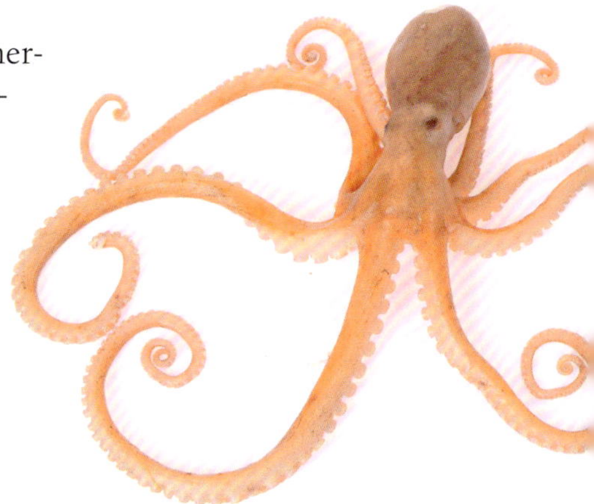

Sepia wird aus der Tinte des Tintenfisches hergestellt. Hahnemann hatte die Substanz einer homöopathischen Arzneimittelprüfung unterzogen, nachdem ihm der Verdacht gekommen war, dass die Krankheitssymptome eines Kunstmalers durch dessen regelmäßiges Pinselablecken bedingt sein könnten. Sepia enthält hauptsächlich Calcium carbonicum, Magnesium carbonicum, Natrium sulfuricum, Kochsalz und einen schwarzen Farbstoff.

Charakter

Sepia ist eines der Polychreste (griechisch: Vielkönner) im homöopathischen Arzneischatz. Meist wird das Mittel bei chronischen Krankheiten nach ausführlicher homöopathischer Anamnese verordnet. Es hat besondere Bezüge zu Frauenleiden, wenn die Lokalsymptome einerseits sowie das »psychische Bild« passen. Eine Sepia-Patientin hat einen hohen Anspruch an ihre Rolle als Frau, Mutter oder Geschäftsfrau und an all ihre Pflichten. Sie will alles optimal erledigen. Probleme ergeben sich aus Erschöpfung und Überanstrengung, wenn ihr deswegen alles zu viel wird. Dann schlägt die Psyche um, und sie will Abstand und einfach nur ihre Ruhe haben. Besonders gegen den Partner und die Nähe zu ihm wird sie dann allergisch.

Einsatzgebiete

Alle typischen Frauenleiden. Senkungsbeschwerden im Bereich des Unterleibs oder Regelstörungen mit meist verspäteter und abgeschwächter Menstruation. Entzündliche Erkrankungen im Bereich der weiblichen Geschlechtsorgane, Schmerzen beim Koitus. Chronische Hauterkrankungen wie Schuppenflechte oder Neurodermitis. Emotionale Distanziertheit und Kühle, Gereiztheit und Depressionen. Akute Erkrankungen der oberen und unteren Luftwege (Nasenrachenkatarrh, Bronchitis), Blasenentzündungen. Gefühl eines Klumpens im Hals oder im Genitalbereich.

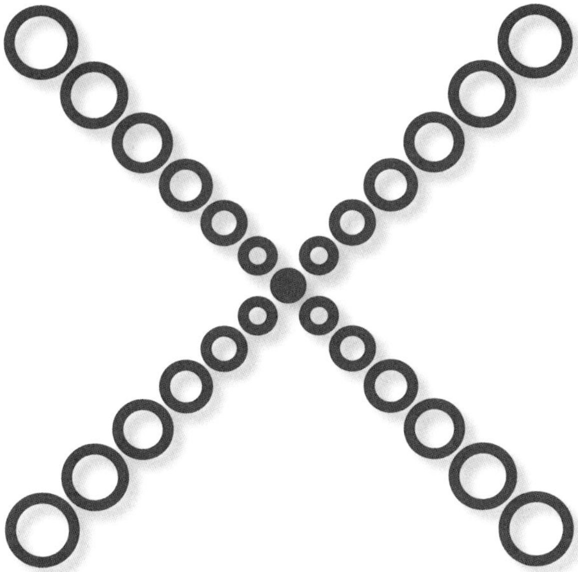

Silicea

Kieselerde

Das Seelenwesen

Du lebst in deiner klaren strukturierten Welt voller kühler Formen und Inhalte. Solange das so bleibt, fühlst du dich wohl, denn Vertrautes und Einschätzbares sind dir wichtig. Klarheit und Geradlinigkeit kann sehr schön und still sein, aber auch kalt und starr. Die Natur hat dir aber auch das Fließen und die Bewegung mit auf den Weg gegeben, und das spürst du in deinem Inneren als das zarte Pflänzchen der Sensibilität und Feinfühligkeit. Vielleicht empfindest du diese Seite wie in einem Traum, der dich unsicher verletzlich oder orientierungslos macht. Aber auch die Schneekönigin braucht einmal ein wärmeres Plätzchen, um ihre Gefühle aufzutauen. So halte Ausschau, wo ein Feuer brennt, und schmelze das Eis. Du brauchst keine Angst haben, dass dadurch deine Stabilität verloren geht. Du gewinnst Flexibilität dazu!

Ich bin die Königin in meiner Welt,
und ich genieße sie.

Substanz

Silizium ist ein Halbmetall, das in der Natur nur in Verbindung mit Sauerstoff vorkommt. Diese Siliziumdioxide finden sich als Kieselerde (silicea terra) in mineralischen Vorkommen wie Seesand oder Quarz sowie in Organismen wie Gräsern oder Algen. Kieselsäure ist in allen natürlichen Gewässern und in Pflanzen und Tieren enthalten. Auch im menschlichen Körper können Spuren von Silizium im Knorpel-, Stütz- und Bindegewebe sowie in Haut und Knochen nachgewiesen werden.

Charakter

Silicea-Patienten sind schwache Konstitutionen. Sie haben schlaffe Muskeln und eine zarte, blasse Haut. Ihr Wesen ist sanft, schüchtern und beeinflussbar. Sie haben eine auffällige Abneigung gegen spitze Gegenstände wie Spritzen. Beschwerden treten nach geistiger Überanstrengung und Erwartungsspannungen sowie nach Kälte und Zugluft auf. Sie verstärken sich durch Licht, Geräusche und Neu- oder Vollmond. Menschen, die Silicea brauchen, sind zudem sehr darauf bedacht, ihren weichen »Kern« zu schützen und keine Emotionen erkennen zu lassen. Daher geben sie sich nach außen häufig kontrolliert und rational, sind innerlich jedoch zerbrechlich und leiden an ihrem mangelnden Selbstbewusstsein beziehungsweise Durchsetzungsvermögen.

Einsatzgebiete

Entwicklungsverzögerungen bei Kindern, Infektanfälligkeit, Akne, Knochen- und Zahnprobleme. Silicea kann Fremdkörper, wie zum Beispiel Splitter, aus dem Gewebe heraustreiben und Eiter zum Abfließen bringen. Bei unreiner Haut, wenn sich die Aknepickel langsam entwickeln, zu Eiterung neigen und nur langsam abheilen. Bei Narben, Probleme mit Nägeln, Drüsenschwellungen, Nebenhöhlen-, Ohr- und Mandelentzündungen, Impfschäden. Mangelernährung durch ungenügende Verwertung der zugeführten Lebensmittel, Erkältungsneigung und Nervenschwäche.

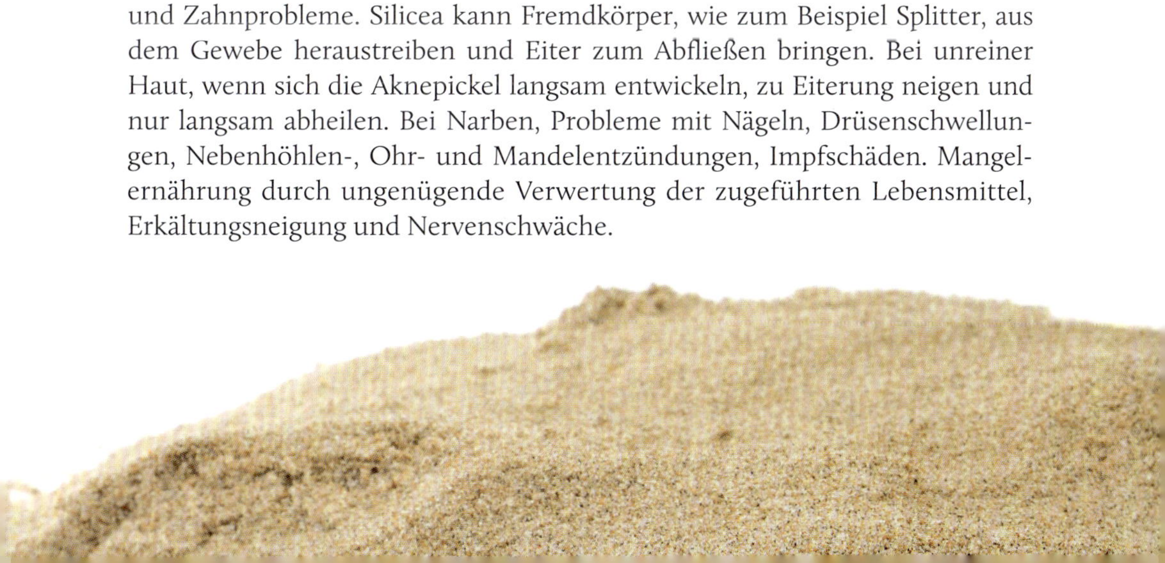

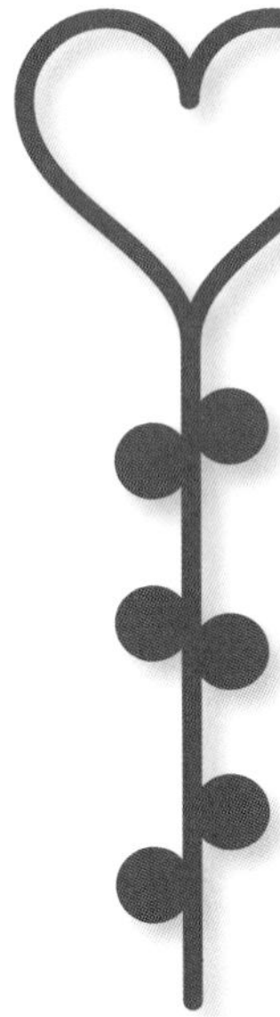

Staphisagria

Stephanskraut

Das Seelenwesen

Okay, deine Ehre wurde verletzt, vielleicht nicht nur einmal. Jemand hat dich auf unsanfte Art und Weise von deinem hohen Ross heruntergeholt und in den Staub geworfen. Na und? Erging es uns nicht allen so oder so ähnlich? Willst du jetzt ewig entrüstet sein und niemals mehr irgendjemandem verzeihen? Damit tust du dir nur selbst weh. In dir lebt eine vitale lebensfreudige und sinnliche Kraft, die wieder nach außen sprühen möchte! Du fehlst uns mit deiner Vitalität! So stehe auf, klopfe den Staub ab, und spring wieder auf das Pferd des sinnlichen Lebens auf. Galoppiere los, dem Wind und der Freiheit entgegen. Das Leben ist ein Abenteuer, und das bleibt es. Sei mutig und ein Teil davon, dann fühlst du das Leben in dir wieder pulsieren. Du bist lebendig, anpassungsfähig und nimmst es mit jeder Herausforderung auf.

Ich steige wieder auf und reite in den Wind.

Substanz

Staphisagria, das Stephanskraut oder Rittersporn, gehört zur Familie der Hahnenfußgewächse. Ihre Samen enthalten das giftige Alkaloid Delphinin. Diese Wirkung setzte man im antiken Griechenland gegen Kopfläuse, juckende Hautbeschwerden und Warzen sowie als Brechmittel zur Darmreinigung ein. In der westlichen Kräuterheilkunde hat Staphisagria die Bedeutung als Maßnahme gegen Parasiten beibehalten; davon zeugen Beinamen wie »Läusepfeffer« oder »Läusesamen«.

Charakter

Obwohl Stephanskraut-Patienten ein ausgeprägtes sexuelles Verlangen haben und diesem häufig durch Selbstbefriedigung nachgeben, verschlechtern sexuelle Exzesse ihren Zustand. Weitere Faktoren sind Berührungen, Ärger, Zorn, Kränkung oder vergangene Demütigungen verbaler oder körperlicher Art. Darüber sind sie sehr entrüstet und vergessen das nie. Sie sind im Grunde sehr sensible und romantische Menschen, die jedoch aufgrund schlechter Erfahrungen oft Angst vor der Nähe eines Partners haben. Dies kann sich in lokalem Juckreiz und Überempfindlichkeit im Geschlechtsbereich äußern. Bei sexuellem Erstkontakt oder neuen Sexualpartnern kommt es häufig zur sogenannten »Honeymoon-Zystitis«, einer oft schmerzhaften Harnwegsinfektion.

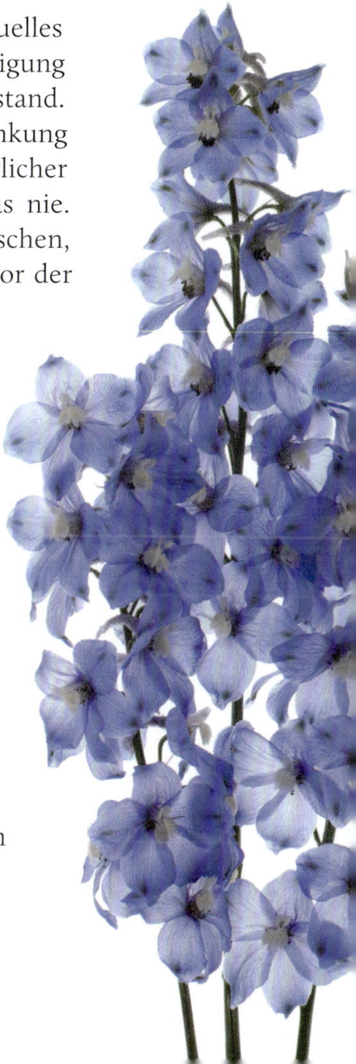

Einsatzgebiete

Mittel nach glatten Schnitten wie Dammschnitt, Kaiserschnitt oder anderen OPs, Schnittverletzungen, schlecht heilende Schnittwunden. Folgen von Katheterisierung, Stichverletzungen. Gerstenkörner an den Augenlidern, Nagelbettentzündung, Hautausschläge. Auffällig sind schlechte Zähne. Blasenbeschwerden und Blasenentzündungen, vermehrter Harndrang nach dem Geschlechtsverkehr.

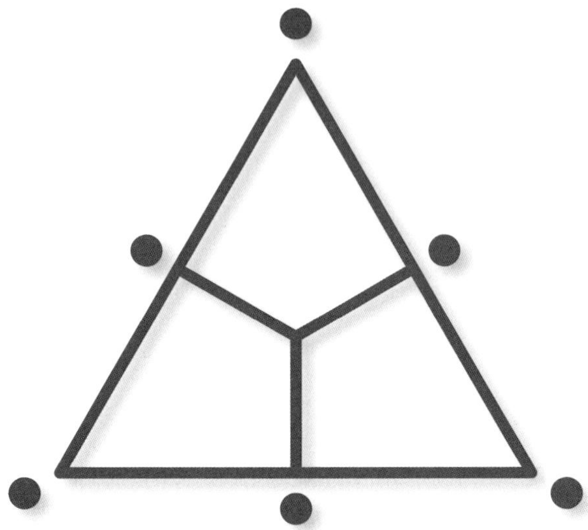

Sulfur

Schwefel

Das Seelenwesen

Auf deiner Seelenreise hast du allerlei Materielles eingesammelt und in der Schatzkiste deiner Güter gehortet. Dort liegen sie nun, und niemand kann sie wirklich brauchen. Wie lange willst du noch das aufbewahren, was du doch nicht mehr gebrauchen kannst? Es wird Zeit, Ordnung zu schaffen, damit du wieder einen klaren Kopf bekommst und den Überblick darüber, was jetzt wirklich wichtig ist. Zu viel Chaos überall? Beginne nicht überall gleichzeitig aufzuräumen, sondern wähle dir ein bisschen was aus, aber beginne sofort, an dieser Stelle Ordnung zu schaffen. Erst wenn du genügend Ballast abgeworfen hast, kannst du zur Ruhe kommen und aus der ungewohnten Stille heraus dein eigenes Herz schlagen hören. Es ist zart und leicht. Hast du ihm jemals schon gelauscht?

Ich sammle all meine Teile ein und ordne sie.

Substanz

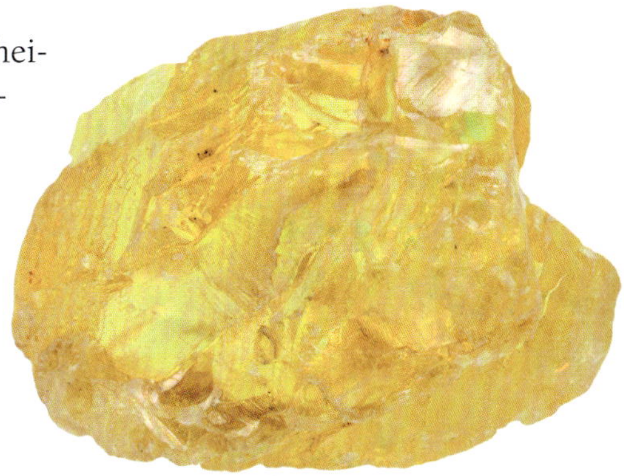

Der Schwefel kommt weltweit in der Nähe heißer Quellen oder Vulkankrater vor. In der Antike war Schwefel als »der Stein, der brennt« bekannt, seine Dämpfe reinigten Raumluft und Atemwege gleichermaßen. Heute wird der Stoff für Schwefelsäure, Farbstoffe, Insektizide, Fungizide oder Kunstdünger sowie in der pharmazeutischen Industrie genutzt. In der Nahrungsmittelverarbeitung kommt Schwefel als Konservierungsstoff für Wein und Trockenobst zum Einsatz.

Charakter

Der typische Schwefel-Patient wurde von jeher als »Philosoph in Lumpen« oder »zerstreuter Professor« beschrieben. Sulfur ist ein fantasievoller, findiger, interessierter Mensch, der jedoch unfähig ist, seine Kreativität in zielführende Bahnen zu lenken. Da er sich grundsätzlich nur für die Dinge interessiert, die ihm wichtig erscheinen, kann er egozentrisch und faul wirken. Das Universum dreht sich um ihn, und er redet am liebsten über sich selbst. Das äußere Erscheinungsbild ist von hängenden Schultern, einer laschen Körperhaltung und nachlässiger Kleidung geprägt. Trotz seiner ausgeprägten Abneigung, sich zu waschen oder Ordnung zu halten, ekelt er sich vor dem Schmutz und den Gerüchen anderer.

Einsatzgebiete

Schmerzen mit brennendem Charakter. Alle Formen von (oft juckenden und trockenen) Hautveränderungen wie Akne, Ekzeme, Schuppenflechte, Herpes oder Furunkel. Verdauungsstörungen mit brennenden Schmerzen, Aufstoßen, Blähungen, Erbrechen und Durchfall. Menstruations- und Erektionsstörungen, Genitalschmerzen und Blasenentzündungen. Erkältung mit zähem, übelriechendem Schleim, die sich zur Bronchitis ausweitet mit Schmerzen im Brustraum. Neigung zu häufigen Erkältungen und Katarrhen der oberen Luftwege. Übel riechende Ausscheidungen.

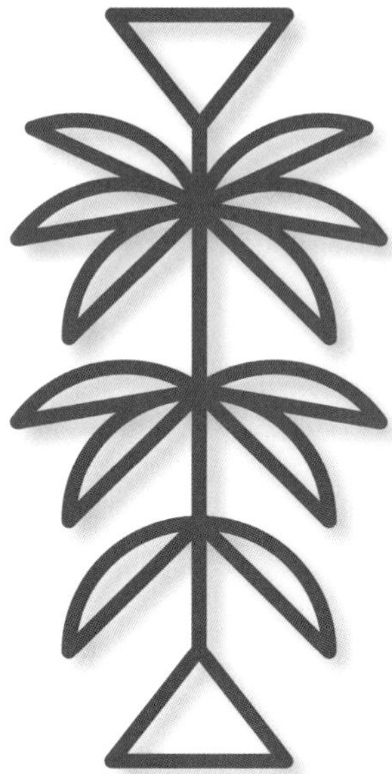

Tabacum

Tabak

Das Seelenwesen

Du bestehst nicht nur aus deinem Körper und du kannst nicht immer nur funktionieren nach den Regeln deiner Gesellschaft. Du bist jetzt aufgerufen, deine spirituelle Seite zu finden und weiterzuentwickeln. Dazu sind geistige Methoden wie Meditation oder Besinnung besser geeignet als der blaue Dunst oder sonstige Ablenkungen, denn sie sind sanfter und liebevoller zu dir. Der Nebel der Abhängigkeit bewirkt eine stete Dämpfung deiner Lichtnatur und verführt dich zur Flucht aus deiner materiellen Umgebung. Diese aber brauchst du, um aufzusteigen in lichtere Welten, ohne dass du dich verlierst. Lass den Prozess der Regenerierung auf allen Ebenen geschehen, kläre deine Wahrnehmung, und programmiere dich neu für dein spirituelles Vorwärtskommen. Du wirst merken, wie viel Freude Klarheit machen kann.

Ich erobere
meine verloren gegangene Identität zurück.

Substanz

Die Giftpflanze Nicotiana tabacum, der virginische Tabak, gehört zur Familie der Nachtschattengewächse. Heutigen Erkenntnissen zufolge ist er ursprünglich im westlichen Südamerika beheimatet, gelangte jedoch bereits vor der Entdeckung Amerikas nach Mexiko und Mittelamerika. Während die Mayas Tabak zur Behandlung von Krampfanfällen, Asthma und Hautproblemen einsetzten, wird die Pflanze heute weltweit vor allem zur Herstellung von Insektiziden und Zigaretten verwendet.

Charakter

Typische Tabacum-Patienten fühlen sich niedergeschlagen und unwohl. Ihre Gesichtshaut ist blass oder grünlich und von kaltem Schweiß bedeckt. Arme und Hände krampfen, die Glieder zittern. Der Puls ist hart und schnell oder kaum fühlbar bis aussetzend und führt zu Kreislaufbeschwerden, die in Ohnmacht enden können. Es können starke Raucher sein genauso wie militante Ex-Raucher. Obwohl die Betroffenen überall ein Kältegefühl verspüren, haben sie oft lediglich kalte Beine. Tabacum ist ein Hauptmittel bei Reisekrankheit mit starken Symptomen sowohl im Auto, Bus oder Flugzeug, wenn man sich schwindlig, ängstlich und insgesamt hundeelend fühlt und nur noch an die frische Luft möchte.

Einsatzgebiete

Übelkeit, Erbrechen, Schwindel, Hörsturz, Ohnmacht, Hyperventilation, Hitzewallungen, übermäßiges Schwitzen, kalter Schweiß. Tabacum entspricht den Reaktionen, die das Rauchen der allerersten Zigarette hervorrufen. Vergiftungen, Schwangerschaftsübelkeit, periodisch auftretende Migräne, Magenverstimmungen und Reisekrankheit sowie akuter Durchfall oder Verstopfung. Durchblutungsstörungen, Taubheitsgefühl und Kribbeln in Armen und Beinen in Verbindung mit eiskalten Händen, Fingern, Zehen oder Füßen. Häufig zusammen mit Kreislaufschwäche.

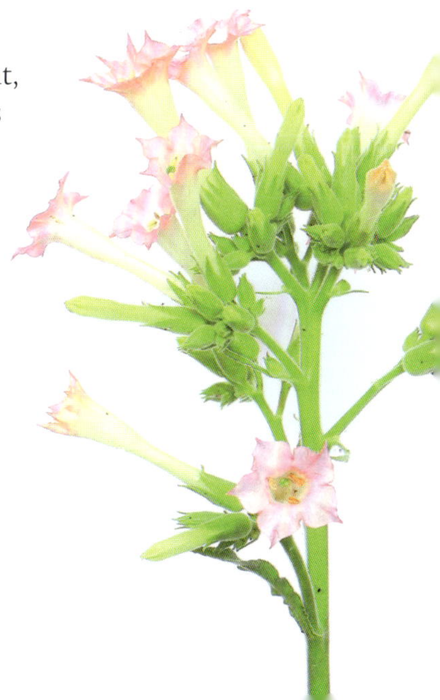

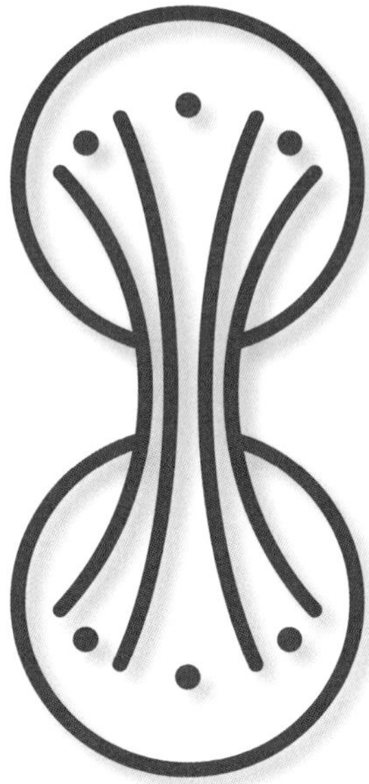

Thuja

Lebensbaum

Das Seelenwesen

Du hast das Recht, dich von alten Erblasten zu befreien und den eigenen Ausdruck deines Lebens in seiner ganzen Herrlichkeit und in harmonischer Manifestation wiederzufinden. Mach dich bereit, dich selbst zu leben und alles, was an manipulativen Energien an dir haften geblieben ist, restlos zu entfernen. Der Lebensbaum mag zwar äußerlich starr erscheinen, aber seine Kraft ist uralt, und im Inneren pulsiert das pralle schöne Leben, so wie in dir! Verbünde dich mit ihm, und er wird dir helfen, wieder du selbst zu werden. Vielleicht hast du dich noch niemals in deinem ganzen Leben als schön und wertvoll empfunden. Vielleicht wolltest du lieber jemand anderer sein. Du hast dir eine Maske aufgesetzt, aber so kann auch niemand deine Schönheit erkennen. Schade eigentlich!

Ich zeige mich so, wie ich bin.

Substanz

Thuja, der Lebensbaum, ist ein Zypressengewächs. Die einzelnen Arten verströmen einen sehr markanten Duft. Der in Deutschland häufig als Hecke anzutreffende abendländische Lebensbaum bildet an Holz, Zapfen und Zweigspitzen ein stark giftiges Öl, das bei Berührung Hautreizungen verursachen und bei Verzehr tödlich sein kann. Genau diese Zweigspitzen werden für homöopathische Behandlungen vor der Frühjahrsblüte gesammelt und zu Tinktur verarbeitet.

Charakter

Ein Thuja-Klient hat im Grunde einen sehr unsicheren Charakter, der sich hinter einer Maske verbirgt, von wo aus er aus sicherem Abstand andere beobachten kann. Persönliche Beziehungen sind ihm nicht wirklich möglich. Aufgrund einer rigiden moralischen Erziehung hat er starke Schuldgefühle entwickelt und weiß im Prinzip nicht mehr, was richtig und falsch ist. Das hat ihn stark verunsichert bis hin zu Persönlichkeitsspaltungen. Hinter der starren Maske verbirgt sich das Gefühl, »etwas Lebendiges« im Leib zu haben, und entsprechend hat er einen stark aufgeblähten Bauch mit vielen Blähungen. Das führt zu dem Gefühl, jemand habe Gewalt über ihn und versuche, Körper und Seele voneinander zu trennen.

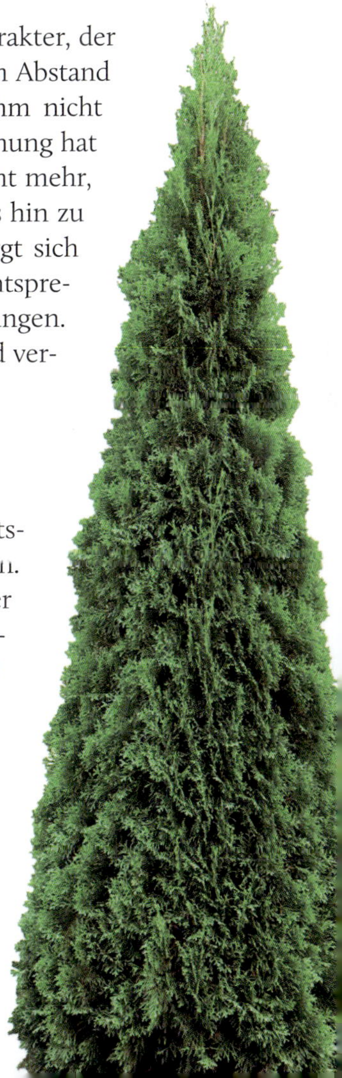

Einsatzgebiete

Ausgeprägte Beziehung zu Haut, Schleimhäuten, Geschlechtsteilen und Luftwegen. Warzen, Ekzeme, Papeln oder Knötchen. Beschwerden nach Impfungen, hartnäckige Erkältungen. Der Bereich zwischen Nasenflügeln und Wangen ist häufig entzündet. Das Haar ist bei schuppiger Kopfhaut trocken und spröde. Übelriechender, süßlicher Schweiß, der sich fettig anfühlt. Sehr weiche, abblätternde, splitternde Nägel mit Querfurchen, Längsrillen oder Dellen. Polypen in Nase, Dickdarm oder Gebärmutter. Patient bekommt bei nasskaltem Wetter leicht eine Erkältung. Weißlicher bis gelber, stark riechender Ausfluss.

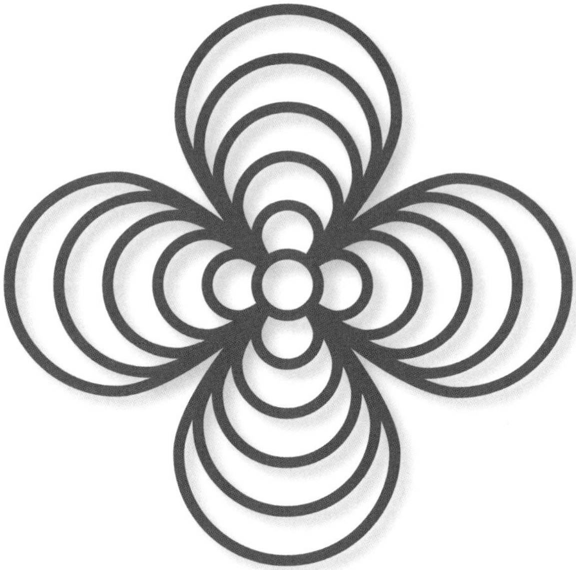

Valeriana

Echter Baldrian

Das Seelenwesen

Dein Ankommen hier auf der Erde begann in der Dunkelheit der Gebärmutter. Damals hattest du keine Angst, im Dunklen zu sein, es gab dir Geborgenheit und Vertrauen, und du konntest dich hier ausruhen von deiner Reise durch die Galaxien. Mit deiner Geburt ins Licht hast du deine Reise Richtung Wandlung und Unsicherheit fortgesetzt. Eines Tages, wenn du diese Erde wieder verlässt, gehst du ins Licht, und auch das kann erst einmal ungewohnt für dich sein. Dort wirst du dich womöglich erst einmal von all dem, was vorher war ausruhen wollen. Ob Licht oder Dunkel, du gehst beide Wege, immer wieder. Jetzt vertrau darauf, dass dir immer genügend Zeit bleibt, dich auszuruhen und zu regenerieren. Zeit ist unendlich! Beruhige vor allem deine Gedanken im Kopf, dann entspannt sich die äußere Welt wie von selbst.

Ich bin im Einklang
mit dem Himmel und der Erde.

Substanz

Die krautige Pflanze wächst in gemäßigtem Klima in Europa, Asien und Nordamerika. Der botanische Name kommt aus dem Lateinischen (valere = kräftig, gesund sein). Valeriana enthält Cholin, Alkaloide und Säuren. Für die schlaffördernde und beruhigende Wirkung sind vor allem die Sesquiterpene verantwortlich. Aus der Baldrianwurzel (Radix valerianae) können Trockenextrakte, aber auch alkoholische Auszüge (Baldriantinktur) hergestellt werden. Beim Trocknen der Pflanze entsteht der typische Baldriangeruch.

Charakter

Charakteristisch für Valeriana sind hysterische Gemütszustände. Man ist ängstlich, besorgt, in ständiger Alarmbereitschaft, scheut Dunkelheit und Einsamkeit. Auffallend ist eine ausgeprägte Fantasie, die zu Sinnestäuschungen führen kann. Valeriana-Menschen zeigen einen großen Intellekt, handeln grundsätzlich rational. Gefühle ändern sich von einem Augenblick zum nächsten, man fällt von einem Extrem ins andere. Ausgelassene Heiterkeit schlägt um in maßlose Wut oder schwerste Traurigkeit. Es fehlt an innerem Gleichgewicht. Körperliche Beschwerden treten sprunghaft auf, werden als ruckartig reißend und stechend beschrieben. Man kann trotz großer Müdigkeit nicht einschlafen, ist rastlos, muss umherwandern.

Einsatzgebiete

Baldrian ist ein vielseitiges Mittel, das überwiegend zur Behandlung nervöser und geschwächter Gesundheitszustände eingesetzt wird. Schlafstörungen, Launenhaftigkeit, Nervenschmerzen, Rückenbeschwerden und psychosomatische Kreislauf- und Verdauungssymptome. Nächtliche Wadenkrämpfe, die sich durch Umhergehen bessern. Magen-Darm-Beschwerden, nervöse Magenkrämpfe mit Heißhunger und Sodbrennen. Blähungen und Durchfall, allgemeines Schwächegefühl, große Reizbarkeit, Überempfindlichkeit gegenüber Außenreizen.

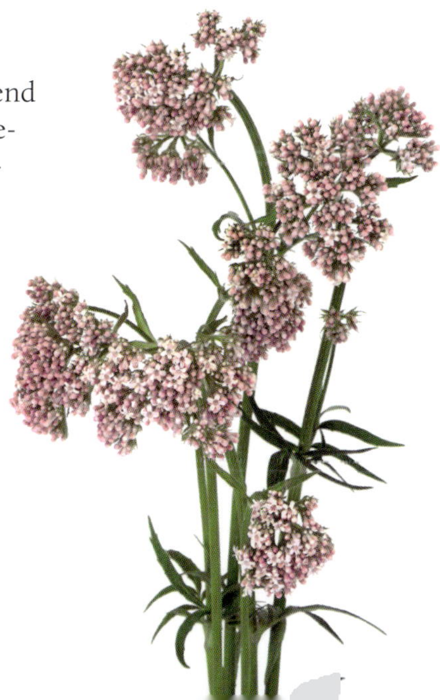

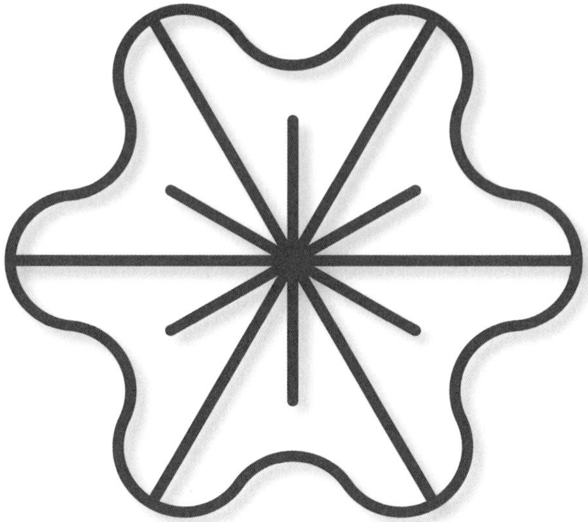

Veratrum album

Germer

Das Seelenwesen

Du fühlst dich wie Gott und höherstehend als andere Menschen. Gern möchtest du andere davon überzeugen, dass deine Weltanschauung die beste ist. Du glaubst, dass höhere Mächte die Welt lenken und du ein Vertreter höherer Werte bist. Viel Wahrheit liegt in dir, sicherlich aber nicht die absolute Wahrheit, denn diese kommt in vielfältigen Gewändern daher. Sei daher achtsam, denn du befindest dich in einer Spirale der Abgehobenheit, aus der du auch herausgeschleudert werden könntest. Akzeptiere, dass es andere Meinungen und Weltanschauungen gibt auf dieser Erde und dass der menschliche Wille frei ist, so wie deiner. Schau nicht von oben herab auf andere Menschen. Gottes Geschöpfe sind wunderbar vielgestaltig, in ihrer Form, ihrem Denken und ihrem Geist.

Ich akzeptiere die Vielgestaltigkeit dieser Welt und bin frei.

Substanz

Der Germer wächst im Alpenvorland, in den Alpen, Apenninen und in Osteuropa in Höhenlagen bis 2700 Meter. Erst nach Jahren entwickeln sich weiße, grünlich oder gelblich gefärbte Trichterblüten, die einen aufdringlichen Duft verströmen. Alle Pflanzenteile sind stark giftig. Innerhalb von zwölf Stunden nach Aufnahme kann es zum Tod durch Atemlähmung kommen. Diese verzögerte Wirkung machte den Germer bereits in der Antike zu einem häufig eingesetzten Mordgift.

Charakter

Auffälligstes Merkmal eines Veratrum-album-Patienten ist die überall zu spürende physische Kälte: Schweiß, Haut, Nasenspitze, Atem und Zunge fühlen sich eisig an. Trotzdem herrscht ein starkes Verlangen nach extrem gekühlten Getränken. Das Gesicht wirkt eingefallen und blass, die Lippen sind blau und der Körper stark geschwächt. Dazu kommt eine ruhelose Aktivität, die von ständiger (Selbst-)Kritik, Wahnvorstellungen, erotischen Manien und der andauernden Wiederholung bestimmter Tätigkeiten oder Lautäußerungen wie Singen, Beten oder Lachen begleitet ist.

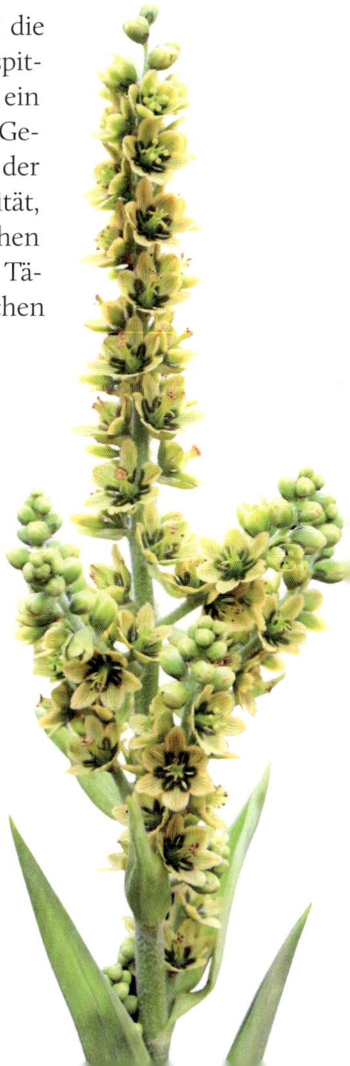

Einsatzgebiete

Veratrum album kommt vor allem bei starker Übelkeit mit heftigem Brechdurchfall und Kreislaufschwäche mit Kollaps und kaltem Schweiß zur Anwendung. Erbrechen, Durchfall, Verstopfung, Schock, Herzschwäche. Der Blutdruck ist schwankend, mal zu hoch und mal zu niedrig und kann von Herzklopfen, Schwindel oder Sehstörungen begleitet sein. Reichlich Urin und wässriger Durchfall. Manisch-depressives Verhalten. Der Patient wünscht sich Wärme, verträgt sie aber nicht, ist unruhig und geht ständig auf und ab. Ein großes Einsatzgebiet sind seelische Probleme, die sich durch Hyperaktivität, mürrisches Verhalten, soziale Unsicherheit und übertriebenen Ehrgeiz äußern.

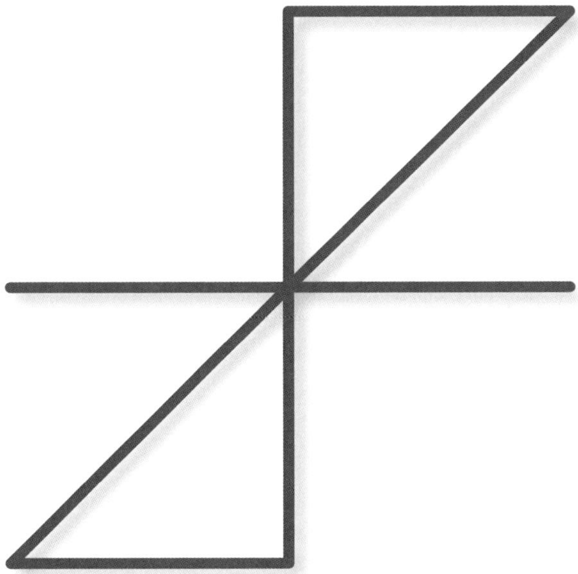

Zincum metallicum

Zink

Das Seelenwesen

Du hast Mühe, deinen Alltag zu leben. Ja, du versuchst es redlich, aber letztendlich kannst du die Konventionen und Anforderungen dieser Gesellschaft nicht verstehen und ihnen auch nicht wirklich genügen. Du bist eine freie Seele, und eigentlich verspürst du den Wunsch, dich aus all den Dogmen und Regeln zu befreien. Derweilen wird der Druck auf dich immer stärker. Ein tiefes Trauma deiner Kindheit oder sogar aus einem anderen Leben verhindert es noch, dass du in deine ganze Kraft zurückfindest. Es ist keine Schande, dir helfen zu lassen, das Hindernis aufzuspüren und zu lösen. Du musst nicht alles allein machen. Schau dich um, du wirst einen guten Begleiter finden, dem du dein Vertrauen schenken kannst! Öffne dich für Hilfe, und nimm sie an. Dann bleibt wieder Raum für deine wesentlichen Aufgaben.

Ich finde einen Weg, mich zu heilen.

Substanz

Zink ist ein lebenswichtiges Spurenelement, das auf den Stoffwechsel einwirkt. Es regt die Enzyme an und übernimmt eine Schlüsselrolle im Eiweiß-, Kohlenhydrat- und Fettstoffwechsel. Als Bestandteil oder Aktivator zahlreicher Enzyme und Hormone ist Zink für den Körper unverzichtbar, es steigert die geistige Leistungsfähigkeit und die Konzentration. Zink sollte man nicht überdosieren, sonst können Übelkeit, Erbrechen und Vergiftungserscheinungen die Folge sein.

Charakter

Menschen, die Zincum metallicum benötigen, sind unruhig und ungeduldig. Sie leiden an Ängsten und tiefer Traurigkeit, fühlen sich reizüberflutet und sind auffallend schreckhaft. Die Patienten erscheinen trocken, kühl und unnahbar. Sie sind blass, können nicht loslassen, weder körperlich noch geistig-seelisch. Meist liegt ein länger zurückliegendes, unverarbeitetes Trauma oder eine überwundene schwere Krankheit zugrunde. Sie sind hypochondrisch, denken viel über Tod und Sterben nach, zeigen sich pessimistisch. Nachts knirschen sie mit den Zähnen, sind Schlafwandler, verspüren ein Kribbeln und unüberwindbaren Bewegungsdrang in den Beinen (»Restless legs«). Man fühlt sich abgespannt und matt, kann sich auf nichts konzentrieren.

Einsatzgebiete

Bei körperlichen und geistigen Erschöpfungszuständen mit Beeinträchtigung anderer Körperfunktionen. Nervöse Verdauungsbeschwerden, Muskelkrämpfe, neuralgische Erkrankungen, schmerzhafte Menstruation. Kopfschmerzen, Schwindel, Erschöpfung, Rückenschmerzen, Schlafstörungen, Zähneknirschen. Tagsüber Müdigkeit und erhöhtes Schlafbedürfnis. Arme und Beine kribbeln, als würden Ameisen darüberlaufen, und fühlen sich taub und gelähmt an. Extreme Geräuschempfindlichkeit, Gereiztheit, depressive Verstimmungen. Reißende Gliederschmerzen am ganzen Körper.

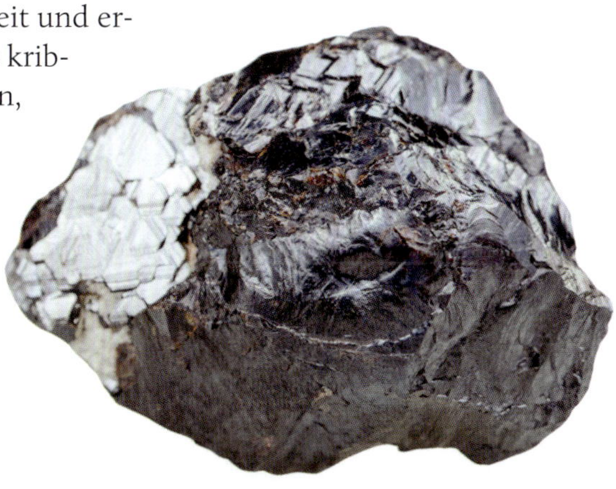

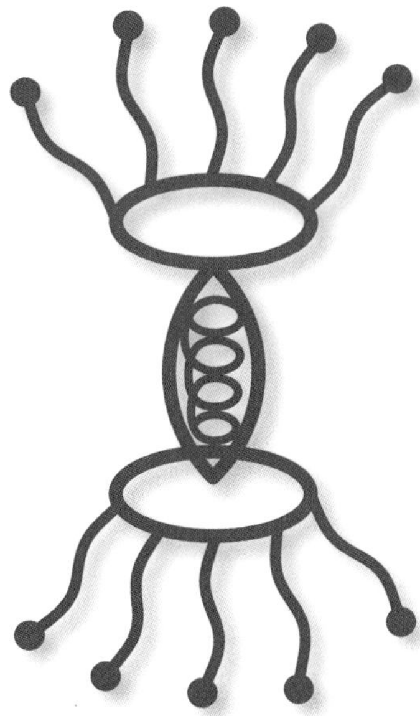

Pilze

Funghi

Das Seelenwesen

Pilze sind Mischwesen zwischen Pflanze und Tier und bilden unter den Lebewesen ein eigenständiges Reich. Der Hauptanteil des Pilzes lebt in Form des Myzels unterirdisch oder im Holz der Bäume. Unter der Erde bilden sie unzählige Verzweigungen, es ist ein riesiges Kommunikationsnetzwerk. Die Pilze erinnern dich daran, dass auch du Teil eines riesigen unsichtbaren Kommunikationssystems bist. Vieles davon liegt im Dunkeln und dennoch ist es wirksam. Andere Kanäle kannst du nicht nutzen, weil du sie (noch) nicht kennst oder sie nicht aktiviert sind. Die Pilze gehen mit vielem eine Symbiose ein, das heißt, sie nützen sich gegenseitig. So kommuniziere optimal mit deiner Umwelt und sorge dafür, dass Geben und Nehmen im Einklang ist mit deinen Mitmenschen und mit aller Schöpfung.

Ich pflege das Netzwerk
meiner Kommunikation.

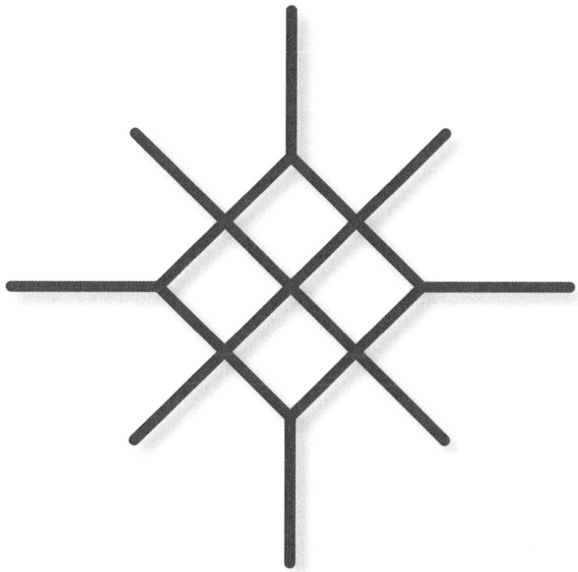

Viren

Mikroparasiten

Das Seelenwesen

Viren zählen nicht zu den Lebewesen, denn sie haben keinen eigenen Stoffwechsel und ihnen fehlen Ribosomen und Mitochondrien. Alle Viren enthalten ein Programm zu ihrer Vermehrung und Ausbreitung, sind aber auf den Stoffwechsel einer Wirtszelle angewiesen. Wenn es um eine Computerprogrammierung geht, dann entscheidest du, welche Software nützlich für dich ist. Wie aber sieht es mit deiner mentalen und emotionalen Programmierung aus? Hast du selbst oder jemand anderer aus diesem oder einem anderen Leben etwas installiert, das dich hindert, an Körper, Seele und Geist gesund zu sein? Das wäre Manipulation. Du bist aber Chef oder Chefin über dein Sein. So überprüfe dich auf Fremdenergien und unerlaubte Eindringlinge, und reinige dein Energiefeld.

Alles, was nicht zu mir gehört,
verlässt jetzt mein energetisches Feld.

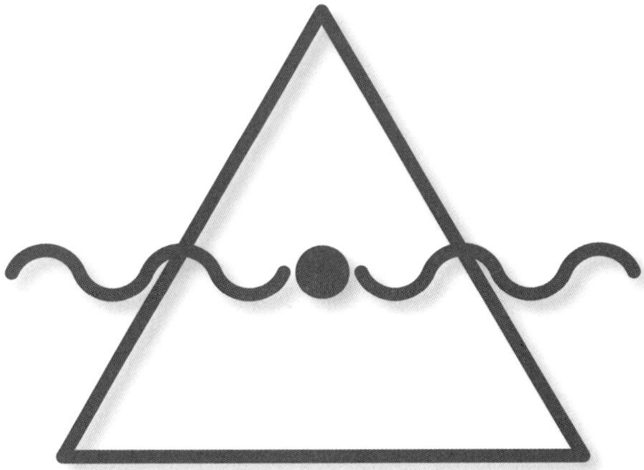

Enzyme

Biokatalysatoren

Das Seelenwesen

Enzyme sind Proteine, die in biochemischen Reaktionen unseres Körpers als Katalysatoren wirken. Neben Verdauung, Wachstum und Atmung werden sie für die Weiterleitung von Reizen benötigt. Enzyme zeigen dir, wie du die Dinge beschleunigen und einfach effektiver arbeiten und leben kannst. Meist schließen sich auch einige Enzyme zu einem Komplex zusammen. So schau dich um, wer dir dienlich sein und dir Liegengebliebenes abnehmen könnte. Häufe nicht zu viel an Nahrung und seelischem Ballast an, dadurch verdirbt die ganze Sache. Entsorge zügig die Dinge, die du nicht mehr brauchst. Esse mehr frisches Obst und Gemüse in bester Qualität, dann wird dein Geist wieder klarer. Sorge für weniger Quantität und mehr Qualität in deinem Leben. Ohne zu viel stofflichen Ballast wird auch dein Geist wieder klar.

Ich werfe Ballast ab
und schreite zügig voran in meinem Leben.

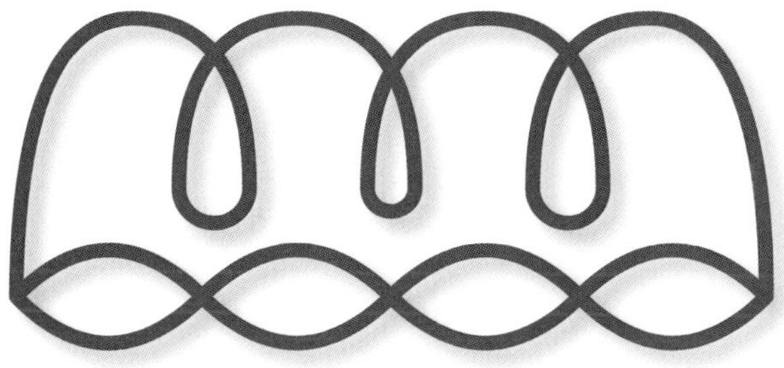

Bakterien

Prokaryonten

Das Seelenwesen

Bakterien sind Lebewesen ohne echten Zellkern. Ihre Zellwand kann von unserem Immunsystem gut erkannt werden. Deshalb tarnen sich einige Bakterien. Viele Bakterien sind für uns Menschen sehr nützlich, zum Beispiel in der Darmflora, andere können zu akuten Erkrankungen führen. Bakterien zeigen uns, wie wichtig das richtige Lebensmilieu für uns ist. Wenn wir am richtigen Ort sind und das gesamte Umfeld stimmt, dann nehmen wir an der Schöpfung teil, und alles ist im Gleichgewicht. Die kleinen Helfer können krank machende Keime verdrängen. Sorge dafür, dass deine Lebensbedingungen stimmen und niemand in deinem Umfeld verbleibt, der dich schwächt. Trenne dich von Negativität und sorge dafür, dass dein Terrain sauber bleibt! So erkennst du Schmarotzer sofort und kannst sie wegschicken.

Ich erkenne die lichtvollen Energien in meinem Umfeld und stärke sie.

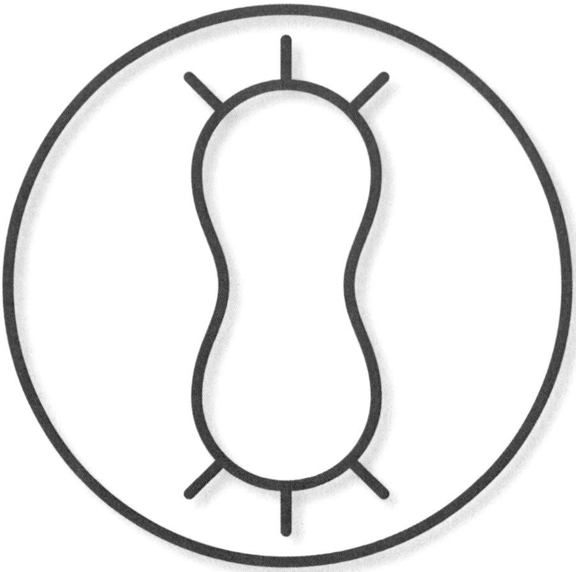

Parasiten

Makroparasiten

Das Seelenwesen

Parasiten sind Tiere und Pflanzen, die im Organismus einer anderen Art leben und von ihm Nahrung beziehen. Das Verhältnis zwischen Parasit und Wirt kann so eng und speziell sein, dass beide sich gegenseitig in ihrer Entwicklung beeinflussen. Die Wirte reagieren auf die Parasiten, indem ihr Immunsystem immer komplexer wird, sie müssen hier also ausweichen. Überlege dir, wo in deinem Leben etwas in die Schieflage geraten ist. Wo stimmt Geben und Nehmen nicht mehr oder wo versuchst du, Vorteile zu erlangen auf Kosten anderer? Vielleicht bemerkst du, dass du jemandem immer nur gibst oder dass dies sogar ein roter Faden in deinem Leben ist. Beides ist nicht im Gleichgewicht und schadet entweder dir oder dem anderen. Sorge für Fairness, dann kommt Gutes immer zu dir zurück.

*Ich sorge für Ausgewogenheit
von Geben und Nehmen in meinem Leben.*

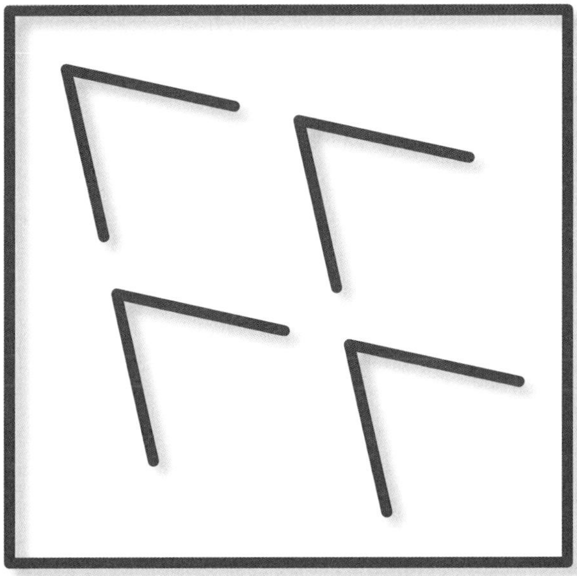

Mikroorganismen

Kleinstlebewesen

Das Seelenwesen

Mikroorganismen bestehen aus Zellen oder Zellaggregaten. Zu ihnen gehören Bakterien, ein großer Teil der Pilze, Algen und die Protozoen (Einzeller). Dadurch, dass Mikroben aus einer Zelle oder wenigen Zellen bestehen, unterscheiden sie sich von den Pflanzen und Tieren, deren Zellen nur im Verband mit dem vielzelligen Organismus lebensfähig sind. Innen wie außen, oben wie unten, im Kleinen wie im Großen. Weißt du eigentlich, dass du überall gleichzeitig existierst? Die Mikroorganismen machen es dir vor: Sie sind einfach überall – in der Natur, im Boden, im Wasser, in der Luft oder in deinem Körper. So wie du nehmen sie an vielen Kreisläufen teil. Werde dir gewahr, wo du dich überall befindest, zum Beispiel mit deinen Gedanken an vielen Orten gleichzeitig. Niemals bist du machtlos!

Ich bin überall und das gleichzeitig.

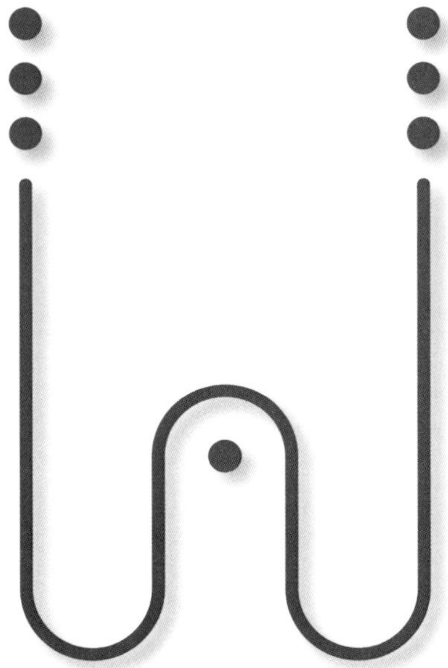

Algen

Tang

Das Seelenwesen

Algen haben eine reiche »Kompartimentierung«, das heißt, dass viele voneinander abgegrenzte Räume innerhalb einer Zelle vorhanden sind. So können auf engstem Raum verschiedenartige Stoffwechselreaktionen ablaufen, ohne den Chemismus der gesamten Zelle zu stören, zum Beispiel Entgiftungsprozesse. In unserem Alltag sind wir von vielen Toxinen umgeben, wie etwa Aluminium, Fluor, Quecksilber. Mikroalgen können Gifte in deinem Körper binden und schonend ausscheiden. Auch wenn du emotional vergiftet (»sauer«) bist, dann sorge dafür, dass du diese Emotion auf schonende Art loslassen kannst. Erinnere dich daran, dass du dich durch eine negative Emotion nicht generell »herunterziehen« lässt, sondern dir immer dessen bewusst bist, was du alles an Positivem zur Verfügung hast.

Ich lasse Negativität los
und konzentriere mich auf das Positive.

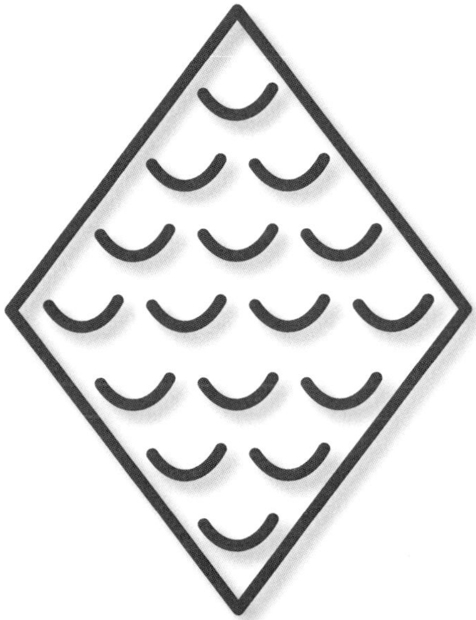

Negativ-Ionen

Anionen

Das Seelenwesen

Besitzt ein Atom oder Molekül ein oder mehrere Elektronen weniger oder mehr als im Neutralzustand, hat es dadurch elektrische Ladung und wird als Ion bezeichnet. Pro Kubikzentimeter Luft im Freien finden wir durchschnittlich zwischen 200 bis 500 negative Ionen, in Räumen nur 100 bis 200. Negativ-Ionen sind eine bedeutende Energiequelle in unserem Körper. Fließen negative Ionen in den Körper, öffnen sich Kanäle in Zellwänden, Gifte werden ausgeschieden, Nährstoffe besser aufgenommen und neue gesunde Zellen entstehen. Ein Wasserfall bietet bis zu 70.000 Anionen pro Kubikzentimeter, ein Meeresstrand 4000, ein Nadelwald 3000. Die Botschaft ist deutlich: Gehe in die Natur – und vor allem genieße wieder einmal einen Wasserfall! Dein ganzer Organismus wird es dankend annehmen.

Ich reinige mich durch die Natur
und nehme pures Leben auf.

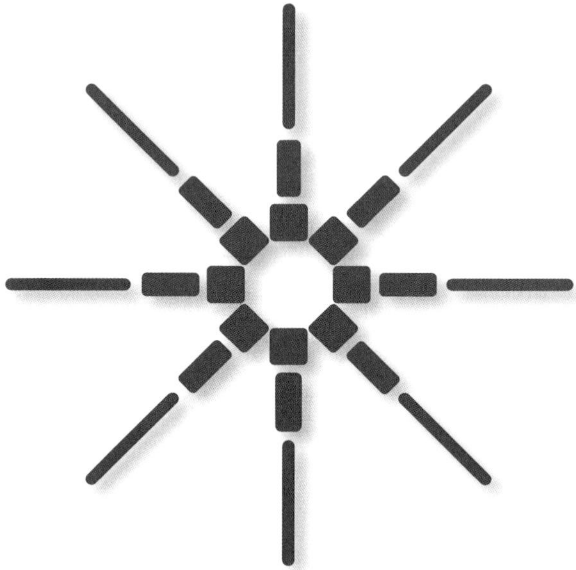

Sonnenlicht

Solarstrahlung

Das Seelenwesen

Unser Zentralgestirn Sonne ist eine 1,4 Millionen Kilometer große Gaskugel, in der wie in einem Schmelzofen fortwährend Wasserstoffatome zu Helium verschmelzen. Dieser Kernfusion genannte Prozess setzt gigantische Mengen an Energie frei, die die Sonne in Form von Photonen zur Erde transportiert. Das Licht der Sonne steigert die Abwehrkraft gegen Infektionen und fördert das Wohlbefinden. Dein Herz ist dein spirituelles Organ, das direkt mit der Riesenenergie der Sonne in Resonanz steht. Über das Herzgefühl hast du ein unglaublich großes Potenzial zur Verfügung, um dein Leben kraftvoll und liebevoll zu leben. Diese Kraft ist grenzenlos, sie geht über den Körper hinaus und steht dir auf deiner gesamten Seelenreise durch Zeit, Raum und alle Dimensionen zur Verfügung.

Ich werde mir gewahr,
wie unendlich stark ich bin.

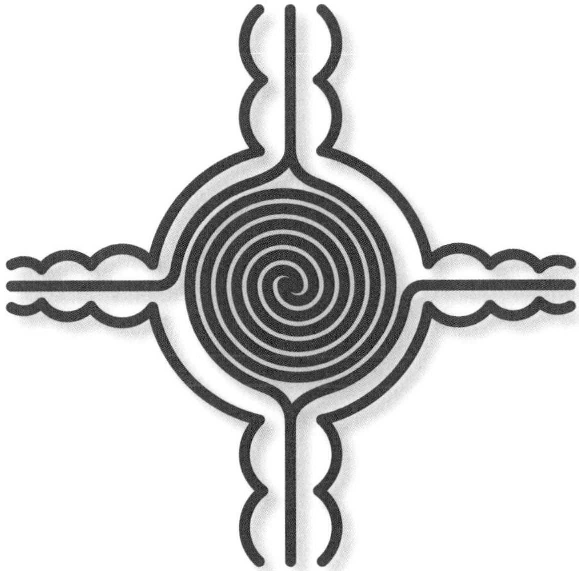

Erde

Erdboden

Das Seelenwesen

Der Erdboden besteht aus der anorganischen mineralischen und der organischen Bodensubstanz, dem Bodenwasser und der Bodenluft. Die wichtigste Rolle spielt der Boden als zentrale Lebensgrundlage für Pflanzen, Tiere und Menschen. Fortlaufend finden in ihr Umwandlungsprozesse statt. Die Erde gebiert unseren Körper, und diesen nimmt sie am Ende des Lebens wieder auf. Wie die Erde bestehen auch wir aus toten und lebendigen Anteilen. Damit du selbst und deine Projekte fruchtbar bleiben, gib alles, was beendet ist in deinem Leben, an die Erde ab – sie wird sich darum kümmern, denn sie weiß, wie das geht. Mach dir keine Sorgen mehr darum. Das Leben geht weiter, und das, was du abgegeben hast, wird wieder zu etwas Wertvollem heranreifen. Erde nährt und Erde heilt!

Ich finde die goldene Mitte
und das nährende Element in mir.

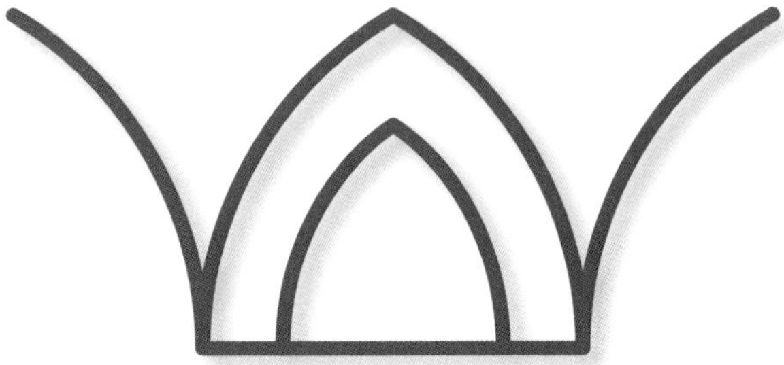

Vitamine

Organische Verbindungen

Das Seelenwesen

Vitamine sind organische Verbindungen, die der Stoffwechsel oft nicht selbst bedarfsdeckend herstellen kann. Pflanzen benötigen keine Vitamine. Pflanzen, Bakterien oder Tiere sind dafür zuständig, die Vitamine in der Natur zu bilden. Die Natur selbst hat viele Helfer, die fleißig daran arbeiten, uns Menschen alles zur Verfügung zu stellen, das wir zum Leben brauchen. Natürlich werden inzwischen Vitamine auch künstlich hergestellt. Das ist das typische Allmachtsdenken des Menschen, er könne alles ohne Zusammenarbeit mit der Natur selbst erzeugen. Da die Erde ein Seelenwesen ist und wir ein Teil von ihr sind, müssen wir uns nicht wundern, wenn sie immer weniger Lust hat, uns etwas Wertvolles zu schenken. Einige aber sind aufgewacht. Schön, dass DU dazugehörst.

Dankbar wirke ich am großen Lebensprozess mit.

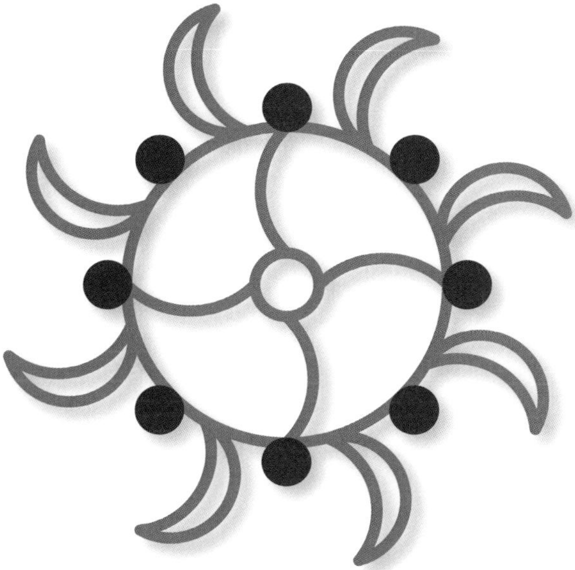

Alanin

Nicht-essenzielle Aminosäure

Das Seelenwesen

Alanin wird vorwiegend von den Muskelzellen aus Milchsäure beziehungsweise Ammonium-Ionen synthetisiert. Anschließend wird Alanin über die Leber aufgenommen und zu Pyruvat umgewandelt. Dieses dient vor allem der Glukoseherstellung und reguliert den Blutzuckerspiegel. Überprüfe die Bereiche, wo du großem Stress ausgesetzt bist, und finde Taktiken, wie du besser damit umgehen kannst. Finde zur regelmäßigen Meditation, gehe in den Wald oder ans Wasser, höre entspannende Musik, mach vielleicht Yoga und bewege deinen Körper an der frischen Luft auf moderate Weise. Was nützt dir der Stress? Was würde passieren, wenn du wirklich zur Ruhe kämest? Würdest du das annehmen können? Finde zur Süße des Lebens zurück. Genieße dich selbst, dann bist du auch für andere gut genießbar.

Ich komme zur Ruhe und baue mich auf.

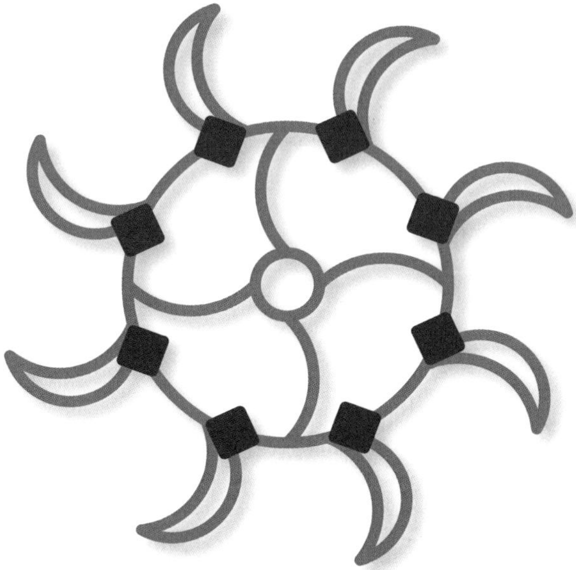

Arginin

Semi-essenzielle Aminosäure

Das Seelenwesen

Arginin ist »proteinogen«, das bedeutet, dass daraus nicht nur Enzyme und Neurotransmitter gebildet werden, sondern auch Körpergewebe wie Haut, Haare oder Muskeln. Nur aus Arginin kann der Körper das Gefäß aktivierende Molekül Stickoxid bilden, das die Weitung der Gefäße steuert und damit die Durchblutung und den Blutdruck. Wenn deine Lebenszeit fortgeschritten ist, neigst du dazu, das von dir Erschaffene festhalten zu wollen, weil du es als Belohnung für dein bisheriges Schaffen betrachtest. Achte darauf, dass du nicht unflexibel wirst im Denken und in der Körperbewegung. Du brauchst jetzt auch weniger Nahrung, dafür aber in hoher Qualität. Es kann sein, dass es festgefügte Meinungen in deinem System gibt. Überprüfe sie, und werde wieder flexibel wie in jungen Jahren. Dazu ist es nie zu spät!

Ich bleibe flexibel
an Körper, Seele und Geist.

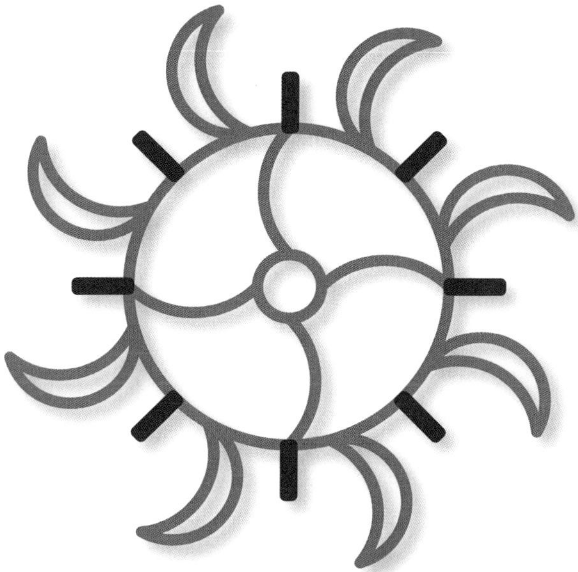

Asparagin

Semi-essenzielle Aminosäure

Das Seelenwesen

Asparagin ist eine Aminosäure, die der Körper teilweise selbst aus Asparaginsäure herstellen kann. Sie gilt als entgiftender und reinigender Vitalstoff, unterstützt die Leberfunktion und den Abbau von Alkohol, befreit das Blut von schädlichen Stoffen und regt die Ausschwemmung an. Werden dem Organismus große Mengen Giftstoffe zugeführt – beispielsweise durch Rauchen, Alkohol und Drogen oder eine belastende Ernährung – ist der Bedarf an Asparagin erhöht. Überprüfe jetzt, ob es Ernährungs- oder Verhaltensweisen bei dir gibt, die deine körperliche und mentale Leistungsfähigkeit einschränken. Du bist sehr empfindsam geworden, und dein Körper und dein Allgemeinbefinden zeigen dir sehr schnell, wenn etwas zu viel geworden ist. Es geht hier um Mäßigung!

Durch Mäßigung
gelange ich zur nächsten Stufe.

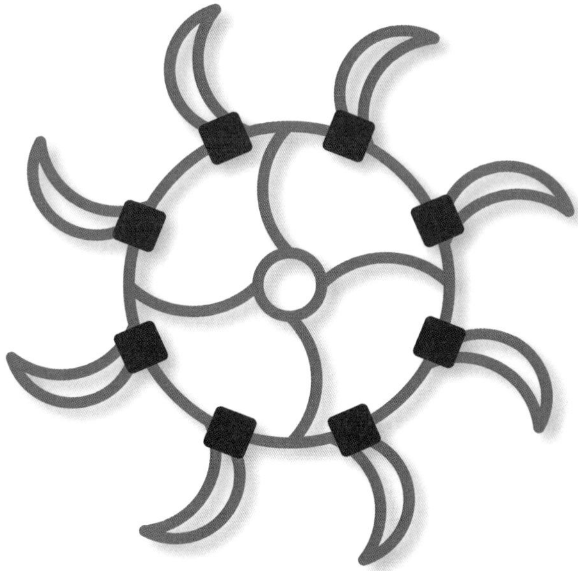

Asparaginsäure

Nicht-essenzielle Aminosäure

Das Seelenwesen

Asparaginsäure ist unter der Bezeichnung Aspartat bekannt und neben ihrer Funktion als Neurotransmitter auch am Harnstoffzyklus beteiligt. Dadurch sorgt Asparaginsäure für die Entgiftung des Körpers. Unsere Erbsubstanz, die DNA, ist aus verschiedenen Nucleotiden aufgebaut, wobei Asparaginsäure eine der Ausgangssubstanzen ist. Es ist wunderbar, wenn du so reaktionsfreudig bist. Allerdings ist das richtige Maß wichtig. Du musst nicht auf alles reagieren, was das Thema anderer Menschen ist. Lass sie in ihrer eigenen Verantwortung, bevor dir vor lauter Überreizung die Sicherungen durchbrennen. Entscheide dich zwischendurch auch einmal, »offline« zu gehen, denn Abhängigkeit geschieht schleichend, und manchmal bemerkt man das erst spät. Deine Leitungen und Antennen brauchen auch einmal Abkühlung und Pause.

Ich bin jetzt nicht erreichbar,
außer für mich selbst.

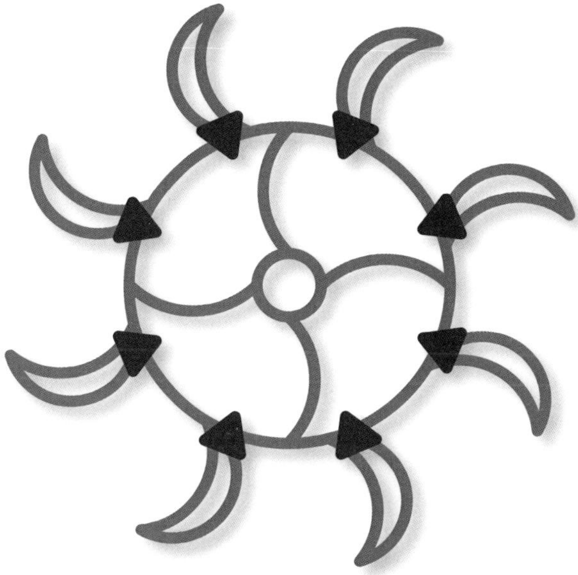

Cystein

Semi-essenzielle Aminosäure

Das Seelenwesen

Cystein besitzt einen schwefelhaltigen Anteil und ist in der Lage, toxische Schwermetallverbindungen in stabile Komplexe zu überführen und aus dem Körper auszuscheiden. Cystein schützt die Zellen des Nervensystems vor oxidativem Abbau und unterstützt die Bildung der Abwehrzellen, was wiederum gegen Infektionen wirksam ist und unser Immunsystem schützt. Stabilität und Flexibilität sind die Faktoren, die du in deinem Leben kombinieren solltest. Dann können dir die Stürme des Lebens nicht viel anhaben. Du biegst dich in die richtige Richtung, und selbst nach einem Angriff kehrst du wieder zu deiner ursprünglichen Gestalt zurück. So wie bei einem großen Baum, der sich im Sturm wiegt. So schnell fällt er nicht. Freu dich darüber! Gewinne deine Flexibilität zurück, dann kannst du nicht zerbrechen.

Ich weiß, wer ich bin, und bin flexibel.

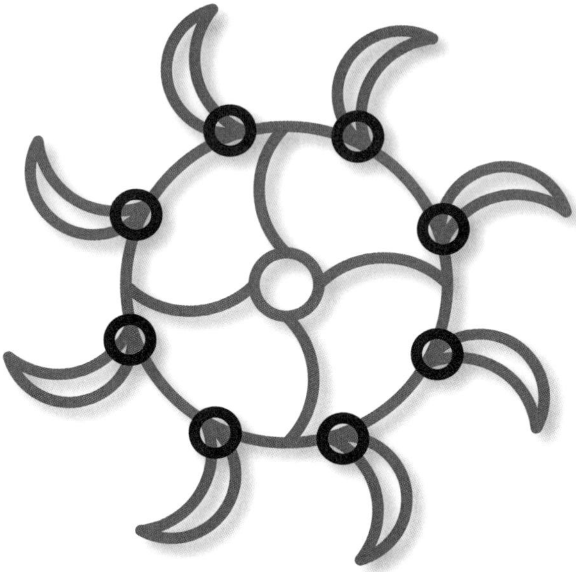

Glutamin

Semi-essenzielle Aminosäure

Das Seelenwesen

Glutamin ist eine Aminosäure, die wichtige Aufgaben innerhalb der Muskulatur und des Gehirns erfüllt, aber auch für Haare, Haut und die Herstellung von Botenstoffen essenziell ist. Glutamin bestimmt über den Wasserhaushalt der Zellen und stärkt das Immunsystem, indem es die Dünndarmwand nährt. Wenn Konzentration und Merkfähigkeit oder deine allgemeine Leistungsfähigkeit in letzter Zeit abgenommen haben, dann ist es nicht unbedingt das beste Rezept, dich aufzuputschen. Ziehe dich vielmehr in die Stille zurück, gehe in Kontakt mit deinen Zellen und mit deinem wahren Zellalter. Oft fühlen sich deine Zellen älter, als du bist, weil sie einfach Regeneration und Klarheit benötigen. In der Stille findest du die Antworten, die dein Körper dir gibt. Verjünge dich, indem du dem nachgibst.

In der Stille regeneriere und verjünge ich mich.

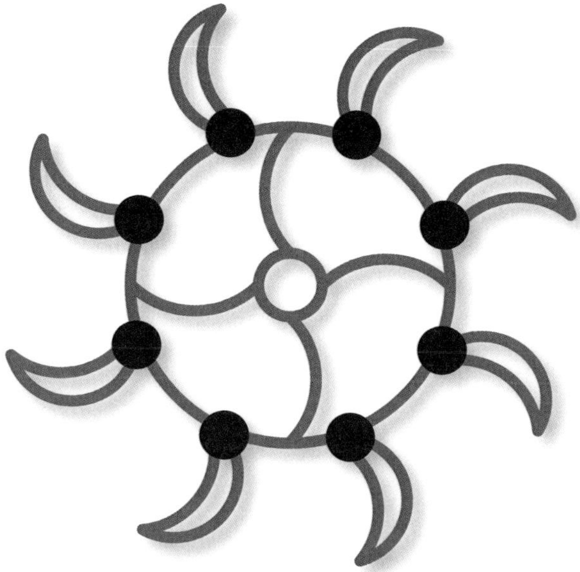

Glutaminsäure

Nicht-essenzielle Aminosäure

Das Seelenwesen

Glutaminsäure reguliert den Stoffwechsel und die Energiegewinnung und hat erhebliche Wirkung auf das zentrale Nervensystem. In Fast Food und stark verarbeiteten Fertigprodukten kann Glutamat, ein Salz der Glutaminsäure, als Geschmacksverstärker teilweise in großen Mengen vorkommen. Dies erhöht den Glutamatspiegel erheblich. Das kann zu Allergien führen. Ein noch genauerer Blick auf die Inhaltsstoffe sogenannter »Lebensmittel« lohnt sich für dich. Dein Körper ruft nach frischen unverarbeiteten Lebensmitteln und ist der industriell gefertigten Nahrung überdrüssig geworden. Statt Chips kann man auch Gemüsestangen knabbern, und mit deftigen Gewürzen zauberst du dir ein leckeres Mahl. Falls du es vergessen haben solltest ... gesundes Essen schmeckt einfach wunderbar!

Ich liebe es frisch und natürlich,
und genau so bin ich!

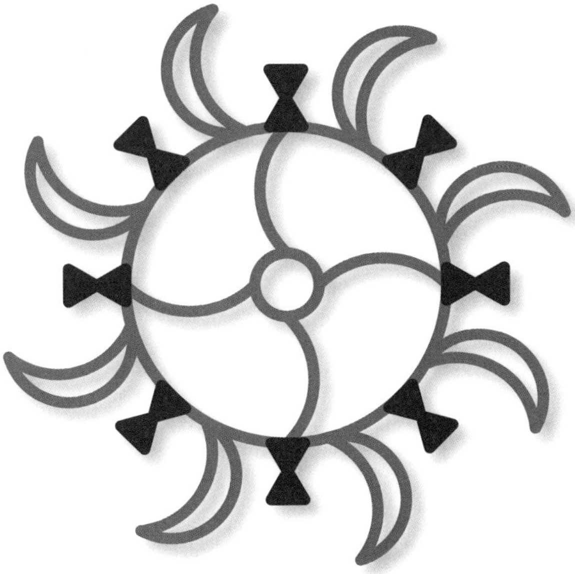

Glycin

Bedingt-essenzielle Aminosäure

Das Seelenwesen

Glycin ist beteiligt an der Sauerstoffaufnahme durch das Blut, der Leberfunktion, der Produktion von Wachstumshormonen und dem Schutz vor freien Radikalen. Es muss ein Teil über die Nahrung zugeführt werden. Der Glycinspiegel kann vergleichsweise großen Schwankungen unterworfen sein, die dann durch die Leber wieder ausgeglichen werden müssen. Achte darauf, dass deine emotionale Lage und dein Ernährungsverhalten nicht allzu krassen Unterschieden unterworfen sind, denn das würde auf Dauer zu großen Spannungen führen. Mal oben, mal unten, das hält kein Organismus besonders gut aus. Wenn du dafür anfällig bist, dann finde Methoden, wie die Ausschläge weniger groß werden, zum Beispiel durch Meditationen, damit du nicht mehr durch äußere Umstände zu stark getriggert wirst.

Ich bin achtsam und bleibe im Gleichgewicht.

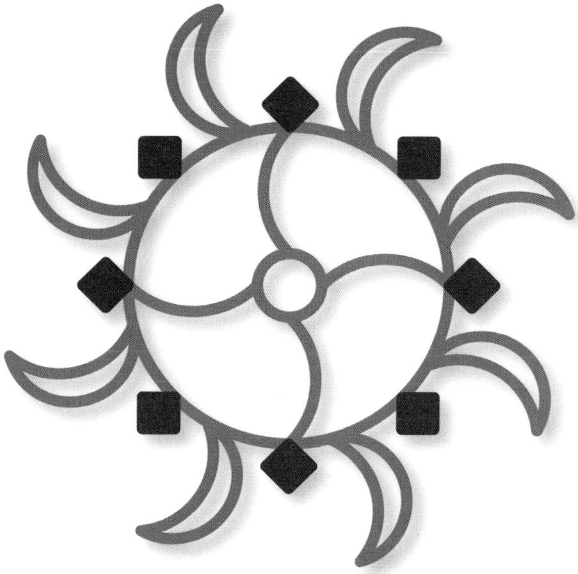

Histidin

Semi-essenzielle Aminosäuren

Das Seelenwesen

Histidin ist unter anderem an der Synthese des Blutfarbstoffs, der Wundheilung und der Stärkung des Immunsystems beteiligt. Es kann über seine hohe Bindungsfähigkeit an Schwermetalle entgiftend für den Körper wirken, reguliert die Immunabwehr, allergische Reaktionen und damit einhergehende Entzündungsprozesse. Nicht zuletzt kann Histidin den Körper vor Strahlenschäden bewahren, indem es entsprechende Molekule an sich bindet und eliminiert. Das Seelenwesen spricht zu dir über Wandlungsfähigkeit und Bindungsfähigkeit. Erlaube dir auch einmal, eine komplett andere Rolle zu spielen oder dein wahres Wesen zu zeigen, auch wenn andere überrascht darauf reagieren, weil das für sie ungewohnt ist. Du wirst bemerken, dass sich daraus ganz andere schönere Verbindungen ergeben.

Durch Wandlungsfähigkeit verbinde ich mich mit dem Schönen.

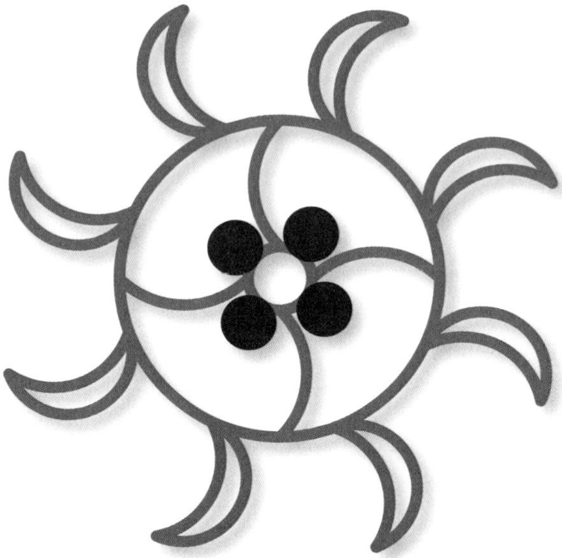

Isoleucin

Essenzielle Aminosäure

Das Seelenwesen

Besondere Bedeutung hat Isoleucin als Energielieferant, wenn man körperlich stark angestrengt ist, denn dann reagiert er toxisch, und auch dein Gemüt wird langsam »sauer«. Psychischer Stress und Schlafmangel stören die körperliche Verdauung, und so bleibt auch dein Seelenmüll zu lange liegen. Kein Wunder, wenn die Atmosphäre in deinem Umfeld immer mehr vergiftet wird. Ist der seelische Stoffwechsel – die Aufnahme nützlicher und die Abgabe störender Energien – gestört, kommt die positive Energie irgendwann nicht mehr im Organismus an. Du merkst dann, dass du selbst immer negativer denkst. Stärke dein Immunsystem, indem du dich bewusst von chronisch schwarzsehenden Menschen oder zu vielen schlechten Nachrichten fernhältst. Du entscheidest selbst, in welcher Sphäre du dich aufhalten magst oder nicht.

Ich lerne, Nein zu sagen,
und bewege mich bewusst in positiven Feldern.

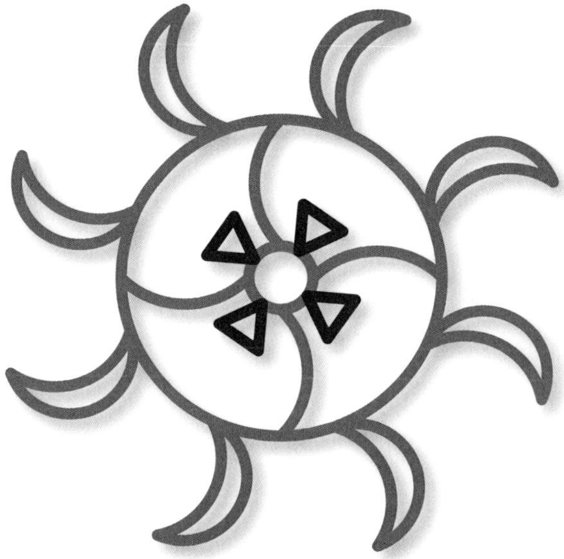

Leucin

Essenzielle Aminosäure

Das Seelenwesen

Leucin stellt die wichtigste Aminosäure für die Proteinsynthese dar. Da Leucin die Leber unterstützt, ist ein Mangel an der Aminosäure bei Erkrankungen dieses Organs vorprogrammiert. Auch wer öfter zu tief ins Glas schaut, belastet die Leber damit und kann einen Leucinmangel erzeugen. Leucin ist stark an der Bereitstellung von Energie beteiligt. Wenn du immer müde bist, kann es sein, dass deine Leber hierdurch ihren Schmerz äußert. Du kannst sie schützen, indem du eine Zeitlang ganz auf Alkohol oder auf andere Genussgifte und ungesundes Essen verzichtest. Auf der nichtkörperlichen Ebene kannst du dich erinnern, wo deine Energie noch herkommt, denn deine Zellen kommunizieren mit Licht. Es ist kosmische Energie, Lichtenergie. Schließe dich dort an, denn diese Quelle ist unerschöpflich.

Ich nähre mich
aus der ewigen kosmischen Lichtquelle.

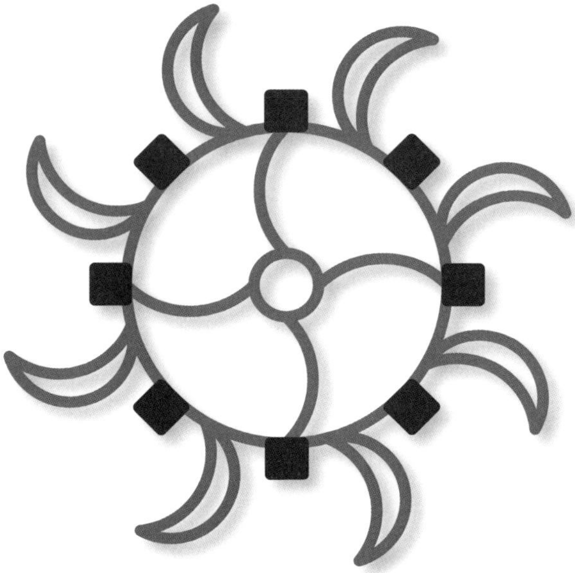

Lysin

Essenzielle Aminosäure

Das Seelenwesen

Ein Lysinmangel macht sich häufig durch Infektionen, Haarausfall und Wachstumsstörungen bemerkbar. Wenn du verstärkt unter Infektionen leidest oder unter versteckten Viren wie Herpes, die in deinem Körper nur darauf warten, dass du einen großen Mangel empfindest, dann ist es Zeit, dass du dein emotionales Loch mit Liebe auffüllst. Warum fühlst du dich so wertlos? Wer hat dir das eingeredet? Meistens missverstehen wir schon als Kinder die mangelnde Aufmerksamkeit der Eltern oder deren Kritik als grundsätzlich fehlende Liebe für uns. Jetzt aber bist du erwachsen, und du weißt, dass das eine Lüge ist. Du musst überhaupt nichts beweisen, um geliebt zu werden. Liebe fühlen zu können, beginnt immer zuerst mit der Liebe, die du dir selbst gibst. Fülle dich damit ganz auf, und verweile immer wieder in diesem Zustand.

Ich beginne bei mir selbst, die Liebe zu fühlen.

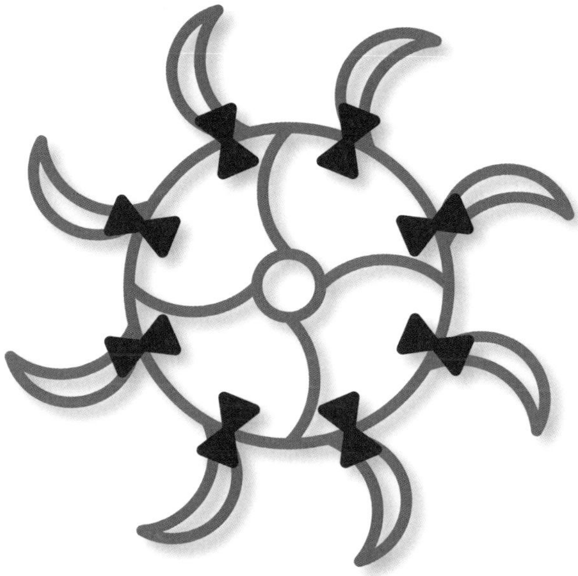

Methionin

Essenzielle Aminosäure

Das Seelenwesen

Methionin ist eine schwefelhaltige Aminosäure, die den Histaminspiegel beeinflusst und Überempfindlichkeitsreaktionen senkt. Bei chronischen Harnwegsinfekten lagern sich häufig Phosphatsteine in den Harnwegen ab. Methionin verringert dieses Risiko. Der Wirkstoff kann auch zur Vorbeugung bei Blasenfunktionsstörungen eingesetzt werden. Phosphor ist das ätherische Element und gehört zu den »Zwischenwelten« und Übergängen. Diese Welten mögen weder Grenzen noch Ausgrenzung. Sie möchten die materielle Welt durchdringen, damit es nicht zu einem Stau und Behinderung des Lebensflusses durch einseitige materielle Orientierung kommt. So überprüfe, wie viel Anteil das geistige, sinnliche und übersinnliche Element in deinem Leben hat, und räume ihm mehr Platz ein.

Ich lade die geistige Welt ein,
Teil meines Lebens zu sein.

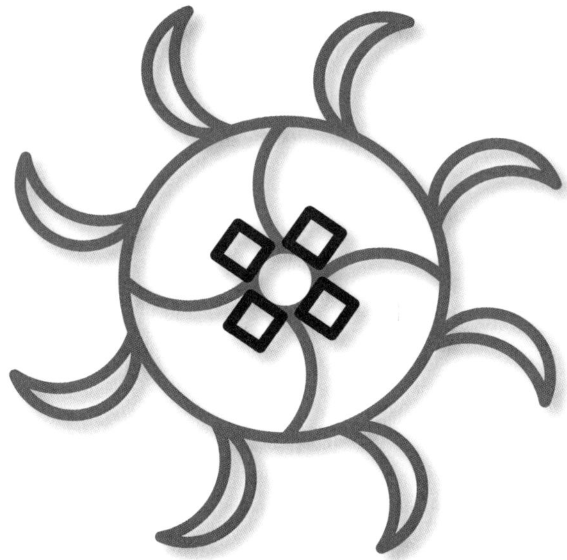

Phenylalanin

Essenzielle Aminosäure

Das Seelenwesen

Phenylalanin gehört zu den wichtigsten Inhaltsstoffen bei einer künstlichen Ernährung (Bestandteil bei Nährstofflösungen über eine Sonde oder Infusion). Es bildet die Vorstufe für viele Hormone. Durch fehlende Hormone kann es zu Niedergeschlagenheit, Müdigkeit und Pigmentstörungen kommen. Aus der Aminosäure werden Botenstoffe gebildet, die stimmungsaufhellend wirken können. Wenn du dich depressiv fühlst, dann ist deine Energie erniedrigt. Wenn dann jemand etwas von dir verlangt, fühlst du dich erschöpft, weil du denkst, das raube dir zusätzlich Energie. Du kannst aber dein Denken ändern: Stell dir vor, dass jede Attacke, jedes laute Wort dir die Energie desjenigen zufließen lässt, der das »von sich gibt«. DU kannst es zu deiner Energie machen und einfach in Frieden und Freude verwandeln.

Energie fließt mir aus allem zu.

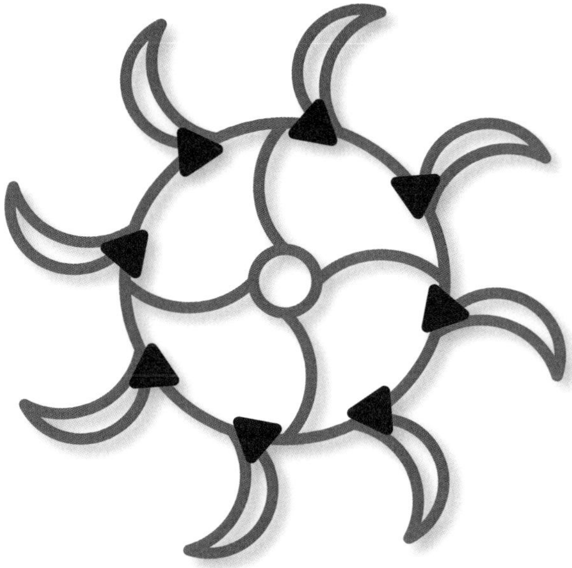

Prolin

Nicht-essenzielle Aminosäure

Das Seelenwesen

Prolin ist ein wichtiger Baustein für die Kollagensynthese. Besteht ein Prolinmangel, »bedient« sich der Körper an den Vorräten aus Knochen und Bindegewebe. Das wiederum hat Auswirkungen auf die Elastizität der Haut (schnelle Faltenbildung) und anderer Gewebe. Die Knochen verlieren an Stabilität, werden brüchiger und empfindlicher. Überdenke deine Ernährungsgewohnheiten und Lebensumstände. Gibt es Depots oder Vorräte im materiellen oder geistigen Sinne, an denen du dich bedienst, obwohl sie nicht für diesen Zweck angelegt wurden? Überprüfe ehrlich, ob du jemanden ausnutzt oder ausgenutzt hast in der Vergangenheit. Hier geht es nicht um Schuldzuweisung, sondern um Erkenntnis. Sorge für dich selbst, und du bist frei. Entlass andere in ihre eigene Verantwortung.

Ich übernehme die Verantwortung für mein Leben.

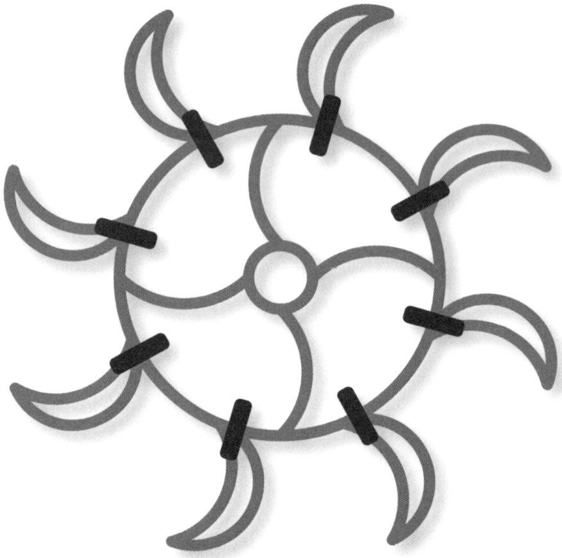

Serin

Nicht-essenzielle Aminosäure

Das Seelenwesen

Serin wurde erstmals aus Seide isoliert. Es spielt eine entscheidende Rolle für die Nerven- und Hirnzellen, die Reizleitung und geistige Leistungsfähigkeit. Vor allem in der generellen Leistungsfähigkeit und bei der Stimmungslage macht sich eine Unterversorgung bemerkbar. Das Kurzzeitgedächtnis und das Erinnerungsvermögen lassen nach, das Konzentrieren und Lernen fallen schwerer. Serin ist wichtig für den Schutz der Nerven und die Übertragung von Impulsen. Folge nicht gleich jedem Impuls, der bei dir ankommt. Nicht unbedingt das, was sich am stärksten aufdrängt, ist das Wichtigste. Lass dir nach einem Impuls etwas Zeit, um zu reflektieren, ob es Sinn macht, sich näher damit zu beschäftigen oder ob du es gar in die Tat umsetzen möchtest. Den Rest lass einfach weiterfließen!

Das, was meins ist, erkenne ich,
das andere gebe ich ab.

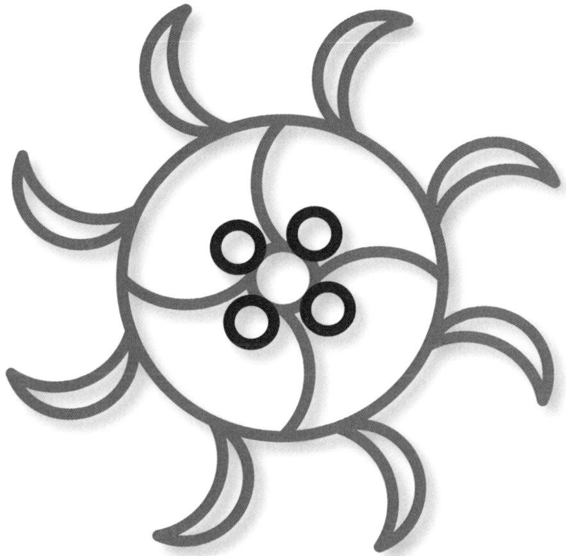

Threonin

Essenzielle Aminosäure

Das Seelenwesen

Threonin ist mitverantwortlich für ein gutes Immun- und Nervensystem. Chronisch entzündliche Erkrankungen des Darms und Stoffwechselstörungen erschweren die Aufnahme von Threonin. Es baut unter anderem schützende Schleimschichten in Magen und Darm auf, wirkt wundheilend und hat einen regulierenden Effekt auf Psyche und Nerven (auch bei Angstzuständen). Deine schützende Schicht ist deine Aura. Sie ist feinstofflich und kann sich ausdehnen oder bei Angst zusammenziehen. Durch Visualisierungen kannst du deine Aura reinigen, sodass sie reines Licht ist, und weit ausdehnen. Nichts, was nicht zu dir gehört, musst du hier dulden. Schicke die grauen Wolken aus deiner Aura hinaus, und dehne dich weit aus. Du wirst größer, und dein Licht strahlt hinaus.

Ich bin durchlässig für Energien und dadurch bestens geschützt.

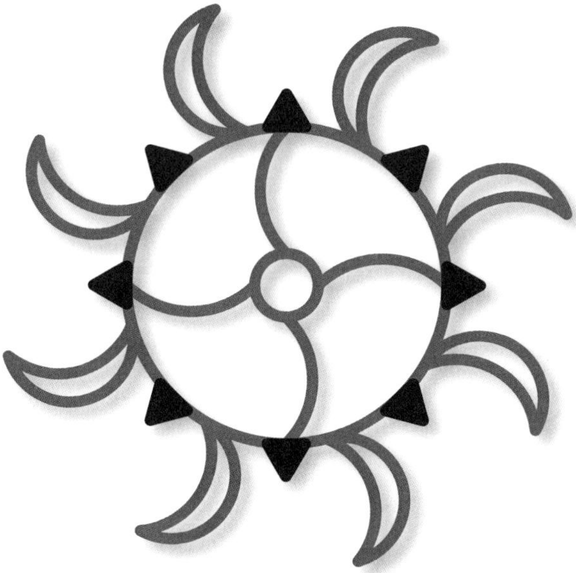

Tryptophan

Essenzielle Aminosäure

Das Seelenwesen

Im Organismus fungiert Tryptophan unter anderem als Baustein für das »Glückshormon« Serotonin. Es hat Auswirkungen auf die Stimmungslage, die Stressresistenz, den Schlaf und das Immunsystem. Gerade in anspruchsvollen Phasen solltest du darauf achten, dass das Universum dir immer wieder Gelegenheiten bietet, die schön sind. Oft erkennst du sie nicht, weil dein Anspruch groß geworden ist. Die Sonne scheint, die Vögel zwitschern, der Wald riecht gut, dein Nachbar hat dir freundlich zugelächelt. Geht dir hier noch das Herz auf? Erkenne die Glückssignale, und mehre sie durch deine Wertschätzung. Durch nicht geheilte emotionale Verletzungen ist dein Organismus vielleicht nicht mehr in der Lage, Glücklichsein zu spüren. Es ist Zeit, dir selbst und allen Beteiligten zu vergeben. Sei frei!

Ich wertschätze die kleinen Momente des Glücks und bin dankbar.

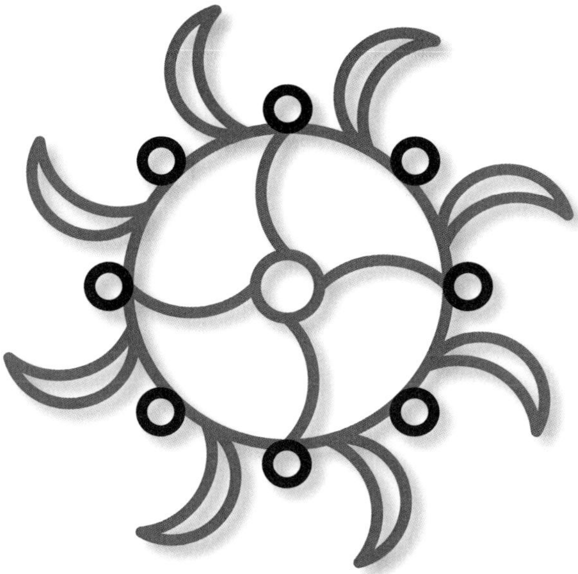

Tyrosin

Semi-essenzielle Aminosäure

Das Seelenwesen

Tyrosin wirkt sich auf die Stimmung aus und schützt vor den schädlichen Einflüssen von Dauerstress. Gewebe, Botenstoffe, Hormone und Melanin werden aus Tyrosin gebildet. Ein Mangel kann auch durch eine Erbkrankrankheit wie Phenylketonurie bedingt sein (Tyrosinämie). Die erblich bedingten Stoffwechselkrankheiten bewirken einen Enzymdefekt, wodurch sich Tyrosin vermehrt im Blut ansammelt. Da Tyrosin an der Bildung von Adrenalin und Noradrenalin beteiligt ist, eine Auswirkung auf den Effekt von Insulin hat, eine Vorstufe der Schilddrüsenhormone ist und zudem für die Bildung von Melanin benötigt wird, sind die Folgen eines Mangels vielfältiger Natur. Entscheide dich jetzt, die Urkraft deiner Ahnen mitzunehmen, aber den überholten Ballast hinter dir zu lassen. Sei du selbst!

Ich danke den Ahnen
und gehe jetzt meinen eigenen Weg.

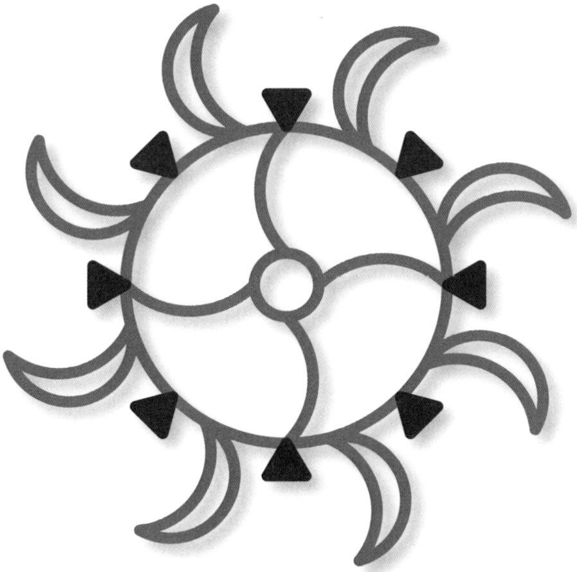

Valin

Essenzielle Aminosäure

Das Seelenwesen

Valin hat Auswirkungen auf das Wachstum, die Muskeln, die Entwicklung und den Hormonhaushalt. Vor allem bei Mädchen und Frauen spielt es für Eierstöcke und Brustdrüsen eine Rolle. Bei einem Mangel sind schnelle Erschöpfung, Abgeschlagenheit, anhaltende Müdigkeit und Leistungsverluste auf geistiger Ebene typisch. Bei ausgeprägtem Valinmangel kommt es zu einer Überempfindlichkeit gegenüber Berührungen sowie zu Krämpfen. Kannst du Nähe schlecht ertragen, weil dir alles zu viel ist? Du bist vielen Einflüssen in Form von Frequenzen, Schwingungen, Gedanken und Gefühlen ausgesetzt, sodass du dich manchmal einfach zurückziehen musst, um wieder klar sehen zu können. Nimm dir eine Auszeit, und ziehe dich an einen schönen Ort zurück, bis du dich wieder wohl mit dir selbst fühlst.

Ich weiß, was ich will, und stehe zu mir selbst.

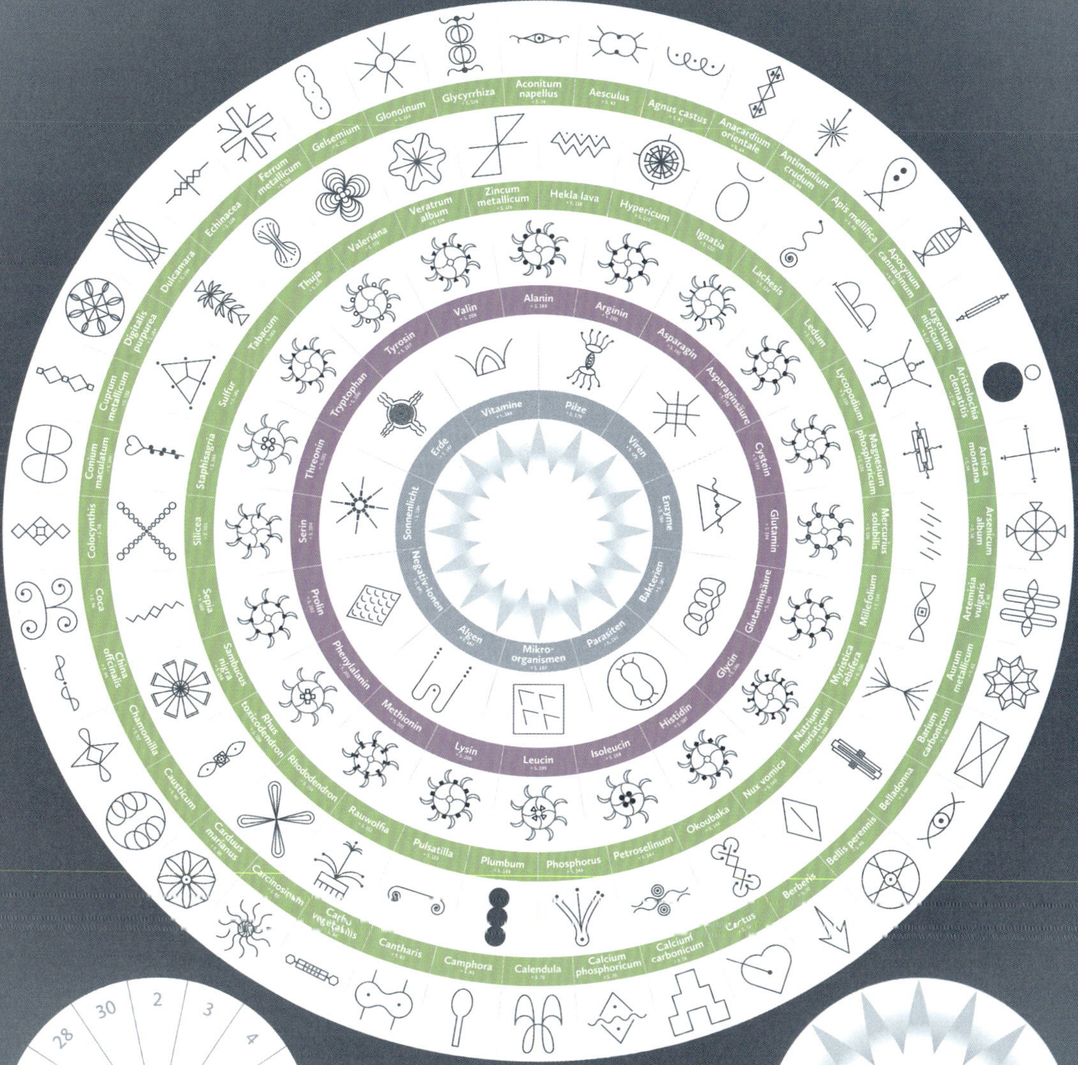

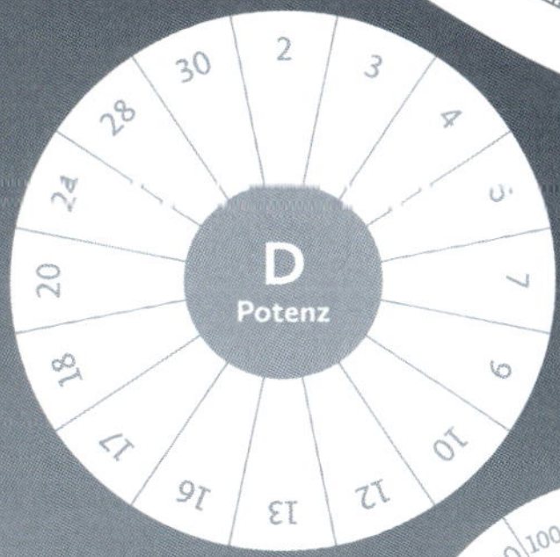

HOMÖOPATHISCHE SYMBOLAPOTHEKE

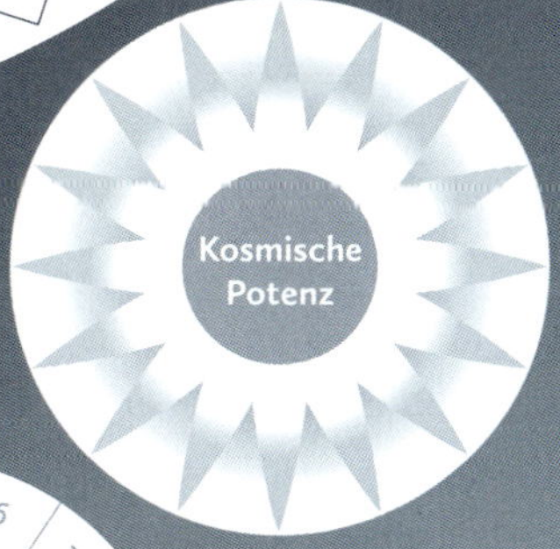

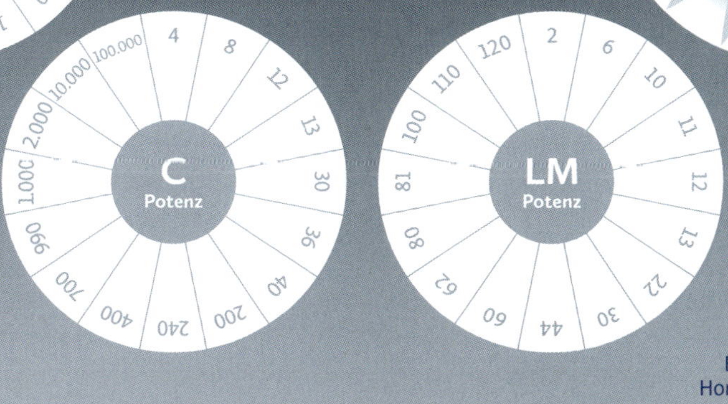

Danksagung

Lieber Samuel, wir danken dir, dass du uns mit deinen Selbstversuchen und Experimenten vor über 200 Jahren ein wunderbares Heilmittel – die Homöopathie – geschenkt hast. Nichts anderes tun wir hier, denn nur durch Erfahrung werden wir klüger, und durch Offenheit den ungeahnten Möglichkeiten gegenüber, die uns die Informationsmedizin in Zukunft noch zeigen und bieten wird.

Wir danken Euch Lesern und Anwendern für Euer Vertrauen, auch manchmal »verrückt« erscheinende Vorgehensweisen auszuprobieren. Denn manchmal muss man wohl ein wenig oder auch ein wenig weiter vom Gängigen wegrücken, um faszinierende Welten entdecken zu können. Nur so konnte das mechanistische Weltbild von der Quantenphysik überholt werden. Wir sind gespannt, wohin das führt und in welchen Dimensionen wir uns alle wiedersehen werden.

Danke, Raphael, und allen Beteiligten im Mankau Verlag für die Umsetzung und Verbreitung dieses Buches!

Weitere Titel der Reihe

Kartenset *Homöopathische Symbolapotheke.* 101 kraftvolle Schwingungsmittel für Energie- und Informationsarbeit, Meditation und Heilpraxis. Mankau Verlag, ISBN 978-3-86374-464-9

Buch *Homöopathische Symbolapotheke: 70 wichtige »Kleine Mittel«.* Extra: 8 Spezialmittel gegen Störfrequenzen (W-LAN, Mobilfunk etc.). Mit A2-Poster. Mankau Verlag, ISBN 978-3-86374-525-7

Kartenset *Homöopathische Symbolapotheke: 70 wichtige »Kleine Mittel«.* Extra: 8 Spezialmittel gegen Störfrequenzen (W-LAN, Mobilfunk etc.). Mankau Verlag, ISBN 978-3-86374-540-0

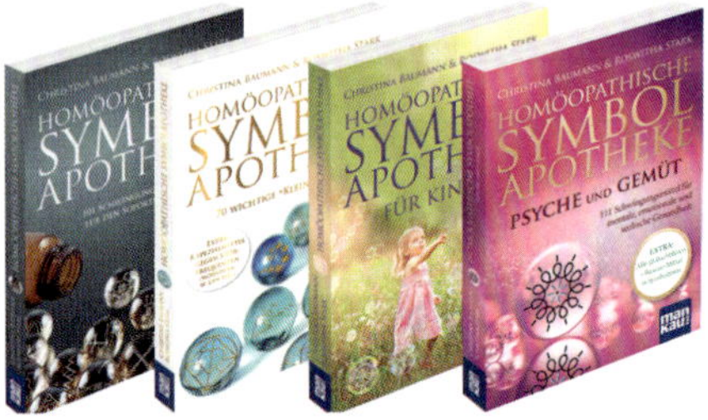

Buch *Homöopathische Symbolapotheke für Kinder.* Mit 16 Kombimitteln für typische Kinderbeschwerden und 5 Potenzakkorden bei Ängsten, Impffolgen, Entfremdung u. a. Mit A2-Poster. Mankau Verlag, ISBN 978-3-86374-584-4

Kartenset *Homöopathische Symbolapotheke für Kinder.* Mit 16 Kombimitteln für typische Kinderbeschwerden und 5 Potenzakkorden bei Ängsten, Impffolgen, Entfremdung u. a. Mankau Verlag, ISBN 978-3-86374-637-7

Buch *Homöopathische Symbolapotheke: Psyche und Gemüt.* 111 Schwingungsmittel für mentale, emotionale und seelische Gesundheit. Extra: Alle 38 Bachblüten + Rescue-Mittel in Symbolform. Mit A2-Poster. Mankau Verlag, ISBN 978-3-86374-725-1

Literaturverzeichnis

Arndt, Klaus/Albers, Torsten: *Handbuch Protein und Aminosäuren.* Novagenics Verlag 2001

Bailey, Philip M.: *Psychologische Homöopathie – Die Persönlichkeitsprofile der 35 wichtigsten homöopathischen Mittel.* Trias (12. Auflage) 2015

Baumann, Christina/Stark, Roswitha: *Praxisbuch Neue Homöopathie – 20 bewährte Testlisten für den Einsatz in der Pendel-, Tensor- oder Kinesiologie-Praxis.* Mankau Verlag (6. Auflage) 2024

Coulter, Catherine R.: *Portraits homöopathischer Arzneimittel – Zur Psychosomatik ausgewählter Konstitutionstypen.* Haug 1988

Hahnemann, Samuel: *Organon der Heilkunst.* Verlag Projekt Gutenberg 2016

Mindell, Earl Dr.: *Der Happiness-Effekt – Die positive Wirkung negativer Ionen auf unsere Gesundheit.* Mankau Verlag 2016

Neumayer, Petra/Stark, Roswitha: *Heilen mit Symbolen – Die 64 wichtigsten Heilzeichen.* Mankau Verlag (8. Auflage) 2024

Stark, Roswitha: *Medizin zum Aufmalen. Das Basisbuch Neue Homöopathie.* Mankau Verlag 2023

Internetadressen

www.ypsilon-portal.de
▸ Portal von Christina Baumann zu Themen der Informationsmedizin

www.heilpraxis-stark.de
▸ Seminare und Praxis von Roswitha Stark

www.mankau-verlag.de/forum
▸ Soziale Netzwerke, Blogs und Kontaktmöglichkeiten des Verlags

www.heilen-mit-symbolen.info
▸ Blog rund um die Heilarbeit mit Zeichen und Symbolen

Impressum

Bibliografische Information der Deutschen Nationalbibliothek
Die Deutsche Nationalbibliothek verzeichnet diese Publikation in der Deutschen Nationalbibliografie; detaillierte bibliografische Daten sind im Internet über http://dnb.d-nb.de abrufbar.

Christina Baumann / Roswitha Stark
Homöopathische Symbolapotheke
101 Schwingungsmittel für den Soforteinsatz
5. Aufl. 2024 (1 2 3 4 · 2017 2018 2019 2021)
ISBN 978-3-86374-400-7

Mankau Verlag GmbH
Pfarrgasse 1
D-82497 Unterammergau
Im Netz: www.mankau-verlag.de
Soziale Netzwerke: www.mankau-verlag.de/forum

Lektorat: Redaktionsbüro Diana Napolitano, Augsburg
Endkorrektorat: Susanne Langer-Joffroy M. A., Germering
Layout und Satz: Mankau Verlag GmbH

Illustrationen: Can Stock Photo / JanPietruszka (7); Can Stock Photo / gina_sanders (9); nikolaydonetsk - Fotolia.com (10/11); Can Stock Photo / rustyphil (13); Can Stock Photo / erierika (15); Christina Baumann (19); Can Stock Photo / kav777 (23); Can Stock Photo / infinity3d (24/25); Mankau Verlag GmbH (31, 34, Symbole ab 38, 209); DeoSum - Fotolia.com (35); kerdkanno - Fotolia.com (36/37); Colourbox.de (39, 41, 53, 99, 177); tunedin - Fotolia.com (43); H. Zell / Wikimedia Commons / CC-BY-SA-3.0 / GFDL (45, 123, 141, 143); lcrms - Fotolia.com (47); Can Stock Photo / Tsekhmister (49); Can Stock Photo / TamaraIK (51); Axel Gutjahr - Fotolia.com (55); Can Stock Photo / scis65 (57, 135); Can Stock Photo / ajafoto (59, 65); Joachim - Fotolia.com (61); rdnzl - Fotolia.com (63); unpict - Fotolia.com (67); Natika - Fotolia.com (69); msk.nina - Fotolia.com (71); PIXATERRA - Fotolia.com (73); Can Stock Photo / IvonneWierink (75); roman_pelesh - Fotolia.com (77); Can Stock Photo / margo555 (79); Can Stock Photo / Digifuture (81); Vitalii Hulai - Fotolia.com (83); Can Stock Photo / stocksnapper (85); Can Stock Photo / Jezper (87); emer - Fotolia.com (89, 101, 157); Can Stock Photo / vvoennyy (91); emuck - Fotolia.com (93); Can Stock Photo / iJacky (95); Oscar Pinto Sánchez - Fotolia.com (97); Can Stock Photo / dekay (103); Can Stock Photo / Dole (105); Can Stock Photo / voltan (107); Can Stock Photo / Elenathewise (109); Can Stock Photo / dusan964 (111, 119); EugeneZelenko / Wikimedia Commons / CC-BY-SA-3.0 / GFDL (113); Can Stock Photo / logos2012 (115); Can Stock Photo / silencefoto (117, 121); mgkuijpers - Fotolia.com (125); Can Stock Photo / popovaphoto (127); Can Stock Photo / spline (129); monamakela.com - Fotolia.com (131); Can Stock Photo / alexeysmirnov (133); João Medeiros / Wikimedia Commons / CC-BY-SA-2.0 / GFDL (137); Can Stock Photo / marilyna (139); Can Stock Photo / ESchweitzer (145); bluedesign - Fotolia.com (147); Can Stock Photo / buriy (149); Can Stock Photo / sinnawin (151); Can Stock Photo / herreid (153); percent - Fotolia.com (155); Can Stock Photo / valzan (159); pdm - Fotolia.com (161); Can Stock Photo / nito (162/163); Can Stock Photo / _Vilor (165); vvoe - Fotolia.com (167); Can Stock Photo / jianghaistudio (169); Can Stock Photo / Kaspri (171); Can Stock Photo / marilyna (173); Can Stock Photo / Elena (175)

S. 2: Yehudi Menuhin, aus seinem Grußwort zum Festakt »200 Jahre Homöopathie« in der Paulskirche Frankfurt/M. 1996.

Druck: Westermann Druck Zwickau GmbH, Zwickau/Sachsen

FSC www.fsc.org MIX Papier | Fördert gute Waldnutzung FSC® C110508

Wichtiger Hinweis des Verlags:
Die Informationen und Ratschläge in diesem Buch sind sorgfältig recherchiert und geprüft worden. Dennoch erfolgen alle Angaben ohne Gewähr. Weder Autorinnen noch Verlag können für eventuelle Nachteile oder Schäden, die aus den hier erteilten praktischen Hinweisen resultieren, eine Haftung übernehmen. Die vorgestellten Hilfestellungen und Therapievorschläge sollen den Besuch beim entsprechenden Facharzt, Psychologen oder Heilpraktiker nicht ersetzen, sondern ergänzen.

Stichwortregister

A

B

F

G

M

N

S

T

U

V